Kohlhammer

Die Herausgeber*innen

Ann-Katrin Adams hat Kunstgeschichte, Erziehungswissenschaft und Alternde Gesellschaften studiert, promoviert zurzeit an der Goethe-Universität Frankfurt und ist in der sozialen Arbeit mit Menschen mit Demenz tätig.

Prof. Dr. Frank Oswald ist Psychologe und Professor für Interdisziplinäre Alternswissenschaft (IAW) an der Goethe-Universität Frankfurt.

Prof. Dr. Johannes Pantel ist Gerontopsychiater und Professor für Altersmedizin an der Goethe-Universität Frankfurt.

Ann-Katrin Adams
Frank Oswald
Johannes Pantel (Hrsg.)

Museumsangebote für Menschen mit Demenz

Ein Praxishandbuch zur Förderung kultureller und sozialer Teilhabe

Verlag W. Kohlhammer

Dieses Werk einschließlich aller seiner Teile ist urheberrechtlich geschützt. Jede Verwendung außerhalb der engen Grenzen des Urheberrechts ist ohne Zustimmung des Verlags unzulässig und strafbar. Das gilt insbesondere für Vervielfältigungen, Übersetzungen und für die Einspeicherung und Verarbeitung in elektronischen Systemen.

Pharmakologische Daten verändern sich ständig. Verlag und Autoren tragen dafür Sorge, dass alle gemachten Angaben dem derzeitigen Wissensstand entsprechen. Eine Haftung hierfür kann jedoch nicht übernommen werden. Es empfiehlt sich, die Angaben anhand des Beipackzettels und der entsprechenden Fachinformationen zu überprüfen. Aufgrund der Auswahl häufig angewendeter Arzneimittel besteht kein Anspruch auf Vollständigkeit.

Die Wiedergabe von Warenbezeichnungen, Handelsnamen und sonstigen Kennzeichen berechtigt nicht zu der Annahme, dass diese frei benutzt werden dürfen. Vielmehr kann es sich auch dann um eingetragene Warenzeichen oder sonstige geschützte Kennzeichen handeln, wenn sie nicht eigens als solche gekennzeichnet sind.

Es konnten nicht alle Rechtsinhaber von Abbildungen ermittelt werden. Sollte dem Verlag gegenüber der Nachweis der Rechtsinhaberschaft geführt werden, wird das branchenübliche Honorar nachträglich gezahlt.

Dieses Werk enthält Hinweise/Links zu externen Websites Dritter, auf deren Inhalt der Verlag keinen Einfluss hat und die der Haftung der jeweiligen Seitenanbieter oder -betreiber unterliegen. Zum Zeitpunkt der Verlinkung wurden die externen Websites auf mögliche Rechtsverstöße überprüft und dabei keine Rechtsverletzung festgestellt. Ohne konkrete Hinweise auf eine solche Rechtsverletzung ist eine permanente inhaltliche Kontrolle der verlinkten Seiten nicht zumutbar. Sollten jedoch Rechtsverletzungen bekannt werden, werden die betroffenen externen Links soweit möglich unverzüglich entfernt.

1. Auflage 2022

Alle Rechte vorbehalten
© W. Kohlhammer GmbH, Stuttgart
Gesamtherstellung: W. Kohlhammer GmbH, Stuttgart

Print:
ISBN 978-3-17-33044-3

E-Book-Formate:
pdf: ISBN 978-3-17-33045-0
epub: ISBN 978-3-17-33046-7

Verzeichnis der Autor*innen

Ann-Katrin Adams
Goethe Universität Frankfurt
Frankfurter Forum für interdisziplinäre Alternsforschung (FFIA)
Theodor-W.-Adorno-Platz 6
60323 Frankfurt am Main
adams@allgemeinmedizin.uni-frankfurt.de

Arthur Drewniok
Wiss. Mitarbeiter
Hochschule Niederrhein – University of Applied Sciences
Fachbereich Sozialwesen
Richard-Wagner-Str. 101
41065 Mönchengladbach
E-Mail: arthur.drewniok@hs-niederrhein.de

Prof. Dr. Rose-Marie Dröes
Amsterdam Public Health Research institute
Amsterdam UMC, Location VUmc
Oldenaller 1, Postfach 74077
1070 BB Amsterdam
E-Mail: rm.droes@vumc.nl

Kornelia Folk
Guntherstraße 8
50996 Köln
E-Mail: Folk-dh@t-online.de

Dr. Vera Gallistl
Wiss. Mitarbeiterin
Institut für Soziologie
Universität Wien
Rooseveltplatz 2
1090 Wien
E-Mail: vera.maria.gallistl@univie.ac.at

Verzeichnis der Autor*innen

Michael Ganß
Ringstr. 24
27412 Diepshorn
E-Mail: m.ganss.kunstdialog@gmail.com

Anouk Heesbeen-de Vos
Koordinatorin Bildung und öffentliches Programm
Museum De Lakenhal
Oude Singel 32
2312 RA Leiden
E-Mail: a.heesbeen@lakenhal.nl

Iris Hendriks
Amsterdam UMC, Location VUmc
Oldenaller 1, Postfach74077
1070 BB Amsterdam
E-Mail: iris.hendriks@kpnmail.nl

Prof. Dr. Ines Himmelsbach
Katholische Hochschule Freiburg
Karlstr. 63, 79104 Freiburg
E-Mail: ines.himmelsbach@kh-freiburg.de

Anja Hoffmann
Leiterin Stabsstelle Bildung und Inklusion
LWL-Industriemuseum
Westfälisches Landesmuseum für Industriekultur
Grubenweg 5
44388 Dortmund
E-Mail: anja.hoffmann@lwl.org

Dagmar Jung
Referentin für gemeinwesenorientierte Altenarbeit
Diakonisches Werk in Hessen und Nassau und Kurhessen-Waldeck e.V.
Ederstraße 12
60486 Frankfurt am Main
E-Mail: dagmar.jung@diakonie-hessen.de

Prof. Dr. Claudia Kaiser
Ostfalia Hochschule für angewandte Wissenschaften
Fakultät Soziale Arbeit
Salzdahlumer Str. 46/48
38302 Wolfenbüttel
E-Mail: cl.kaiser@ostfalia.de

Sybille Kastner
Kuratorin für Bildung und Vermittlung
Stiftung Wilhelm Lehmbruck Museum – Zentrum Internationaler Skulptur
Düsseldorfer Straße 51
47051 Duisburg
E-Mail: sybille.kastner@lehmbruckmuseum.de

Franka Meiland
Leitende Wissenschaftlerin und Lehrerin
Amsterdam University Medical Centers, location VUmc
De Boelelaan 1109
1081 HV Amsterdam
E-Mail: fj.meiland@amsterdamumc.nl

Stefanie Metsemakers
Kuratorin für Vermittlung, Besucherbegleitung & Inklusion
Bonnefantenmuseum
Avenue Ceramique 250
6221 KX Maastricht
E-Mail: metsemakers@bonnefanten.nl

Imke Nagel
Bildungsreferentin
kubia – Kompetenzzentrum für Kulturelle Bildung im Alter und Inklusion
Institut für Bildung und Kultur e.V.
Seekabelstraße 4
50733 Köln
E-Mail: nagel@ibk-kubia.de

Daniel Neugebauer
Leiter Bereich Kommunikation und kulturelle Bildung
Haus der Kulturen der Welt
John-Foster-Dulles-Allee 10
10557 Berlin
E-Mail: daniel.neugebauer@hkw.de

Prof. Dr. Frank Oswald
Interdisziplinäre Alternswissenschaft (IAW)
Fachbereich Erziehungswissenschaften
Theodor-W.-Adorno-Platz 6
Campus Westend – PEG 4.G157
60323 Frankfurt am Main
E-Mail: oswald@em.uni-frankfurt.de

Prof. Dr. Johannes Pantel
Goethe-Universität Frankfurt am Main
Institut für Allgemeinmedizin
Arbeitsbereich Altersmedizin
Theodor-Stern-Kai 7
60590 Frankfurt am Main
E-Mail: pantel@allgemeinmedizin.uni-frankfurt.de

Dr. Carl-Wilhelm Reibel
Sozialraumentwicklung/Suchtprävention
Sozialraumentwicklung/Neues Wohnen/Demenz/Unterstützung im Alltag
Landesamt für Soziales, Jugend und Versorgung
Rheinallee 97–101
55118 Mainz
E-Mail: Reibel.Carl-Wilhelm@lsjv.rlp.de

Dr. Carola Rupprecht
Leiterin Abteilung Bildung und Vermittlung
Deutsches Hygiene-Museum
Lingnerplatz 1/ Postfach 12 01 62
01069/ 01002 Dresden
E-Mail: Carola.Rupprecht@dhmd.de

Dr. Dipl.-Psych. M.A. Arthur Schall
Wiss. Mitarbeiter
Goethe-Universität Frankfurt am Main
Institut für Allgemeinmedizin
Arbeitsbereich Altersmedizin
Theodor-Stern-Kai 7
60590 Frankfurt am Main
E-Mail: schall@allgemeinmedizin.uni-frankfurt.de

Dr. Dipl.-Psych. Valentina A. Tesky
Wiss. Mitarbeiterin
Goethe-Universität Frankfurt am Main
Institut für Allgemeinmedizin
Arbeitsbereich Altersmedizin
Theodor-Stern-Kai 7
60590 Frankfurt am Main
E-Mail: tesky@allgemeinmedizin.uni-frankfurt.de

Dagmar Thiemler
LVR-Industriemuseum
Gesenkschmiede Hendrichs
Merscheider Straße 289–297

42699 Solingen
E-Mail: Dagmar.Thiemler@lvr.de

Susanne Weckwerth
Abteilung Bildung und Vermittlung
Deutsches Hygiene-Museum
Bildung und Vermittlung
Lingnerplatz 1/ Postfach 12 01 62
01069/ 01002 Dresden
E-Mail: susanne.weckwerth@dhmd.de

Inhaltsverzeichnis

Verzeichnis der Autor*innen **5**

Einführung **15**

Geleitwort – Aufbruch in Richtung Inklusion und Erfolgreiches Altern – auch für Menschen mit Demenz **19**
Ines Himmelsbach

1 Anmerkungen zu einem Leben mit Demenz **23**
    1.1   Demenz – die medizinische Sicht 23
           Johannes Pantel
    1.2   Leben mit Demenz aus ökogerontologischer Perspektive 31
           Frank Oswald
    1.3   Kulturelle Teilhabe von Menschen mit Demenz 38
           Ann-Katrin Adams
    1.4   Teilhabe für Menschen mit Demenz zwischen gesetzlichem Rahmen und ehrenamtlichem Engagement 45
           Kornelia Folk

2 Psychosoziale Interventionen bei Demenz – Eine Übersicht .. **52**
Johannes Pantel & Arthur Schall
    2.1   Einleitung 52
    2.2   Systematik 54
    2.3   Indikationsstellung in Abhängigkeit von der Schwere der Demenz 54
    2.4   Die Interventionen im Überblick 55
    2.5   Fazit 65

3 Museen als Orte kultureller Teilhabe für Menschen mit Demenz – Entwicklungen und Bedingungen **68**
    3.1   Museumsangebote für Menschen mit Demenz: Entstehungsgeschichte und Forschungsstand 68
           Claudia Kaiser & Arthur Drewniok

	3.2	Von exklusiven Zielgruppen zum inklusiven Denken. Soziale Kunst- und Kulturprogramme als Motoren für institutionelle Entwicklung am Beispiel des Van Abbemuseums, Eindhoven	76
		Daniel Neugebauer	
	3.3	Inklusion und kulturelle Bildung...........................	86
		Carola Rupprecht & Susanne Weckwerth	
4		**Planung, Durchführung und nachhaltige Implementierung von Angeboten für Menschen mit Demenz**.....................	**94**
	4.1	Museale Gestaltungsspielräume für Menschen mit Demenz	94
		Sybille Kastner & Michael Ganß	
	4.2	Der Beitrag von Qualifizierungen zu einer qualitätsvollen Kulturvermittlung für Menschen mit Demenz	105
		Imke Nagel	
	4.3	Begleitung und Reflexion von Kulturvermittlungsangeboten für ältere Menschen	112
		Vera Gallistl	
	4.4	Kulturelle Teilhabe und Vernetzung: Aufbau und Pflege von Demenznetzwerken	118
		Carl-Wilhelm Reibel	
	4.5	Finanzierung und Teilnehmer*innengewinnung, Refinanzierungsmöglichkeiten über die Pflegeversicherung (Sozialgesetzbuch XI)	126
		Dagmar Jung	
5		**Praktische Einblicke: Wie können Museumsangebote für Menschen mit Demenz gestaltet werden?**	**133**
	5.1	Eine Führung im Museum für moderne und Gegenwartskunst – Fallbeispiel	133
		Ann-Katrin Adams	
	5.2	ARTEMIS: Konzeption und Implementierung einer kunstbasierten Museumsintervention für Menschen mit Demenz und ihre betreuenden Angehörigen	144
		Arthur Schall & Valentina A. Tesky	
	5.3	Impulse zur Selbstevaluation	153
		Ann-Katrin Adams	
6		**Exkurse in die Praxis**..	**157**
	6.1	Museumsführungen für Menschen mit Demenz in kulturhistorischen Museen. Erfahrungen aus dem LVR-Industriemuseum Gesenkschmiede Hendrichs	157
		Dagmar Thiemler	
	6.2	Mobile Angebote für Menschen mit Demenz im Westfälischen Landesmuseum für Industriekultur	163
		Anja Hoffmann	

6.3	Das Onvergetelijk-Programm – Museumsführungen für Menschen mit Demenz in den Niederlanden, wissenschaftlich begleitet	174
	Anouk Heesbeen-de Vos, Stefanie Metsemakers, Rose-Marie Dröes, Iris Hendriks, Franka Meiland & Daniel Neugebauer	

Stichwortverzeichnis **183**

Einführung

Angebote im Museum für die zunehmende Zahl von Menschen, die mit einer demenziellen Erkrankung leben und für ihre Angehörigen, haben in Deutschland eine mittlerweile über 10-jährige Tradition. Sie entstanden aus dem Anliegen heraus, die kulturelle Teilhabe von Menschen mit Demenz mithilfe speziell konzipierter Angebotsformate zu fördern. Denn obwohl einige Menschen mit Demenz auch an offenen Museumsangeboten partizipieren, indem sie eigeninitiativ ins Museum gehen, sich Ausstellungen in Eigenregie ansehen oder an den öffentlichen Führungen teilnehmen, ist ihr Anteil hier wohl eher gering. Wie in mehreren Beiträgen des vorliegenden Buches dargestellt, sind die Gründe für diesen Rückzug aus dem öffentlichen Raum vielfältig. Allein die Tatsache jedoch, dass dieser Rückzug stattfindet, betont die Notwendigkeit, gerade für diese Menschen spezielle Angebote zu schaffen, die den öffentlichen kulturellen Raum für sie zugänglich und erfahrbar machen und sie zur Auseinandersetzung mit den ausgestellten Kunstwerken und anderen kulturellen Gütern anregen. Hinzu kommt aus Sicht einer interdisziplinären Alternsforschung der gut belegte Befund, dass eine aktive oder passive Auseinandersetzung mit Kunst grundsätzlich (also nicht nur bei Demenz) langfristig zum Wohlbefinden beiträgt (z. B. Tymoszuk et al., 2020).

Vor diesem Hintergrund bietet der Sammelband den Lesenden einen Einblick in die praktische Gestaltung von Museumsangeboten für Menschen mit Demenz. Dies geschieht – mit einem Schwerpunkt auf Kunstmuseen – aus verschiedenen Perspektiven (z. B. Museumspädagogik, Soziale Arbeit, Alternsforschung). Dabei war es uns einerseits ein Anliegen, die Breite der bereits bestehenden Angebote abzubilden, andererseits aber auch zu zeigen, welche Bausteine für die Konzeption eines erfolgreichen Angebots erforderlich sind. Auch wird in dem Sammelband dargestellt, wie u.a. politische Entwicklungen, beispielsweise Gesetzesänderungen oder das Inkrafttreten der UN-Behindertenrechtskonvention Einfluss auf die Gestaltung kultureller Teilhabe für Menschen mit Demenz nehmen. Wir haben das Buch daher mithilfe der einzelnen Hauptkapitel in Sinneinheiten unterteilt. Diese nehmen zwar Bezug aufeinander, jedes Unterkapitel steht aber auch für sich – sodass die Lesenden durch die gezielte Lektüre einzelner Beiträge leicht Antworten auf bereits konkrete Fragen erhalten können.

Wir freuen uns sehr, dass wir in dem vorliegenden Buch die Expertise und das Erfahrungswissen so vieler unterschiedlicher Akteur*innen aus unterschiedlichen Praxisfeldern, aber auch mit Bezug zur Forschung zusammenführen konnten. Dadurch sind die Beiträge inhaltlich vielfältig, auch bringen die Autor*innen aus verschiedenen praktischen als auch wissenschaftlichen Disziplinen ihre je ganz eigenen Perspektiven auf das Thema und dessen jeweilige Bezugspunkte ein.

Einführung

Im ersten Kapitel werden einführend Grundlagen zum Thema Demenz aus medizinischer (▶ Kap. 1.1) und ökogerontologischer Sicht (▶ Kap. 1.2) sowie in Bezug auf die Bedingungen kultureller Teilhabe (▶ Kap. 1.3) dargestellt. Mit dem vierten Beitrag in diesem Kapitel werden außerdem die Entwicklung politischer Rahmenbedingungen und – damit verbunden – die Gesetzgebung sowie bundesweite Strategien und Förderprogramme zur Unterstützung der Teilhabe von Menschen mit Demenz dargestellt (▶ Kap. 1.4). Dieses erste Kapitel bildet die Grundlage, sowohl für die museumspraktischen Beispiele als auch für das zweite Kapitel, in dem ein ausführlicher Überblick über die Möglichkeiten psychosozialer Interventionen bei Demenz gegeben wird (▶ Kap. 2).

Das dritte Kapitel stellt Museen als Orte kultureller Teilhabe für Menschen mit Demenz in den Fokus und adressiert die Entwicklungen sowie Bedingungen, die Museen für solche Angebote anbieten können. Einleitend wird der Forschungsstand im Sinne einer Bestandsaufnahme der derzeit bestehenden Angebote für Menschen mit Demenz in Deutschland dargestellt (▶ Kap. 3.1) – von seinen Anfängen bis zur heutigen Verbreitung – sowie eine Übersicht über die verschiedenen Programmgestaltungen gegeben. Bezug auf die Entwicklungsgeschichte von Angeboten für »besondere Zielgruppen« nimmt auch der zweite Beitrag (▶ Kap. 3.2) in diesem Kapitel, in dem der Fokus auf einen kritischen Umgang mit dem Konzept der Zielgruppen gelegt wird – von exklusiven Zielgruppen hin zu inklusivem Denken wird hier exemplarisch die Entwicklung im Van Abbemuseum in Eindhoven in den Niederlanden aufgezeigt. Zum Umgang mit inklusiven Konzepten und dem Abbau von Barrieren haben wir außerdem Expertinnen aus dem Deutschen Hygiene-Museum in Dresden interviewt (▶ Kap. 3.3).

Im vierten Kapitel geht es konkret um die Planung, Durchführung und nachhaltige Implementierung eines Angebotes für Menschen mit Demenz. Den Anfang stellt ein Beitrag dar, der die Erfahrungen des Lehmbruck Museums in Duisburg, Pionier und Vorreiter für demenzspezifische Museumsangebote in Deutschland, aufzeigt – in Bezug auf beispielsweise den möglichen Ablauf einer Führung oder die Werkauswahl (▶ Kap. 4.1). Einen Blick auf Möglichkeiten der Qualifizierung und Weiterbildung von Kunstvermittler*innen für die Arbeit mit Menschen mit Demenz richtet der zweite Beitrag (▶ Kap. 4.2), in dem entsprechende Programme aufgeführt und in ihren jeweiligen Schwerpunkten vorgestellt werden. Der folgende Beitrag (▶ Kap. 4.3) berichtet – unter Bezugnahme auf ein entsprechendes Forschungsprojekt an der Universität Wien – über die Relevanz einer kontinuierlichen und kritischen Reflexion des eigenen Handelns im Kontext von Angeboten kultureller Bildung für ältere Menschen und Menschen mit Demenz. Die letzten beiden Beiträge in diesem Kapitel widmen sich zwei entscheidenden Aspekten, die über die Möglichkeiten nachhaltiger Implementierung von Museumsangeboten für Menschen mit Demenz entscheiden können: zum einen dem Aufbau und der Pflege tragfähiger Netzwerkstrukturen – am Beispiel des »Landes-Netz-Werks Demenz« in Rheinland-Pfalz (▶ Kap. 4.4), zum anderen dem nicht zu vernachlässigenden und für eine Umsetzung notwendigen Thema der Finanzierungs- und Refinanzierungsmöglichkeiten der Angebote (z. B. über den § 45 des Sozialgesetzbuches XI) (▶ Kap. 4.5).

In Kapitel 5 werden weitere konkrete Einblicke und Anregungen gegeben, wie Museumsführungen für Menschen mit Demenz gestaltet sein können. Zunächst gibt ein Fallbeispiel einer Museumsführung für Menschen mit Demenz einen Einblick, wie diese Führungen inhaltlich und organisatorisch ablaufen können; wie sich z. B. Gespräche über die Objekte entfalten, wie das Ankommen und der Abschied von den Besucher*innen organisiert werden könnten (▶ Kap. 5.1). Anhand der Darstellung des Forschungsprojekts ARTEMIS, in dem das Städel Museum in Frankfurt gemeinsam mit dem Arbeitsbereich Altersmedizin der Goethe Universität spezielle Führungen für Menschen mit Demenz konzipiert und deren Wirkung erforscht hat, wird anschaulich, wie kulturelle Teilhabe und das künstlerische Gestalten gemeinsam mit betreuenden Angehörigen gefördert werden kann (▶ Kap. 5.2). Den Abschluss des Kapitels bilden praxisbezogene Impulse, die als evaluierende Selbstbefragungen an das eigene Angebot, sowohl für die Planungs- als auch für die Durchführungsphase der Angebote verwendet werden können (▶ Kap. 5.3).

Im letzten Kapitel (▶ Kap. 6) des Buches richten wir den Blick über das Kunstmuseum als Ort der kulturellen Teilhabe für Menschen mit Demenz hinaus: zum einen auf Museumsführungen für Menschen mit Demenz in kulturhistorischen Museen in ehemaligen Industriestätten am Beispiel des LVR-Industriemuseums Gesenkschmiede Hendrichs (▶ Kap. 6.1), zum anderen auf kulturelle Teilhabe als Museumsarbeit außerhalb des Museumsraumes anhand mobiler Angebote für Menschen mit Demenz im Westfälischen Landesmuseum für Industriekultur (▶ Kap. 6.2). Den Abschluss bildet schließlich der Blick über die deutsche Angebotslandschaft hinaus in die Niederlande: der Beitrag über das Onvergetelijk-Programm – Museumsführungen für Menschen mit Demenz in den Niederlanden, wissenschaftlich begleitet durch die Vrije Universiteit Amsterdam.

Nach der Lektüre der Beiträge sollte unter anderem auch deutlich werden, dass es das »eine« Konzept für Museumsangebote für Menschen mit Demenz, das sich einfach auf alle Häuser übertragen lässt, nicht gibt. Je nach Sammlungs- und Themenschwerpunkt des Hauses ergeben sich unterschiedliche Möglichkeiten; historische Alltagsobjekte bedingen einen anderen Zugang als beispielsweise abstrakte Kunst und auch die Größe des Hauses sowie der museumspädagogische Leitgedanke sind für die Umsetzung entscheidend. Gleichwohl hoffen wir, Ihnen mit diesem Buch einen Überblick über bestehende Projekte und Angebote sowie viele Anregungen für die eigene Umsetzung und Refinanzierung, das nötige Grundwissen zum Thema Demenz sowie Hinweise zum Thema Begleitung, Reflexion und auch den Vertrauensaufbau zu den Teilnehmenden sowie deren Einbindung in das Museumsgeschehen zu vermitteln.

Ann-Katrin Adams, Johannes Pantel, Frank Oswald
Frankfurt am Main, Februar 2022

Literatur

Tymoszuk, U., Perkins, R., Spiro, N., Williamon, A., & Fancourt, D. (2020). Longitudinal Associations Between Short-Term, Repeated, and Sustained Arts Engagement and Well-Being Outcomes in Older Adults, *The Journals of Gerontology: Series B*, 75(7), 1609–1619.

Geleitwort – Aufbruch in Richtung Inklusion und Erfolgreiches Altern – auch für Menschen mit Demenz

Ines Himmelsbach

Das vorliegende Buch bietet Hintergrundwissen, konzeptionelle Grundlagen und vor allem konkrete Praxisempfehlungen für die Umsetzung musealer Projekte für Menschen mit Demenz.

Die Umsetzung derartiger Projekte hat das Potenzial, unser Bild von Demenz in zweierlei Hinsicht zu verändern. Zum einen treten Menschen mit Demenz in einen Sektor des öffentlichen Raums ein und begegnen uns an Orten, die lange Zeit für Begegnungen mit Menschen mit Demenz nicht vorgesehen waren. Damit haben diese Projekte nicht nur das Potenzial, Lebensqualität von Menschen mit Demenz zu beeinflussen, sondern auch, unser gesamtgesellschaftliches Denken über Demenz zu verändern, ja, es zu »normalisieren«. Zum anderen handelt es sich dabei um Projekte, die anstreben, die Lebensqualität von Menschen mit Demenz zu erhöhen, indem der künstlerische, nicht immer oder bzw. nicht nur rationale Zugriff auf die Welt in den Vordergrund gestellt wird. Mit diesen beiden Erfahrungswelten sind zwei Konzepte der wissenschaftlichen Debatte aufgerufen, die sowohl gesamtgesellschaftlich als auch in der Auseinandersetzung mit subjektivem Altern vielfach diskutiert werden: das Konzept der *Inklusion* und jenes des *Erfolgreichen Alterns*.

Inklusion

Zentral für die aktuelle Beschäftigung mit Behinderung und Beeinträchtigung ist der Begriff der Inklusion, der durch die UN-Behindertenrechtskonvention (BRK) zum zentralen Leitbegriff der angemessenen Teilhabe und Rechte von Menschen mit Behinderungen steht. Aber der Begriff der Inklusion ist nicht alleinig der Sonder- und Heilpädagogik zugehörig: Denkt man an das Gegensatzwort *Exklusion*, ist man sehr stark an Themenfelder der Sozialen Arbeit erinnert, wo Verhinderung von Exklusion zentrale Treiber der Anwendung und Entwicklung von Methoden der Sozialen Arbeit sind und auch im Bereich der Gerontologie haben Partizipation und Teilhabe im Sinne einer Inklusion einen zentralen Stellenwert.

In der UN-BRK geht es nicht mehr um die Eingliederung von *Ausgegrenzten*, wie es noch der Begriff der Integration beschreibt. Vielmehr geht es darum, von vornherein allen Menschen die uneingeschränkte Teilnahme an allen Aktivitäten zu ermöglichen. Nicht das von vornherein negative Verständnis von Behinderung soll Normalität sein, sondern ein gemeinsames Leben aller Menschen mit und ohne Behinderungen. Folglich hat sich nicht der Mensch mit Behinderung zur Wahrung seiner Rechte anzupassen, sondern das gesellschaftliche Leben Aller muss von vornherein für alle Menschen (inklusive der Menschen mit Behinderungen) ermöglicht werden (vgl. Kronauer, 2009).

Inklusion ist bewusst groß – von der Makroebene der Gesellschaft aus – gedacht. Bis das betroffene Individuum eine derartige Gesellschaft vorfindet, scheint es aber noch ein langer Weg (Wacker, 2011). Damit, könnte man sagen, hat der Inklusionsbegriff – zumindest von heute aus geblickt – noch ein Individualitätsdefizit.

Erfolgreiches Altern

Ganz vom Individuum aus denkend ist ursprünglich das vor über 30 Jahren von Rowe und Kahn (1987) eingeführte Konzept des Erfolgreichen Alterns konzipiert. Es hatte von Anfang an zum Ziel, die höchstmögliche Lebensqualität im Alter zu beschreiben. Wichtig war dabei – und dies bestimmt den Begriff des Erfolges im Konzept des Erfolgreichen Alterns – schützende Faktoren und effektive Interventionsstrategien gegen den Verlust von Lebensqualität zu beschreiben. Rowes und Kahns Konzept ist dabei in einer Zielperspektive durch drei Komponenten geprägt: eine niedrige Wahrscheinlichkeit von Erkrankungen und damit verbundenen Beeinträchtigungen, hohe kognitive und funktionelle Handlungsfähigkeit und aktive Teilhabe am Leben. Zunächst wirkt es also so, als seien ältere Menschen mit Beeinträchtigungen oder Behinderungen von diesem Konzept ausgeschlossen, ein erfolgreiches Altern ihnen besonders erschwert. In neueren Publikationen gehen Rowe und Kahn nun dazu über *succesful aging societies* zu fordern (Rowe, 2015). Hier soll das Individuum seine Handlungsfähigkeit entfalten können und dies lässt an das vorher beschriebene Modell der Inklusion denken. Dieses Bestreben ist auch eine Reaktion auf vielfältige Kritik an dem Modell des Erfolgreichen Alterns. Laut Tesch-Römer und Wahl (2017) sind es vor allem vier Argumente, die gegen das Konzept vorgebracht wurden: a) Im traditionellen Zuschnitt enthielte es zu wenig Dimensionen, um Alternsprozesse ausreichend charakterisieren zu können, b) das Konzept berücksichtige zu wenig subjektive und kulturelle Konstruktionen älterer Menschen selbst. Zudem c) würde im traditionellen Konzept insbesondere das hohe Alter zu wenig berücksichtigt und d) einige Autoren forderten gar das gänzliche Aufgeben des Konzepts, da es stigmatisierend und diskriminierend wirke, indem es vor allem Menschen mit Beeinträchtigungen und Behinderungen vernachlässige und soziale Ungleichheiten unberücksichtigt lasse.

All diese Kritikpunkte sind wesentlich, wenn es darum geht, das Konzept des Erfolgreichen Alterns auch um die Dimension des Lebens mit Behinderung und Beeinträchtigung und/oder um die Dimension Pflege zu erweitern. Aus diesem Grund schlagen Tesch-Römer und Wahl (2017) in ihrem Beitrag sieben Reformulierungen zum Konzept des Erfolgreichen Alterns vor. Vier davon seien an dieser Stelle hervorgehoben:

- Altern in guter Gesundheit und Altern mit Beeinträchtigungen als konsekutive Phasen im Lebenslauf betrachten: Gesundes Altern und Altern mit Beeinträchtigungen/Pflegebedarf können nicht als separierte Kategorien betrachtet werden, vielmehr geht es darum, sie als konsekutive Phasen im Lebenslauf zu betrachten.

- Erweiterung des Konzepts des Erfolgreichen Alterns in Richtung Beeinträchtigung und Behinderung: Das traditionale Konzept des Erfolgreichen Alterns sollte erweitert werden um wünschenswerte Lebenssituationen (Autonomie, Wohlbefinden) und effektive Strategien und Quellen für das Altern in guter Gesundheit *und* Altern mit Beeinträchtigungen oder Pflegebedarf (individuell, umweltbezogen und pflegebezogen) miterwägen.
- Individuelle Strategien und Ressourcen für Erfolgreiches Altern: Individuelle Strategien, um mit Beeinträchtigung/Pflegebedarf umzugehen, beinhalten die Möglichkeit, Autonomie und Wohlbefinden aufrecht zu erhalten (z. B. sekundäre Kontrolle, Zielauswahl).
- Ein visionäres Konzept für Erfolgreiches Altern: Beide, traditionellere wie neuere Formulierungen von Erfolgreichem Altern, sollten eine stark visionäre und vorwärts gerichtete Komponente des Alterns enthalten (Tesch-Römer & Wahl, 2017).

Gilt das Konzept des Erfolgreichen Alterns somit auch für Menschen mit Beeinträchtigung und Behinderung, auch für Menschen mit Demenz? Diese Frage muss nach dem Vergleich der hier vorgestellten Konzepte eindeutig mit *ja* beantwortet werden. Ein Verbinden der Konzepte Inklusion und Erfolgreiches Altern, die beide in Richtung einer Verbesserung der individuellen Lebensqualität im gesellschaftlichen Kontext münden, könnte die richtige theoretische Stoßrichtung sowohl für Menschen mit lebenslangen wie spät erworbenen Behinderungen und Beeinträchtigung bedeuten. Jeweilige Verschattungen, beim Begriff der Inklusion jene des Individuums, beim Begriff des Erfolgreichen Alterns jene des gesellschaftlichen Kontextes, könnten durch eine Verbindung besser bearbeitbar werden.

Die Reformulierung des Konzepts Erfolgreiches Altern fordert in der gerontologischen Ausrichtung dazu auf, alles dafür zu tun, um das Ziel eines zufriedenstellenden Alternsprozesses für das Individuum zu ermöglichen. Setzt man exemplarisch an einem Punkt der Forderungen an (ebd.), so soll vor allem das Positive und Visionäre – das, was mit dem Konzept des Erfolgreichen Alterns gelungen ist, nämlich die Defizitperspektive auf das Altern abzulösen und um individuelle und soziale Faktoren zu erweitern – fortgesetzt werden. Dies bei gleichzeitiger Beachtung des individuellen, umweltbezogenen und interaktionellen Rahmens – auch für Menschen mit Behinderung und Beeinträchtigung. Vergleicht man nun die beiden Ansätze Inklusion und Erfolgreiches Altern (in seiner Adaption), so ist die Zielperspektive »Zufriedenes Altern« bzw. hohe Lebensqualität die gleiche. In Bezug auf Behinderung und Beeinträchtigung kann man sagen, dass mit dem vor allem gesellschaftlich ausgerichteten Konzept der Inklusion ein Ermöglichungsraum geschaffen worden ist, der nun verbunden mit dem Konzept des Erfolgreichen Alterns und seiner stärkeren Betonung individueller Aspekte die theoretischen Grundlagen geschaffen hat, um erfolgreiches Altern auch für Menschen mit Behinderung und Beeinträchtigung zu ermöglichen. Aber nur durch weitreichende Veränderungen und konkrete Konzepte mit beiden Werthaltungen kann Altern in Zufriedenheit auch mit Behinderung und Beeinträchtigung zukünftig besser gelingen.

Das vorliegende Buch macht mit seinen ganz konkreten Praxisempfehlungen ergänzt durch Hintergrundwissen und konzeptionelle Grundlagen für museale

Projekte für Menschen mit Demenz hierfür einen Anfang und setzt wichtige Impulse der Inklusion und des erfolgreichen Alterns für Menschen mit Demenz und ihre Angehörigen.

Literatur

Kronauer, M. (2009). Inklusion- Exklusion: eine historische und begriffliche Annäherung an die soziale Frage der Gegenwart. In M. Kronauer (Hrsg.), *Inklusion und Weiterbildung. Reflexionen zur gesellschaftlichen Teilhabe in der Gegenwart*, (S. 24–58). Bielefeld: W. Bertelsmann Verlag.

Rowe, J. W., Kahn, R. L. (1987). Human aging: usual and successful. *Science (New York, N.Y.)* 237 *(4811)*, 143–149.

Rowe, J. W. (2015). Successful Aging of Societies. *Daedalus 144 (2)*, 5–12.

Tesch-Römer, C., Wahl, H.-W. (2017). Toward a More Comprehensive Concept of Successful Aging: Disability and Care Needs. *The journals of gerontology. Series B, Psychological sciences and social sciences 72 (2)*, 310–318.

Wacker, E. (2011). Inklusion von Menschen mit Behinderung im Alter – noch Zukunftsmusik für die Behindertenhilfe und ihre Fachkräfte? *Vierteljahresschrift für Heilpädagogik und ihre Nachbargebiete 80 (3)*, 235–241.

1 Anmerkungen zu einem Leben mit Demenz

1.1 Demenz – die medizinische Sicht

Johannes Pantel

> Demenzen werden durch verschiedene in der Regel altersassoziierte Hirnerkrankungen verursacht, allen voran durch die Alzheimer-Krankheit. Krankheitsbedingt unterliegen Menschen mit Demenz der Gefahr, sozial ausgeschlossen zu werden und dadurch erhebliche Einbußen an Lebensqualität zu erleiden. Allein aufgrund des demografischen Wandels wird unsere Gesellschaft in den nächsten Jahren in allen Lebensbereichen mit einer zunehmenden Zahl von Menschen mit Demenz konfrontiert werden. Eine Stärkung der gesellschaftlichen Teilhabemöglichkeiten für Menschen mit Demenz wird damit zur gesamtgesellschaftlichen Aufgabe.

Demenzen werden heute zunehmend häufig diagnostiziert und haben sich neben den Krebserkrankungen und den Herzkreislauferkrankungen auch in der öffentlichen Wahrnehmung zu einem der wichtigsten Volksleiden entwickelt. Menschen mit Demenz begegnen wir im Alltag überall, sie sind Nachbarinnen und Nachbarn, Kundinnen und Kunden, Bekannte, Freundinnen und Freunde oder gar Angehörige. Das Wissen um die Natur dieser Erkrankung, um ihre Ursachen, ihre Symptome, ihren Verlauf, hilft uns zu verstehen, welche weitreichenden Auswirkungen sie auf das Erleben und Verhalten der Betroffenen haben kann. Dies wiederum ermöglicht es uns, die persönlichen Begegnungen mit Menschen mit Demenz für beide Seiten zufriedenstellend zu gestalten. Dies gilt in besonderer Weise auch, wenn man im Kultur- bzw. Museumsbereich professionell mit und für Menschen mit Demenz arbeiten möchte. In diesem Beitrag soll daher eine kurze Einführung in das Krankheitsbild Demenz aus medizinischer Sicht gegeben werden. Aufgrund der immensen Fülle des in den vergangenen Jahrzehnten zusammengetragenen Wissens kann dies hier nur ausschnittartig und kursorisch geschehen. Zur Vertiefung sei an dieser Stelle die Lektüre der frei im Internet zugänglichen S3-Leitlinie »Demenzen« der Deutschen Gesellschaft für Psychiatrie, Psychotherapie und Nervenheilkunde und der Deutschen Gesellschaft für Neurologie empfohlen (DGPPN & DGN, 2016).

Was ist eine Demenz?

Demenz ist ein klinisches Syndrom, das auf eine zumeist im höheren Erwachsenenalter erworbene, chronische Hirnfunktionsstörung zurückgeführt werden kann (Schröder et al., 2010). In der Mehrzahl der Fälle ist die zugrundeliegende Hirnschädigung fortschreitend und irreversibel. Leitsymptom des Demenzsyndroms sind Gedächtnisstörungen (z. B. Störungen der Merkfähigkeit/Kurzzeitgedächtnis, biografisches und semantisches Gedächtnis), zu denen variabel eine Beeinträchtigung des abstrakten Denkens und des Urteilsvermögens, der Orientierung sowie andere Störungen höherer kognitiver Funktionen, z. B. der Sprache (Aphasie), der Handlungssteuerung (Apraxie), des Erkennens und der Wahrnehmung (Agnosie), des Lesens, Schreibens und Rechnens (Alexie, Agrafie, Akalkulie) hinzutreten können. Im Laufe ihrer Erkrankung leiden die Betroffenen darüber hinaus an mehr oder weniger ausgeprägten nicht-kognitiven Störungen in Form von Persönlichkeitsveränderungen, emotionaler Labilität, depressiven Symptomen, Sinnestäuschungen und Wahnbildungen. Diese werden heute in der Literatur unter dem Terminus *Psychologische und Verhaltenssymptome der Demenz* (*Behavioral and Psychological Symptoms of Dementia*/BPSD) subsummiert (DGPPN & DGN, 2016). Aus klinischer Sicht wird erst dann eine Demenz diagnostiziert, wenn die Symptome in ihrer Summe bereits zu einer erheblichen Beeinträchtigung der Alltagskompetenz und der Sozialbeziehungen geführt haben. Je nach Stadium der Demenz sind die Betroffenen dann mehr oder weniger stark auf die Unterstützung durch Dritte (Angehörige, Pflege- bzw. Betreuungskräfte) angewiesen. Präklinische Stadien der Demenz, bei denen zwar bereits kognitive Defizite konsistent nachweisbar sind, eine selbständige Lebensführung jedoch noch gelingt, werden klinisch als *Leichte Kognitive Beeinträchtigung* (LKB, *mild cognitive impairment*, MCI) beschrieben (Schröder & Pantel, 2011).

Welche Ursachen hat Demenz?

Demenzen haben keine einheitliche Ursache, sondern können durch eine Vielzahl das Gehirn unmittelbar bzw. mittelbar betreffende Krankheitsprozesse verursacht werden (Pantel, 2014). Bis zu zwei Drittel aller Demenzerkrankungen sind auf die Alzheimer-Krankheit zu beziehen, die zu den neurodegenerativen Hirnerkrankungen gezählt wird. Weitere neurodegenerative Demenzformen sind die frontotemporale Demenz, die Demenz bei Parkinsonsyndrom, die Lewy-Körperchen-Demenz oder die (sehr seltene) Creutzfeld-Jakob Erkrankung. Nach heutigem Wissensstand sind die neurodegenerativen Demenzen jeweils auf molekulare Fehlfaltungen hirneigener Proteine zurückzuführen, die einen physiologischen Abbau dieser Proteine verhindern und damit deren Anreicherung und Ablagerung im Hirngewebe begünstigen. Unterschiede ergeben sich jeweils hinsichtlich der spezifischen von der Fehlfaltung betroffenen Proteine (z. B. A-Beta Protein bei der Alzheimer-Demenz, tau-Protein bei der frontotemporalen Demenz, alpha-Synuclein bei der Lewy-Körperchen Demenz, Prion-Protein bei der Creutzfeld-Jakob Demenz) sowie hinsichtlich der Lokalisation ihrer bevorzugten Ablagerung im Gehirn (sogenannte Prädilektionsstellen).

Neben den neurodegenerativen Demenzen können jeweils etwa 10–15 % der Demenzen auf Gefäßschädigungen im Gehirn zurückgeführt werden (sogenannte vaskuläre Demenzen) bzw. auf Mischformen, bei denen sich vaskuläre und neurodegenerative Demenzursachen überlagern (Schröder et al., 2010). Allerdings ist bislang ungeklärt, inwieweit diese Mischformen eine eigenständige Erkrankung bilden oder aber das zufällig gemeinsame Auftreten zweier für sich genommen häufiger Erkrankungen beschreiben. Demnach können Demenzen durch neurodegenerative Prozesse oder vaskuläre Schäden *primär* im Gehirn entstehen, oder aber erst sekundär als Folge anderer, das Gehirn mittelbar betreffender Erkrankungen. Die Ursachen dieser ca. 10 % aller Demenzen ausmachenden sogenannten »sekundären Demenzen« sind vielfältig. Unter anderem zählen diverse Stoffwechselerkrankungen (z. B. Hypothyreose), chronisch entzündliche Ursachen (z. B. Lues oder Neuroborreliose), Tumore (z. B. Meningeom) oder Umweltfaktoren (z. B. Alkohol und andere Giftstoffe) dazu (Karakaya et al., 2014, Schröder et al., 2004).

Wie häufig ist Demenz und wo werden die Betroffenen versorgt?

Der wichtigste und robusteste Risikofaktor der Demenz ist das Alter. Entsprechend zählen die Demenzen zu den häufigsten Erkrankungen des älteren Menschen. Mit einer Prävalenz von etwa 1 % bei den über 70 bis 75-Jährigen, 5 % bei den über 75 bis 80-Jährigen, aber bereits über 10 % bei den über 80-Jährigen und mehr als 35 % bei den über 90-Jährigen sind bereits heute ca. 1 700 000 Menschen in Deutschland von diesem Syndrom betroffen (Schröder et al., 2010; Deutsche Alzheimer Gesellschaft, 2020). Unter Berücksichtigung des demografischen Wandels, d. h. eines zunehmenden Anteils älterer und hochaltriger Menschen an der Bevölkerung, wird eine Verdoppelung dieser Zahl innerhalb der nächsten Dekaden prognostiziert.

Mit ca. 40 % stellen Menschen mit Demenz einen großen Anteil an allen Pflegebedürftigen dar (Pantel, 2018). Umgekehrt betrachtet leiden annähernd zwei Drittel der Pflegebedürftigen an einer Demenz. Daher stellt Demenz heute einen der häufigsten Gründe für die Versorgung in einem Pflegeheim dar. So verwundert es nicht, dass in vielen stationären Pflegeeinrichtungen inzwischen über die Hälfte der Bewohnerinnen und Bewohner an einer Demenz erkrankt sind (Schäufele et al., 2007). Gleichwohl leben mehr als zwei Drittel der Menschen mit Demenz nicht in einem Heim, sondern werden in der eigenen Häuslichkeit durch Angehörige, ggf. unterstützt durch einen ambulanten Pflegedienst, versorgt. Die familiären Beziehungen stellen daher einen sehr bedeutsamen Faktor für die Aufrechterhaltung von Lebensqualität und den Verlauf der Erkrankung dar.

Wie diagnostiziert man eine Demenz?

Bei Verdacht auf Demenz ist in der Regel die Hausärztin/der Hausarzt die erste Anlaufstelle (Pantel, 2017a). Sie/er kann eine erste klinische Einschätzung vornehmen und ggf. weiterführende Untersuchungen veranlassen. In der Demenzdiagnostik sollten die Differentialdiagnose abgeklärt und das klinische Stadium (leichtgradig, mittelgradig, schwer) eingeschätzt werden. Dies schließt auch die Berücksichtigung körperliche Erkrankungen ein, die über eine mögliche Hirnbeteiligung zur o. g. sekundären Demenz führen können. Wichtige Ausschluss- bzw. Differentialdiagnose stellen darüber hinaus das Delir bzw. der akute Verwirrtheitszustand und die depressive Pseudodemenz[1] dar (Pantel, 2006). Das Spektrum der zu beachtenden Differentialdiagnosen macht eine intensive interdisziplinäre Kooperation erforderlich: Allgemeinmedizin, (Geronto)-Psychiatrie, Geriatrie, Neurologie, Innere Medizin und Radiologie seien hier als wichtige Kooperationspartner genannt (Pantel, 2005; Schröder et al., 2010). Grundlage des mehrstufigen diagnostischen Vorgehens ist eine ausführliche Exploration und klinische Untersuchung. Nur so können wichtige anamnestische Angaben bzw. Befunde verlässlich erhoben werden. Zur Standarddiagnostik zählen darüber hinaus eine orientierende psychometrische Untersuchung (z. B. mit MMST, DEMTEC und/oder Uhrentest), eine Basisdiagnostik relevanter Laborparameter sowie eine Strukturbildgebung des Gehirns mittels Computertomografie oder (bevorzugt) Magnetresonanztomografie (DGPPN & DGN, 2016). Weiterführende und aufwändigere Untersuchungen – zu denen u. a. Lumbalpunktion mit Liquoranalyse oder eine Funktionsbildgebung mit der Positronen-Emmissions-Tomographie (PET) zählen – bleiben speziellen Fragestellungen vorbehalten. Nach Durchlaufen des diagnostischen Prozesses sollte es möglich sein, die Ursache des Demenzsyndroms spezifischer zu benennen.

Je nach Ursache und Stadium der Demenz können Art, Ausprägung und Zusammensetzung der kognitiven und psychopathologischen Einzelsymptome höchst variabel sein Im Einzelfall hängen sie oft weniger von der nosologischen Zuordnung (d. h. von dem Vorliegen einer spezifischen Demenzform bzw. neuropathologischen Demenzursache) ab, als vielmehr von der Topographie und lokalen Ausprägung von Nervenzellverlust und synaptischer Desintegration (Pantel & Schröder, 2006a). Die Topographie der zerebralen Schäden ist zwar beeinflusst von der jeweiligen Demenzform (z. B. Frontotemporale Demenz versus Alzheimer-Demenz), gleichwohl gibt es hier starke syndromale Überlappungen. Auch das jeweilige Stadium der Erkrankung und biografische sowie persönlichkeitsbezogene Faktoren haben einen starken Einfluss auf die individuelle Ausprägung und Zusammensetzung der Symptome aber auch auf die noch vorhandenen Ressourcen und Kompetenzen.

Das Wissen um die klinischen und neuropathologischen Besonderheiten der Demenzerkrankungen macht darüber hinaus verständlich, dass die überwiegende Zahl der demenzkranken Menschen noch weit bis in das fortgeschrittene Krank-

---

1 Im Rahmen einer schweren depressiven Episode können Kognition und Antrieb sowie Fähigkeit zur Selbstversorgung so stark beeinträchtigt sein, dass der Eindruck einer Demenz entstehen kann. Nach Abklingen der Depression bildet sich in der Regel auch die Pseudodemenz wieder zurück.

heitsstadium über kreative Angebote und kreativtherapeutische Interventionen erreichbar ist. Denn während z. B. bei der Alzheimer Demenz allo- und neokortikale Hirnareale, zu denen u. a. die Hippocampus-Region (zuständig für Merkfähigkeit und Gedächtnisbildung) gehören und Anteile des temporalen und parietalen Assoziationskortex (zuständig für Sprache und semantisches Gedächtnis) relativ früh im Krankheitsprozess pathologisch verändert sind, bleiben wichtige Anteile der für die sensorische und ästhetische Verarbeitung zuständigen Hirnareale zunächst ausgespart. Daher ist die nonverbale Kommunikationsfähigkeit häufig noch lange während des Krankheitsverlaufs relativ gut erhalten, selbst wenn die verbalen Verständnis- und Ausdrucksmöglichkeiten schon deutlich beeinträchtigt sind (Haberstroh & Pantel, 2011a). Die emotionale und vegetative Ansprechbarkeit durch angepasste Kommunikationsangebote ist damit selbst in weit fortgeschrittenen Krankheitsstadien noch gegeben. Dies eröffnet gerade für ästhetisch-kreative bzw. sensorisch ausgerichtete Ansätze Zugangswege, die vorwiegend verbal bzw. sprachlich gestützten Interventionen häufig verschlossen bleiben.

Welche therapeutischen Maßnahmen stehen zur Verfügung?

Für die überwiegende Zahl der Demenzerkrankungen – einschließlich der Alzheimer-Demenz und anderer neurodegenerativer Demenzformen – wird auf absehbare Zeit keine ursachenbezogene, d. h. real in den Krankheitsprozess eingreifende Therapieoption zur Verfügung stehen. Gleichwohl gibt es bereits heute vielfältige hinsichtlich ihrer Wirksamkeit belegte Therapiemaßnahmen, die sowohl zu einer Linderung der Symptome, aber auch zu einer Stabilisierung und Verbesserung der Kommunikationsfähigkeit, der Alltagskompetenz und der Lebensqualität beitragen können (DGPPN & DGN, 2016; Haberstroh & Pantel, 2011b; Pantel & Schröder, 2006b). Nicht alle Betroffenen sprechen auf diese Therapieoptionen in gleicher Weise an, bei Ausschöpfung verfügbarer Behandlungsmöglichkeiten werden jedoch bisweilen erstaunliche Stabilisierungen und auch Verbesserungen des Krankheitsbildes beobachtet.

Zu den anerkannten Therapieoptionen zählen heute neben einer adäquaten Basistherapie (d. h. gute allgemeinmedizinische Betreuung, Behandlung von Begleiterkrankungen, Optimierung der Umwelt- und Betreuungsbedingungen) auch eine medikamentöse Behandlung mit Antidementiva, die insbesondere für die Behandlung der Alzheimer-Demenz bereits seit einigen Jahren zugelassen sind (DGPPN & DGN, 2016). Nach sorgfältiger Indikationsstellung kann auch eine zeitlich begrenzte Behandlung der psychopathologischen Symptome mit ausgewählten Psychopharmaka (z. B. Antidepressiva) therapeutisch sinnvoll sein. Von zunehmender Bedeutung für die Behandlung sind psychologische und psychosoziale Interventionen, zu denen neben den unmittelbar patientenbezogenen Angeboten (kognitive Verfahren, Ergotherapie, körperliche Aktivität, künstlerische Therapien, Musiktherapie, sensorische und multisensorische Verfahren, Aromatherapie etc., ▶ Kap. 2) auch Trainingsangebote für professionelle und nicht-professionelle Betreuungspersonen zählen (Haberstroh & Pantel, 2011a; 2011b; Haberstroh et al., 2011)

Wie verläuft eine Demenzerkrankung?

Die neurodegenerativen Demenzen verlaufen überwiegend schleichend und langsam progredient. Krankheitsverläufe, die sich von der Erstdiagnose bis zum Tode über einen Zeitraum von fünf bis zehn Jahre erstrecken, sind z. B. bei der Alzheimer-Demenz nicht ungewöhnlich. Für die Menschen mit Demenz und ihr unmittelbares soziales Umfeld bedeutet dies, dass sie zumeist viele Jahre ihres Lebens von den krankheitsbedingten Beeinträchtigungen betroffen sind. Demnach fokussieren die heute bereits verfügbaren Therapieansätze bei der Demenz auf eine Linderung der kognitiven und nicht-kognitiven Symptome, eine Verbesserung des Funktionsniveaus sowie eine positive Beeinflussung des Gesamtverlaufs. Darüber hinaus rückt eine Verbesserung der Lebensqualität für die Betroffenen in den Mittelpunkt der psychosozialen, therapeutischen und pflegerischen Bemühungen (Pantel, 2017b).

Was bedeutet Lebensqualität bei Demenz?

Im Gegensatz zu Patienten, deren Erkrankungen sich somatisch manifestieren, leiden Menschen mit Demenz überwiegend nicht z. B. unter Schmerzen oder Einschränkungen ihrer Mobilität (Pantel, 2017b). Vielmehr resultieren hier aus der krankheitsbedingten Einschränkung der Urteilsfähigkeit und Alltagskompetenz sehr einschneidende Änderungen für die bisherige Lebensführung. Diese reichen von der Unfähigkeit, persönlich bedeutsame bzw. liebgewonnene Aktivitäten weiter aufrechterhalten zu können, über Störungen der Kommunikation mit der Gefahr einer sozialen Isolation bis hin zum teilweisen oder vollständigen Verlust der persönlichen Autonomie, der mit einer von vielen Menschen leidvoll erlebten Abhängigkeit von Dritten (z. B. von Betreuungs- oder Pflegepersonen) einhergeht. Der schleichende Verlust kognitiver bzw. intellektueller Fähigkeiten wird – gerade in der Anfangsphase der Erkrankung, häufig aber auch darüber hinaus – als massive Bedrohung der persönlichen Integrität und Identität quälend empfunden. Menschen mit Demenz unterliegen darüber hinaus der Gefahr, ihre Umwelt zunehmend nicht mehr zu *verstehen* und sich ohne fremde Hilfe in ihrer Welt nicht mehr zurechtzufinden. Angst, Verunsicherung und ein stark beeinträchtigtes Selbstwertgefühl können die psychologischen Folgen sein. Zudem sind Menschen mit Demenz durch das allmähliche Nachlassen ihrer kognitiven Kontroll- und Selbststeuerungsmechanismen zunehmend ihren Affekten und emotionalen Impulsen ausgeliefert. Angst, Depressivität, Wahnbildungen, Apathie und Aggressivität und pathologische Ängste, die unter dem Begriff der *Psychologischen und Verhaltenssymptome der Demenz (Behavioral and Psychological Symptoms of Dementia*/BPSD) subsummiert und in allen Stadien der Erkrankung beobachtet werden (s. o.), sind daher nicht ausschließlich als unmittelbare neurobiologische Folge einer krankheitsbedingten Hirnschädigung zu erklären, sondern vielmehr auch als introspektiv nachvollziehbare Reaktion des Individuums auf massive Veränderungen seines inneren Milieus und seines Interaktionsvermögens (Pantel, 2017b). Allerdings leidet nicht jeder Mensch mit Demenz *subjektiv* unter ihrer/seiner Erkrankung und die Schwere der kognitiven Einschränkung ist tatsächlich nicht der stärkste Prädiktor für das Ausmaß der

Einschränkungen an Lebensqualität. Dies unterscheidet die Demenz z. B. von Erkrankungen, bei denen die wesentliche Beeinträchtigung der Lebensqualität durch das Ausmaß des (chronischen) Schmerzes bestimmt ist. So weist z. B. die Deutsche Alzheimergesellschaft darauf hin, wie wichtig es bei der Betreuung Demenzkranker ist, nicht nur die körpernahen Grundbedürfnisse (z. B. Linderung von Schmerz, adäquate Grundpflege) zu berücksichtigen, sondern auch der Aufrechterhaltung der Kommunikation, Respekt und Wertschätzung, Sicherheit und Geborgenheit, Zuwendung und Autonomie sowie sinnstiftender Beschäftigung besondere Aufmerksamkeit zu schenken (www.deutsche-alzheimer.de/, Zugriff am 17.09.2020). Hieraus ergibt sich die Schlussfolgerung, dass neben der reinen Symptomausprägung soziale, psychologische und räumliche Kontextbedingungen eine wesentliche Rolle für das Wohlbefinden und die Lebensqualität von Menschen mit Demenz spielen (▶ Kap. 1.2).

Was brauchen Menschen mit Demenz?

Eine gute medizinische und pflegerische Betreuung hat für Menschen mit Demenz und ihre Angehörigen eine hohe Priorität. Aber das ist noch lange nicht alles. Dies kommt auch in der im Juli 2020 publizierten *Nationalen Demenzstrategie* für Deutschland zum Ausdruck, die unter der Federführung des Bundesministeriums für Familie, Senioren, Frauen und Jugend und des Bundesministeriums für Gesundheit nach einem mehrjährigen Entwicklungsprozess vom Bundeskabinett verabschiedet wurde (BMFSFJ & BMG, 2020). Menschen mit Demenz, heißt es hier, sollen mit ihren Bedürfnissen und Bedarfen wahrgenommen werden und einen Platz in der Mitte der Gesellschaft haben. Dafür müsse die Gesellschaft für die Belange von Menschen mit Demenz und die ihrer Angehörigen sensibilisiert werden. Denn Demenz könne jede und jeden treffen. Neben einer Verbesserung der medizinischen und pflegerischen Versorgung, einer Förderung exzellenter Forschung sowie einer stärkeren psychosozialen Unterstützung wird auch die Stärkung der gesellschaftlichen Teilhabe als eines von vier Hauptzielen und zukünftigen Haupthandlungsfeldern genannt. Die Verbesserung der Lebensqualität demenzkranker Menschen und ihrer Angehörigen durch eine Stärkung der Inklusion wird damit auch seitens der Bundesregierung zur gesamtgesellschaftlichen Aufgabe erklärt.

Literatur

Bundesministerium für Familie, Senioren, Frauen und Jugend/BMFSFJ und Bundesministerium für Gesundheit/BMG (2020) *Nationale Demenzstrategie.* Zugriff am 9.9.2020 unter www.nationale-demenzstrategie.de/fileadmin/nds/pdf/2020-07-01_Nationale_Demenzsstrategie.pdf.
DGPPN & DGN (2016). *S3-Leitlinie »Demenzen«. Langversion.* Zugriff am 17.09.2020 unter www.awmf.org/uploads/tx_szleitlinien/038-013l_S3-Demenzen-2016-07.pdf.
Haberstroh, J., Neumeyer, K. & Pantel, J. (2011). *Kommunikation bei Demenz. Ein Ratgeber für Angehörige und Pflegende.* Berlin, Heidelberg: Springer Verlag.

Haberstroh, J. & Pantel, J. (2011). *Kommunikation bei Demenz – TANDEM-Trainingsmanual.* Berlin, Heidelberg: Springer Verlag.
Haberstroh, J. & Pantel, J. (2011a): *Demenz psychosozial behandeln.* Heidelberg: AKA Verlag.
Karakaya, T., Pantel, J. & Fußer, F. (2014). Demenz und leichte kognitive Beeinträchtigung. In J. Pantel, J. Schröder, C. Bollheimer, C. Sieber & A. Kruse (2014), *Praxishandbuch Altersmedizin. Geriatrie – Gerontopsychiatrie – Gerontologie* (S. 299–330). Stuttgart: Verlag W. Kohlhammer.
Pantel, J. (2005). Strukturelle Bildgebung bei der Alzheimer-Demenz. In H. Förstl H (Hrsg.), *Demenzen- Perspektiven in Praxis und Forschung* (S. 87–101.). München: Elsevier – Urban und Fischer.
Pantel, J. (2006). Akute organische Psychosen. In H. Hampel & R. Rupprecht (Hrsg.), *Roter Faden Psychiatrie und Psychotherapie* (S. 150–156). Stuttgart: Wissenschaftliche Verlagsgesellschaft.
Pantel, J. & Schröder, J. (2006a). *Zerebrale Korrelate klinischer und neuropsychologischer Veränderungen in den Verlaufsstadien der Alzheimer-Demenz.* Monographien aus dem Gesamtgebiet der Psychiatrie, Bd. 111. Darmstadt: Steinkopf.
Pantel, J. & Schröder, J. (2006b). Zur Therapie der Demenzen. In P. Hartwich, A. Barocka (Hrsg.), *Organisch bedingte Störungen: Diagnostik und Therapie* (S. 165–174). Sternenfels: Verlag Wissenschaft und Praxis.
Pantel, J. (2014). Das dementielle Syndrom aus Medizinischer Sicht. In I. Auch-Johannes & E. Weymann (Hrsg.), *Klangbrücken – Musiktherapie in der häuslichen Versorgung von Menschen mit Demenz* (S. 28–35). Wiesbaden: Verlag Dr. Ludwig Reichert.
Pantel, J. (2017a). Alzheimer-Demenz: Frühe Diagnostik – Frühe Therapie. *Consilium Themenheft, Heft 1/2017,* 1–30.
Pantel, J. (2017b). Lebensqualität von Demenzpatienten: Wie kann man sie messen, wie kann man sie fördern? *Frankfurter Forum – Diskurse,* 15, 24–31.
Pantel, J. (2018). Pflegeheimversorgung. In F. Jessen (Hrsg.), *Handbuch Alzheimer-Krankheit: Grundlagen – Diagnostik – Therapie – Versorgung – Prävention* (S. 591–602). Berlin, Boston: De Gruyter.
Schäufele, M., Köhler, L., Lode, S. & Weyerer, S. (2007). Menschen mit Demenz in stationären Pflegeeinrichtungen: aktuelle Lebens- und Versorgungssituation. In U. Schneekloth & H. W. Wahl (Hrsg.), *Integrierter Abschlussbericht – Möglichkeiten und Grenzen selbständiger Lebensführung in stationären Einrichtungen (MuG IV).* Zugriff am 18.09.2020 unter www.bmfsfj.de/blob/78928/9465bec83edaf4027f25bb5433ea702e/abschlussbericht-mug4-data.pdf.
Schröder, J., Pantel, J. & Förstl, H. (2004). Demenzielle Erkrankungen – Ein Überblick. In A. Kruse, M. Martin (Hrsg.), *Enzyklopädie der Gerontologie. Alternsprozesse in multidisziplinärer Sicht* (S. 224–239). Bern: Huber.
Schröder, J., Haberstroh, J. & Pantel, J. (2010). Früherkennung und Diagnostik demenzieller Erkrankungen. In A. Kruse (Hrsg.), *Lebensqualität bei Demenz* (S. 297–315). Heidelberg: AKA Verlag.
Schröder, J. & Pantel, J. (2011). Die leichte kognitive Beeinträchtigung. Klinik, Diagnostik, Therapie und Prävention im Vorfeld der Alzheimer-Demenz. Stuttgart: Schattauer Verlag.

1.2 Leben mit Demenz aus ökogerontologischer Perspektive

Frank Oswald

> Der Blick auf das Verhältnis von Mensch und Umwelt im Alternsprozess aus Sicht ökogerontologischer Forschung kann für die Gestaltung von Museumsangeboten für Menschen mit Demenz und ihre Angehörigen praktisch nützlich sein. Einerseits im Sinne erlebensbezogener Prozesse der Bewertung und Bindung (Belonging), andererseits hinsichtlich handlungsbezogener Prozesse der Nutzung und Auseinandersetzung mit der Umwelt (Agency). Für das Museum bedeutet das, anzuknüpfen an frühere Erinnerungen, Vorlieben oder Erfahrungen (Belonging), aber auch, neue Angebote für einen handlungsbezogenen Umgang mit der Kunst (Agency) bereit zu stellen, das als kreativ oder lustvoll erlebt werden kann.

Der Blick auf Museumsangebote für Menschen mit Demenz und ihre Angehörigen wird in diesem Buch an vielen Stellen sehr konkret Fragen nach der angemessenen oder bestmöglichen Gestaltung von Räumen und Umwelten aufwerfen. Vorab soll daher einmal ganz allgemein die Frage nach dem Verhältnis von Mensch und räumlicher wie sozialer Umwelt insbesondere im höheren Lebensalter gestellt und mit dem Phänomen der Demenz in Bezug gebracht werden. Ist daran überhaupt etwas besonders oder beachtenswert und was soll oder kann man womöglich auch für die Praxis aus der Forschung nutzbar machen? Dies verweist darauf, dass es neben Grundwissen über das klinische Syndrom der Demenz, über Ursachen, Häufigkeiten, Diagnose, Verläufe, Bedürfnisse und Therapien (▶ Kap. 1.1) sinnvoll ist, zunächst in diesem Kapitel einen Perspektivwechsel vorzunehmen, weg von der Person und hin zum Austausch von Person und Umwelt, bevor es dann (▶ Kap. 1.3) um die Ermöglichung von kultureller Teilhabe für Menschen mit Demenz gehen wird. Dem Austausch von Person und sozial-räumlicher Umwelt im Alter und ihren Folgen widmet sich u. a. die Ökologische Gerontologie.

Zur Bedeutung von Umwelt im Alter aus ökogerontologischer Perspektive

Der Blick auf das Verhältnis von Mensch und sozial-räumlicher Umwelt im Alternsprozess kann aus verschiedenen disziplinären Perspektiven erfolgen, z. B. der Biogerontologie, Psychologie, Soziologie, Erziehungswissenschaft, Sozialen Gerontologie, Humangeographie oder Medizin/Pflegewissenschaft (vgl. zusammenfassend Wahl & Oswald, 2016). Für ein umfassendes Verständnis und die Ableitung von Maßnahmen in der Praxis ist es aber oft hilfreicher, die interdisziplinär ausgerichtete Perspektive einer Ökologischen Gerontologie einzunehmen (z. B. Chaudhury & Oswald, 2018; Rowles & Bernard, 2013; Wahl & Gitlin, 2007).

Diese reicht historisch zurück auf frühe, auch von Georg Simmel beeinflusste Arbeiten einer von Robert E. Park und Louis Wirth geprägten Soziologie der Chicagoer Schule des (urbanen) Umweltdeterminismus der 1920er und 30er Jahre sowie frühe psychologische Betrachtungen von William Stern und Beschreibungen einer *Tektopsychologie* oder *Geopsyche* nach Willy Hellpach. Insbesondere aber entlang Kurt Lewins Annahme, dass Verhalten aus dem dynamischen Zusammenwirken von Person und Umwelt resultiert, und empirischer Arbeiten von Martha Muchow mit spielenden Kindern hat sich allmählich eine Ökologische Psychologie entwickelt und etabliert.

Mit Blick auf das höhere Alter waren die Arbeiten von M. Powell Lawton und sein gemeinsam mit Lucille Nahemow entwickeltes *competence-press-model* historisch bedeutsam (Lawton & Nahemow, 1973). Dieses postuliert, dass Personen gemäß ihrer (körperlichen) Kompetenzen unterschiedlich auf die Anforderungen der Umwelt (Umweltdruck) reagieren und sich den Umweltanforderungen beugen (Umweltfügsamkeit). Passen Kompetenzen und Umweltanforderungen nicht zusammen, spricht man von Fehlpassung, was Auswirkungen auf die Selbständigkeit haben kann. Weiterentwicklungen des Modells proklamierten seitens der Umwelt neben dem Druck auch die Reichhaltigkeit und seitens der Person neben der Fügsamkeit auch die Proaktivität, was auf Vielfalt von Umwelt und deren Gestaltungsmöglichkeiten durch die Person verweist. Das Verhältnis von Mensch und Raum in der Ökologischen Gerontologie fokussiert also auf Verhalten und Erleben der Person im Austausch mit der Umwelt und auf mögliche Folgen, insbesondere Einschränkung oder Förderung von Handlungsfähigkeit durch Umweltbedingungen zur Erreichung eines Ziels. Im Fokus standen lange potenziell prothetische Umweltfunktionen zur Kompensation altersbedingter oder altersassoziierter Defizite und Verluste, von Mobilitätseinschränkungen über sensorische und kognitive Einbußen bis zur Verringerung sozialer Kontakte (z. B. Lindsley, 1964).

Spannt man den Bogen zum gerontologischen Metamodell der *Selektiven Optimierung mit Kompensation* (SOC) von Margret und Paul Baltes (1990) beziehungsweise insbesondere dem *Recursive SOC Coordination Model* von Lang, Rohr und Willinger (2011), so stellen Menschen im Alter bewusst und gezielt Passungen her, indem sie eine geeignete Umwelt für sich auswählen, noch vorhandene Ressourcen optimieren oder eingetretene Verluste kompensieren. Gerade dieses Modell wurde auch im Hinblick auf seine Nutzbarkeit für Menschen mit Demenz geprüft, beispielsweise wenn es um Fragen der Unterstützung von Einwilligungsfähigkeit bei Demenz geht (Haberstroh & Oswald, 2014). Allerdings gelingt die bewusste und gezielte Herstellung von Umwelten nach eigenen Bedürfnissen nicht immer so, wie man sich das wünscht oder denkt und zudem existieren mitunter Verhinderungsfaktoren seitens der Person (z. B. Gewohnheiten, Abneigungen) oder im (sozialen) Umfeld, die nicht immer von außen sichtbar sind.

Um das etwas genauer zu betrachten, soll exemplarisch auf das Rahmenmodell zum Person-Umwelt-Austausch im hohen Alter (Oswald & Wahl, 2016; 2019; Wahl & Oswald, 2016) eingegangen werden. Dieses versteht sich als integrierendes Modell, das zum einen mögliche Entwicklungsausgänge, zum anderen konkrete Austauschprozesse adressiert, was auch mit Blick auf die Praxis hilfreich sein kann, z. B. zur Gestaltung von Museumsumwelten für Menschen mit Demenz (▶ Abb. 1.1).

1.2 Leben mit Demenz aus ökogerontologischer Perspektive

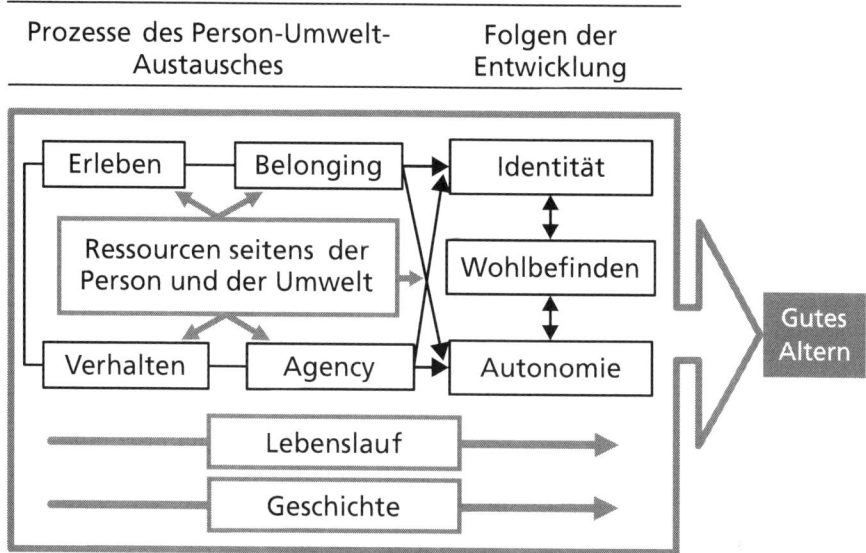

Abb. 1.1: Rahmenmodell zum Person-Umwelt-Austausch im höheren Alter (nach Wahl et al., 2012, S. 308; deutsche Übersetzung erweitert nach Oswald & Wahl, 2016, S. 115)

Im Modell werden zwei Arten von Austauschprozessen zwischen Person und Umwelt unterschieden: Einerseits geht es um erlebensbezogene Prozesse der Bewertung, Bedeutungszuschreibung und Bindung beziehungsweise um Verbundenheit mit dem jeweiligen Umweltausschnitt, was als *Belonging* bezeichnet wird. Konzepte wie Umweltzufriedenheit, Umweltidentität und Umweltverbundenheit lassen sich diesen erlebensbezogenen Prozessen des *Belonging* ebenso zuordnen wie möglicher Umweltstress. Im Hinblick auf die Entwicklung einer Demenz besonders hervorzuheben ist, dass sich Umweltidentität darauf bezieht, dass Menschen im Laufe ihres Lebens zu Informationen über sich selbst auch über Dinge gelangen, mit denen sie sich umgeben und über Räume und Orte, in denen sie ich aufhalten und die sie immer wieder aufsuchen. Ein älterer Mensch in seinem angestammten Quartier, in dem er schon Jahre oder gar Jahrzehnte wohnt, fühlt sich dem Raum und den Mitbewohner*innen in biografischer *Gewachsenheit* nicht nur verbunden, sondern definiert sich selbst als Teil dieser Umwelt. Umgekehrt wird diese Umwelt auch als Teil seines Selbst begriffen. Für Menschen mit Demenz ist dieser Selbstbezug aber nicht mehr sicher oder gerät allmählich immer mehr ins Wanken.

Übertragen auf ein Leben mit Demenz kann dies beispielsweise heißen, dass biografisch gewohnte und regelmäßige womöglich sowohl kulturell als auch ästhetisch nährende Besuche im »eigenen« angestammten Museum am Wohnort nicht mehr erfolgen, weil ein Besuch in der alltäglichen Auseinandersetzung mit Demenz scheinbar nicht mehr bedeutsam ist oder einfach *aus dem Blick* gerät. Anknüpfungen an eigene frühere künstlerische Neigungen und Beschäftigungen, Erinnerungen an zurückliegende Museumseröffnungen, Sonderausstellungen, Vernissagen, Führungen, Museumsnächte, eindrückliche Exponate, Begegnungen mit Meisterwerken oder mit den Menschen, die diese ermöglicht haben, verschwinden aus dem Gedächtnis. Aber es kann auch bewusst an diesen teilweise verschütteten Bezügen angeknüpft werden. Bezogen auf Museumsangebote für Menschen mit Demenz heißt dies, sowohl biografische Themen, Erinnerungen an wichtige Lebensabschnitte und umweltbezogene Erinnerungen (Orte, Räume, Artefakte) wachzurufen als auch einen Raum zu schaffen für freies Assoziieren, losgelöst von alten Bindungen. Der Museumsraum selbst kann Erinnerungen hervorrufen. An erste Besuche als Kind an der Elternhand in hohen Ausstellungssälen, an hallende Geräusche oder halbleise Gespräche der Besuchenden über die Exponate, an müde Beine oder, später im Leben an liebgewonnene Ausflugsrituale mit wichtigen Menschen, an den Wunsch, ein Exponat immer und immer wieder zu sehen, zu umrunden, an die Wirkung bestimmter Bewegungsabläufe im Raum bei Betrachtung der Exponate, an Vorlieben und Lieblingsräume und vieles mehr. Und je nach Neigung und Gewohnheit kann dies auf alle Arten von Museen (z. B. Kunst, Naturwissenschaft, Geschichte, Industriekultur, Literatur) übertragen werden und je nach Ausstellung, Museumssparte oder Sammlungsschwerpunkt starke Identifikation mit dem Dargestellten ermöglichen (vgl. z. B. ▶ Kap. 6.1; ▶ Kap. 6.2; industriekulturelle Objekte, die einen starken Bezug zur Region und zur Biografie der Menschen vor Ort haben).

Prozesse des *Belonging* werden unterschieden von Prozessen des *Agency*. Darunter werden umweltbezogenes Verhalten oder Handlungen der Aneignung, Veränderung und Nutzung von Umwelt im Alltag oder die Auseinandersetzung mit Umweltbarrieren verstanden. Beispielsweise finden Aktivitäten des täglichen Lebens in der Regel in der Wohnung (z. B. sich waschen, essen, kochen, sitzen) oder in der gewohnten Nachbarschaft statt, wie die Nutzung von Wegen oder Verkehrsmitteln. Darüber hinaus umfasst *Agency* im Sinne von Bandura (1991) auch unmittelbar der Handlung vorausgehende (handlungssteuernde) Einstellungen, die auf Bedürfnisse und Ziele bezogen sind, die Menschen im Austausch mit ihrer Umwelt verfolgen. Dies tun sie umso vehementer, wenn sie davon überzeugt sind, dass sie die Herausforderungen meistern und sie die Konsequenzen ihres Handelns als zielführend bewerten. Auch diese zielführenden Handlungen können in der Folge der Entstehung einer Demenz in unterschiedlichem Ausmaß betroffen und zunehmend nicht mehr möglich sein.

Überträgt man die Prozesse des *Agency* auf die Rolle von Museen für ein Leben mit Demenz, gerät weniger die biografisch gewachsene emotionale Bindung ins Zentrum der Betrachtung, sondern die Frage nach dem konkreten Alltagshandeln. So wurde bereits hinreichend belegt, dass womöglich körperlich vermittelte Erfahrungen des aktiven (künstlerischen) Handelns oder auch des passiven Tuns im Kontext von Museumswelten unter einem gezielten Einfluss ausgewählter Exponate und klar formulierter Themen, wie beispielsweise im Programm »ARTEMIS« (▶ Kap. 5.2) erfolgreich sein kann. Das heißt, Menschen mit Demenz und ihre Angehörigen können so im Kontext von Museen in ein Alltagshandeln eintauchen, das eben nicht zielgerichtet funktionell auf die Auseinandersetzung mit Alltagseinschränkungen ausgerichteten ist. Ein Tun, das jenseits von Aktivitäten des täglichen Lebens stattfindet, das bis weit in den Verlauf einer Demenz hinein möglich ist, als produktiv, lustvoll, spielerisch und kreativ erlebt wird und das in geschützten

Umwelten von Museen stattfinden kann. Mittlerweile können auch langfristig positive Folgen auf das eigene Wohlbefinden für niederschwellige Formen aktiver oder passiver Auseinandersetzung mit Kunst ganz grundsätzlich (also nicht nur bei Demenz) belegt werden (Tymoszuk et al., 2020).

Beide Austauschprozesse, das häufig sichtbare, oft zielgerichtete Alltagsverhalten mit Bezug zur Umwelt und das häufig weniger sichtbare und nicht zielgerichtete Erleben bedeutsamer Umweltbezüge hängen von Ressourcen und Barrieren seitens der Person (z. B. kognitiven Fähigkeiten, Sprachkenntnisse, Einstellungen, Ängste) und seitens der Umwelt ab (z. B. Räume, Wege, Türen, Sitzmöbel, Wegführungen, ebenso wie von technischen Unterstützungsmöglichkeiten wie Apps etc.).

Ferner wird in diesem Rahmenmodell angenommen, dass Umweltprozesse zu bestimmten Folgen der Entwicklung im Alternsverlauf führen. Zu betonen sind hier vor allem zwei grundlegende Aspekte, die den beiden eben thematisierten Prozessgruppen innewohnen. Zum einen ist davon auszugehen, dass Prozesse des *Belonging* vor allem zur Aufrechterhaltung von Identität respektive identitätsrelevanter Persönlichkeitsaspekte im höheren Lebensalter beitragen. Die Frage *Wer bin ich?* wird nicht zuletzt auch aus Antworten mit unmittelbarem Umweltbezug wie *Ich wohne im xy-Viertel* oder *Ich wohne noch in meinen eigenen vier Wänden* beantwortet. Grundsätzlich wird vermutet, dass solche Bindungsprozesse mit dem Alter quasi automatisch (z. B. aufgrund zunehmender Wohndauer am selben Ort) zunehmen, das ist aber für Menschen mit Demenz nicht notwendigerweise der Fall.

Zum anderen wird angenommen, dass Prozesse des *Agency* in entscheidender Weise die Autonomie im Alter beeinflussen. In diesem Zusammenhang ist an Arbeiten zur Alltagskompetenz zu denken, in denen neben sozialen auch räumlich-dinglichen sowie technische und mediale Umwelten beziehungsweise deren Veränderung nachweislich zur Optimierung von Alltagsaktivitäten auch bei eingeschränkten Kompetenzen beitragen (Wahl et al., 2009). Und beide Prozesse haben Auswirkungen auf das subjektive Wohlbefinden, wobei der Nachweis für Prozesse des *Belonging*, beispielsweise mit Bezug zur Verbundenheit mit dem angestammten Wohnquartier, schwerer zu führen ist (Oswald & Konopik, 2015).

Aktuelle Zugänge und Modelle der Ökologischen Gerontologie greifen insbesondere die im Rahmenmodell zunächst nicht stark ausdifferenzierte Komponente des zeitlichen Verlaufes ausdrücklich auf (z. B. Chaudhury & Oswald, 2019; Wahl & Gerstorf, 2018) und stellen zudem den Bezug her zu einer aktuell auch politisch stärker werdenden Forderung nach *altersgerechten* oder im Zusammenhang mit Angeboten für Menschen mit Demenz auch häufig als *demenzfreundlich* bezeichneten städtischen Umwelt (»age friendly cities and communities«, Moulaert & Garon, 2016; Buffel et al. 2018; Greenfield et al., 2019), zu der auch öffentliche Räume und Institutionen gehören.

Der Blick auf die Praxis

Mit Blick auf die Praxis können Zugänge einer Ökologischen Gerontologie also hilfreich sein zur Beschreibung und Erklärung von Bedingungen und Prozessen des Austausches von Person und sozial-räumlicher Umwelt ganz allgemein, z. B. in den

Bereichen Wohnen, Mobilität, Techniknutzung oder Mediatisierung (z. B. Claßen et al., 2014). Darüber hinaus können sie zur Erklärung und Vorhersage von Folgen des Austausches wie Aufrechterhaltung von Selbständigkeit und Autonomie, Identität oder Teilhabe in Quartier oder Kommune herangezogen werden und für Bedürfnisse bestimmter Zielgruppen (z. B. Menschen mit Demenz) im urbanen Kontext oder im Hinblick auf kulturelle Teilhabe genutzt werden. Ökogerontologisches Denken und Forschen kann und sollte in politisches Handeln und Verantworten hineinwirken, wofür derzeit im Trend liegende Untersuchungen von Quartieren, Nachbarschaften und »Caring Communities« (z. B. Klie 2012; 2014) oder der 7. Altenbericht »Sorge und Mitverantwortung in der Kommune – Aufbau und Sicherung zukunftsfähiger Gemeinschaften« Beispiele liefern (BMFSFJ, 2017).

Mit Blick auf ein Leben mit Demenz muss aber einschränkend angemerkt werden, dass bisher insbesondere die Gestaltung der häuslichen Umwelt (z. B. Zeisel, 1999; 2018) oder – aus therapeutischer Sicht – der institutionelle Wohnkontext von Pflegeheimen im Mittelpunkt stand (Day et al., 2000) sowie neuerdings die Gestaltung von Krankenhäusern (z. B. Büter & Marquardt, 2019; Waller & Masterson, 2015). Aus neueren (häufig partizipatorisch angelegten) Forschungsprojekten könnten Befunde im Hinblick auf die Erhaltung und Förderung von allgemeinen psychologischen Zielvariablen wie Wohlbefinden und Lebensqualität, aber ebenso auch erlebensbezogene Inhalte wie Bedeutung, Bindung, Gewöhnung und Privatheit und konkrete funktionelle Handlungsaspekte der Verbesserung von Orientierung und Sicherheit abgeleitet und womöglich auf andere Umwelten wie Museen übertragen werden (z. B. Barrett et al., 2019; Brankaert & IJsselsteijn, 2019).

Literatur

Baltes, P. B. & Baltes, M. M. (1990). Psychological perspectives on successful aging: The model of selective optimization with compensation. In P.B. Baltes & M.M. Baltes (Hrsg.), *Successful aging: Perspectives from the behavioral sciences* (S. 1–34). New York, Cambridge: University Press.

Bandura, A. (1991). Human agency: The rhetoric and the reality. *American Psychologist, 46*, 157–162.

Barrett, P., Sharma, M. & Zeisel, J. (2019). Optimal spaces for those living with dementia: principles and evidence. *Building Research & Information, 47*(6), 734–746, DOI: 10.1080/09613218.2018.1489473

Brankaert, R. & IJsselsteijn, W. (Hrsg.). (2019). Dementia Lab 2019. Making design work: Engaging with dementia in context: 4th conference, D-Lab 2019, Eindhoven, The Netherlands. Cham (CH): Springer.

Buffel, T., Handler, S. & Phillipson, C. (Hrsg.). (2018). *Age-friendly communities: A global perspective*. Bristol, UK: Policy Press.

Bundesministerium für Familie, Frauen, Senioren und Jugend (BMFSFJ) (Hrsg.) (2017). *Siebter Altenbericht // Sorge und Mitverantwortung in den Kommunen – Aufbau und Sicherung zukunftsfähiger Gemeinschaften*. Berlin. Zugriff am 20.05.2019 unter www.siebter-altenbericht. de/fileadmin/altenbericht/pdf/Der_Siebte_Altenbericht.pdf.

Büter, K., & Marquardt, G. (2019). Handbuch und Planungshilfe Demenzsensible Krankenhausbauten. Berlin: DOM Publ.

Chaudhury, H. & Oswald, F. (2019). Advancing understanding of person-environment interaction in later life: One step further. *Journal of Aging Studies, 51*, Article 100821. doi: 10.1016/j.jaging.2019.100821

Chaudhury, H. & Oswald, F. (2018). Environments in an aging society: Autobiographical perspectives in environmental gerontology. *Annual Review of Gerontology and Geriatrics, Volume 38.* New York: Springer Publishing Company.

Claßen, K., Oswald, F., Doh, M., Kleinemas, U. & Wahl, H.-W. (2014). Umwelten des Alterns: Wohnen, Mobilität, Technik und Medien. Stuttgart: Kohlhammer.

Day, K., Carreon, D. & Stump, C. (2000). The therapeutic design of environments for people with dementia: A review of the empirical research. *The Gerontologist, 40,* 397–416.

Golant, S. M. (2011). The quest for residential normalcy by older adults: Relocation but one pathway. *Journal of Aging Studies, 25,* 193–205. doi: 10.1016/j.jaging.2011.03.003.

Greenfield, E. A., Black, K., Buffel, T. & Yeh, J. (2019). Community Gerontology: A framework for research, policy, and practice on communities and aging. *The Gerontologist, 59* (5), 803–810. doi:10.1093/geront/gny089.

Haberstroh, J., & Oswald, F. (2014). Unterstützung von Autonomie bei medizinischen Entscheidungen von Menschen mit Demenz durch bessere Person-Umwelt-Passung? *Informationsdienst Altersfragen, 41*(4), 16–25.

Klie, T. (2012). Auf dem Weg zur Caring Community. In A. Kruse, T. Rentsch & H.-P. Zimmermann (Hrsg.), *Gutes Leben im hohen Alter* (S. 231–238). Heidelberg: Akademische Verlagsgesellschaft AKA.

Klie, T. (2014). *Wen kümmern die Alten?* München: Pattloch.

Lang, F. R., Rohr, M. K. & Willinger, B. (2011). Modeling success in life-span Psychology – The principles of Selection, Optimization, and Compensation. In K. Fingerman, C. Berg, T. Antonucci & J. Smith (Hrsg.), *Handbook of Lifespan Development* (S. 57–85). New York: Springer.

Lawton, M. P. & Nahemow, L. (1973). Ecology and the aging process. In C. Eisdorfer & M. P. Lawton (Hrsg.), *The psychology of adult development and aging* (S. 619–674). Washington (DC), American Psychological Association.

Lindsley, O. R. (1964). Direct Measurement and prosthesis of retarded behaviour. *Journal of Education, 147,* 62–81.

Moulaert, T. & Garon, S. (Hrsg.) (2016). Age-friendly cities in international comparison: Political lessons, scientific avenues, and democratic issues. International perspectives on aging (Band 14). Basel: Springer.

Oswald, F. & Konopik, N. (2015). Bedeutung von außerhäuslichen Aktivitäten, Nachbarschaft und Stadtteilidentifikation für das Wohlbefinden im Alter. *Zeitschrift für Gerontologie und Geriatrie, 48*(5), 401–407. DOI 10.1007/s00391-015-0912-1.

Oswald, F. & Wahl, H.-W. (2016). Alte und neue Umwelten des Alterns – Zur Bedeutung von Wohnen und Technologie für Teilhabe in der späten Lebensphase. In G. Naegele, E. Olbermann & A. Kuhlmann (Hrsg.), *Teilhabe im Alter gestalten.* Festschrift zum 25-jährigen Bestehen der Forschungsgesellschaft für Gerontologie e.V. Dortmund (S. 113–130). Heidelberg: Springer.

Rowles, G. D. & Bernard, M. (2013). *Environmental gerontology.* New York: Springer.

Tymoszuk, U., Perkins, R., Spiro, N., Williamon, A. & Fancourt, D. (2020). Longitudinal associations between short-term, repeated, and sustained arts engagement and well-being outcomes in older adults, *The Journals of Gerontology: Series B, 75*(7), 1609–1619. https://doi.org/10.1093/geronb/gbz085

Wahl, H.-W. & Gerstorf, D. (2018). A conceptual framework for studying Context Dynamics in Aging (CODA). *Developmental Review, 50*(B), 155–176. https://doi.org/10.1016/j.dr.2018.09.003

Wahl, H.-W., & Gitlin, L. N. (2007). Environmental gerontology. In J. E. Birren (Hrsg.), *Encyclopedia of Gerontology* (2nd edition) (S. 494–502). Oxford: Elsevier.

Wahl, H.-W. & Oswald, F. (2016). Theories of Environmental Gerontology: Old and new avenues for person-environmental views of aging. In V. L. Bengtson & R. A. Settersten (Hrsg.), *Handbook of theories of aging,* chapter 31 (S. 621–641). New York: Springer.

Wahl, H.-W., Fänge, A., Oswald, F., Gitlin, L. N. & Iwarsson, S. (2009). The home environment and disability-related outcomes in aging individuals: What is the empirical evidence? *The Gerontologist 49*(3), 355–367.

Wahl, H.-W., Iwarsson, S. & Oswald, F. (2012). Aging well and the environment: Toward an integrative model and a research agenda for the future. *The Gerontologist, 52*(1), 306–313. DOI: 10.1093/geront/gnr154.

Waller, S. & Masterson, A. (2015). Designing dementia-friendly hospital environments. *Future Hospital Journal, 2*(1), 63–68.

Zeisel, J. (1999). Life-quality Alzheimer care in assisted living. In B. Schwarz & R. Brent (Hrsg.), *Aging, autonomy, and architecture.* Baltimore, Md: Johns Hopkins University Press.

Zeisel, J. (2018). Discovering environment-behavior studies. In H. Chaudhury & F. Oswald (Hrsg.), Environments in an aging society: Autobiographical perspectives in environmental gerontology. Annual Review of Gerontology and Geriatrics, Volume 38 (S. 257–276). New York: Springer Publishing Company.

1.3 Kulturelle Teilhabe von Menschen mit Demenz

Ann-Katrin Adams

> Menschen mit Demenz können im Verlauf ihrer Erkrankung nicht mehr im gewohnten Umfang am öffentlichen Leben, an sozialen und kulturellen Angeboten teilnehmen. Neben individuellen Einschränkungen gibt es jedoch auch strukturelle Gründe für diesen Rückzug: Oft sind die Angebote sind nicht an die Bedürfnisse von Menschen mit Demenz angepasst. Speziell konzipierte Kulturangebote haben das Potenzial, Barrieren abzubauen. Damit wird nicht allein das Wohlbefinden von Menschen mit Demenz gefördert, sondern idealerweise erweitert diese Öffnung auch die Perspektive der Kulturbetriebe selbst.

In diesem Kapitel werden zunächst die Einschränkungen skizziert, die Menschen mit Demenz in Bezug auf die selbstbestimmte Teilnahme am öffentlichen, sozialen und kulturellen Leben erfahren. Davon ausgehend wird dargestellt, welchen Stellenwert kulturelle Teilhabe für Menschen mit Demenz hat, welche Barrieren existieren und anschließend – mit Blick auf den Schwerpunkt dieses Buches – inwieweit Angebote kultureller Teilhabe in Museen bereits etabliert sind und welche Anforderungen es an sie gibt bzw. was es braucht, um kulturelle Teilhabe im Museum zu fördern.

Mit einer, im Kontext von Berichterstattungen zum demografischen Wandel, erhöhten Aufmerksamkeit für das Thema einhergehend, ist auch wahrzunehmen, dass das Auftreten demenzieller Erkrankungen teils geradezu als Drohszenario in Bezug auf eine alternde Gesellschaft empfunden wird. Damit stehen wir einerseits vor der Herausforderung, auf gesellschaftlicher Ebene einen guten, nicht stigmatisierenden, weder dramatisierenden noch verharmlosenden Umgang mit dem Thema Demenz zu finden. Andererseits stehen Menschen mit Demenz selbst und ihr sorgendes Umfeld vor der Herausforderung, ihr tägliches Leben mit der Erkrankung zu meistern.

Das Auftreten einer demenziellen Erkrankung ist stark mit einer Reduktion sozialer Kontakte verbunden (vgl. z. B. Becker, Hawellek, Zwicker-Pelzer, 2018). Typische Symptome, wie der Verlust der Merkfähigkeit und ein nachlassendes Kurzzeitgedächtnis, Beeinträchtigungen der Orientierung oder auch Einschränkungen im verbalen Ausdruck (▶ Kap. 1.1), erschweren die Pflege sozialer Beziehungen sowie das selbstbestimmte Sich-bewegen im öffentlichen Raum. Menschen mit Demenz können daher nicht mehr in dem Umfang am öffentlichen Leben, an sozialen und kulturellen Angeboten teilnehmen, wie sie es vor ihrer Erkrankung konnten. Aus dem wachsenden Anteil von Menschen mit Demenz an der Gesamtbevölkerung entwickelt sich damit auch eine zentrale soziale Herausforderung: Wie gehen wir mit pflege- und betreuungsbedürftigen Menschen um? Wie kann eine weitgehend selbstständige Lebensführung auch bei gesundheitlichen Einschränkungen ermöglicht werden? Wie binden wir Menschen mit Demenz beispielsweise in lokale Gemeinschaften ein und wirken damit Vereinsamung entgegen, auch der Vereinsamung pflegender Angehöriger?

Da Menschen mit Demenz sich nicht mehr im gewohnten Maß an ihre Umgebung anpassen können, benötigen sie ein Umfeld, das sich auf ihre Bedürfnisse und ggf. Einschränkungen einstellt, beispielsweise in Form spezieller Angebote. Aufgrund der Erfahrung der eigenen Einschränkungen ziehen sich viele Erkrankte individuell zurück. Allerdings ist dieser Rückzug darüber hinaus auch strukturell bedingt. In einigen Bereichen der (sozialen) Arbeit mit älteren Menschen werden zwar bereits spezielle Inklusionskonzepte für Menschen mit Demenz umgesetzt, allerdings wurden vor allem viele kulturelle und andere Freizeitangebote den Potenzialen und Einschränkungen von Menschen mit Demenz (noch) nicht entsprechend angepasst (Ganß, Kastner & Sinapius, 2016).

Seit mehreren Jahren gibt es aber sowohl international als auch auf Bundes- und Länderebene verstärkte Bemühungen, Teilhabe für alle Menschen zu fördern:

In der UN-Behindertenrechtskonvention), die im Jahr 2006 verabschiedet wurde und im Jahr 2008 in Kraft getreten ist, wurde das Recht auf kulturelle Teilhabe[2] zum Menschenrecht erklärt. Kunst und Kultur sollen demnach für Menschen mit Behinderungen ohne Einschränkung erschließbar sein und ein ungehinderter Zugang zum kulturellen Erbe und zu Kunstwerken soll ermöglicht werden. Damit verbunden verpflichten sich Länder und Kommunen zur Ermöglichung des Zugangs zu kulturellen Angeboten und zur Förderung gleichberechtigter Teilhabe (Artikel 30 Abs. 1). Darüber hinaus wurde die Verpflichtung formuliert, geeignete Maßnahmen zu treffen, um die Entfaltung des kreativen, künstlerischen und intellektuellen Potenzials von Menschen mit Behinderungen zu fördern (Artikel 30 Abs. 2). Die Förderung von Teilhabe, sowohl sozialer als auch kultureller, speziell für Menschen mit Demenz, ist ebenfalls Bestandteil der Nationalen Demenzstrategie[3] (▶ Kap. 1.4), die im August 2020 des Bundesministeriums für Familie, Senioren, Frauen und Jugend und des Bundesministeriums für Gesundheit veröffentlicht wurde. Diese ist aus dem Bundesprogramm »Lokale Allianzen für Menschen mit Demenz« hervorgegangen, das ebenfalls u. a. die Förderung von Teilhabe, hier vor allem in lokalen, kleinräumigen Netzwerken, und die Etablierung von Hilfestruk-

---

2 https://www.behindertenrechtskonvention.info/teilnahme-am-kulturellen-leben-3939/, Zugriff am 20.09.2020.
3 www.nationale-demenzstrategie.de/, Zugriff am 20.09.2020.

turen vor Ort zum Ziel hatte und damit deutschlandweit teils sehr tragfähige und vorbildhafte Strukturen geschaffen hat.[4]

Was bedeutet kulturelle Teilhabe?

> »Wenn der Begriff der ›Kultur‹ die Art und Weise des Menschseins beschreibt, dann ist dieser Begriff ein Begriff des Unterscheidens, der Differenz und damit der Vielfalt. Doch neigt man immer wieder dazu, aus der eigenen Kultur etwas Statisches, Monolithisches und vor allem etwas besonders Gutes zu machen (›Leitkultur‹), obwohl der Mensch auf Vielfalt angelegt ist, obwohl er aufgrund seiner unglaublichen Selbstgestaltungsfähigkeit in der Lage ist, fast überall auf spezifische Weise ›menschlich‹ zu leben« (Fuchs, 2011, S. 77).

Der Begriff *Kultur* ist definitorisch nicht eindeutig: Im engeren Sinne umfasst Kultur, auch im Sinne kultureller Teilhabe, die Teilhabe an kulturellen und künstlerischen Gütern und Erzeugnissen. Im weiteren Sinne umfasst Kultur alles Menschengemachte. In der ›weiten‹ Definition steht Kultur damit komplementär zum Begriff der Anthropologie und bezeichnet neben den Künsten auch die Gesamtheit der Lebensformen, Wertsysteme, Traditionen und Glaubensrichtungen einer Gesellschaft oder sozialen Gruppe. Den verschiedenen Begriffen gemein ist, dass sie Vielfalt beschreiben, wie es in obigem Zitat dargestellt ist – Vielfalt und das Veränderliche sind bezeichnend für den Begriff der Kultur (Fuchs, 2012) und sollten auch in Bezug auf die Gestaltung und Ermöglichung von Teilhabe und Möglichkeiten zur Mitgestaltung verwirklicht werden.

Neben dem Begriff der Kultur wird der Begriff der Teilhabe ebenfalls in der Praxis definitorisch unscharf verwendet. In seiner Bedeutung deckungsgleich mit dem Teilhabebegriff, erscheint der Begriff *Partizipation* weiter verbreitet. Er beschreibt das Verhältnis, das Wechselspiel des Einzelnen mit dem Allgemeinen. Von der kulturellen Teilhabe werden die politische, soziale und ökonomische Teilhabe abgegrenzt, die jedoch in einem engen Zusammenhang zueinander stehen. Sowohl die soziale als auch die kulturelle Teilhabe basiert auf rechtlichen, finanziellen, geographischen sowie Bildungsvoraussetzungen (Fuchs, 2008).

Der Teilhabebegriff bezeichnet die Eingebundenheit in alle elementaren Lebensbereiche. Teilhabe sollte für Menschen mit Demenz gleichberechtigt und selbstbestimmt ermöglicht werden. In Bezug auf Kunst und Kultur drückt sich dies idealerweise in der Gestaltung von Strukturen aus, die keine exkludierenden Angebote, sondern die Teilhabe an bestehenden Angeboten fördern (Ganß et al., 2016).

Zugänge zu Angeboten kultureller Teilhabe schaffen

In der Praxis existieren allerdings (noch) viele Barrieren, sichtbare und unsichtbare, die die möglichst selbstbestimmte Teilhabe von Menschen mit Demenz am kulturellen Leben erschweren: (1) in der Konzeption von Angeboten; (2) in der Ansprache von Betroffenen und im Vertrauensaufbau zu den Angehörigen; (3) in

---

4 https://www.wegweiser-demenz.de/lokale-allianzen/lokale-allianz-fuer-menschen-mit-de menz.html, Zugriff am 20.09.2020.

1.3 Kulturelle Teilhabe von Menschen mit Demenz

Bezug auf bauliche Voraussetzungen der Kulturstätten sowie (4) in Bezug auf die Wahrnehmung von Menschen mit Behinderungen, wie einer demenziellen Erkrankung, in der Öffentlichkeit. Barrieren, die die Teilhabe behindern, finden also auf verschiedenen Ebenen statt:

(1) In Bezug auf die Konzeption kultureller Angebote ist festzustellen, dass traditionell vor allem (materiell und kognitiv) ressourcenreiche Menschen adressiert werden. Damit werden vulnerable Personengruppen, beispielsweise Menschen mit Demenz, bei Angeboten kultureller Bildung tendenziell eher vernachlässigt. Kunst- und Kulturangebote aus der sozialen Arbeit fokussieren hingegen zumeist nur kleine Ausschnitte anstatt alltäglicher Realität und lassen »[...] über den Tag hinausweisende Konzepte der Selbstverwirklichung [...]« (Kolland, 2008, S. 176f.) und damit auch Möglichkeiten selbstbestimmter kultureller Teilhabe weitgehend außer Acht.

(2) Betroffene und Angehörige erfahren im Verlauf der demenziellen Erkrankung, dass Möglichkeiten der Teilhabe und der selbstbestimmten Lebensgestaltung schwinden. Menschen mit Demenz sind im Verlauf einer demenziellen Erkrankung immer weniger in der Lage, für sich selbst Entscheidungen zu treffen; hier sind also Angehörige oder Betreuungskräfte in der Position, entscheiden zu müssen. Die Sorge vor einer Überforderung der Betroffenen kann dazu führen, dass Angehörige skeptisch gegenüber Angeboten zur Förderung von Teilhabe sind, sich zurückziehen und nicht auf entsprechende Angebote und Einladungen reagieren. Pflegende, die ihre Angehörigen zu Hause betreuen, sind außerdem mitunter sehr belastet und stehen vor der Herausforderung, die Teilnahme an entsprechenden Angeboten in den Tagesablauf zu integrieren. Vor allem auch in Einrichtungen stationärer Pflege ist der Tagesablauf eng getaktet und von Personalknappheit geprägt; praktische Barrieren können hier bereits die festen Zeiten für Mahlzeiten und die Organisation des Hin- und Rücktransports darstellen. Um Akzeptanz für Angebote kultureller Teilhabe zu schaffen, ist eine gute und kontinuierliche Netzwerkarbeit, z. B. in Kooperation mit sozialen Trägern, hilfreich.

(3) Weitere Barrieren betreffen die baulichen Voraussetzungen in den oftmals denkmalgeschützten Gebäuden, die Zugänglichkeit von Objekten sowie deren Eignung, auch für Menschen mit Sinneseinschränkungen erfahrbar zu sein.

(4) Auch ist eine demenzielle Erkrankung nach wie vor ein soziales Stigma, was zur Folge haben kann, dass Menschen mit Demenz sich nicht willkommen fühlen bzw. Menschen ohne Erfahrung in dem Bereich eventuell Berührungsängste mit dem Thema Demenz haben. Das kann sich zum einen im Selbstbild der Betroffenen manifestieren, zum anderen hat es eine unzureichende Auseinandersetzung des weiteren Umfelds mit dem facettenreichen, heterogenen Krankheitsbild zur Folge. Damit verbunden kann eventuell nicht angemessen und sensibel auf die Bedürfnisse von Menschen mit Demenz im öffentlichen Raum reagiert werden.

Dennoch gibt es in vielen Bereichen Bemühungen, diese Barrieren abzubauen. In Deutschland entstanden z. B. um das Jahr 2007 die ersten spezifischen Museumsangebote für Menschen mit Demenz, erstmals im Lehmbruck Museum Duisburg (▶ Kap. 4.1). Was in den ersten Jahren eine Initiative einiger weniger Museen war und aus der persönlichen Betroffenheit von Mitarbeitenden und/oder angeregt durch das US-Amerikanische Vorbild *Meet me at MoMA* im New Yorker Museum of

Modern Art[5] konzipiert wurde, ist heute bereits weiter verbreitet: Museen vernetzen sich untereinander (z. B. die Ruhrkunstmuseen[6]), schulen sich gegenseitig und tauschen Erfahrungen und Konzepte aus, um den Museumsraum und seine Objekte für Menschen, die mit einer Demenz leben, erfahrbar zu machen.

Kulturelle Teilhabe im Museum

Museen haben heute den Auftrag, Orte der Vielfalt zu sein – nicht nur zeigen sie Objekte aus unterschiedlichsten kulturellen Kontexten, sie sollen auch Besucher*innen aus verschiedensten sozialen und kulturellen Kontexten ansprechen und an ihr Ausstellungshaus binden. Sie sollen die gesellschaftlich relevante Aufgabe übernehmen, einen Ort der Begegnung (miteinander, mit den Objekten, mit sich selbst) und des Austausches von Weltsichten, Wissen und Meinungen darzustellen. Dabei lehren sie über unsere Geschichte ebenso wie über unsere Gegenwart und sind auf komplexe, auch konflikthafte Weise in ihrer Entwicklung mit ihr verbunden. Vor dem Hintergrund ungleicher Teilhabe am Museumsgeschehen werden heute von Museen verstärkte Bemühungen um bislang unterrepräsentierte Besucher*innengruppen unternommen – beispielsweise Menschen mit Migrationserfahrung, Menschen mit Behinderungen, Menschen aus sog. bildungsfernen Haushalten. Museen stehen unter einem wachsenden Rechtfertigungsdruck, denn die Förderung durch öffentliche Gelder wird vor dem Hintergrund »nicht immer befriedigend[er]« (Renz, 2016, o. S.) beziehungsweise rückläufiger Besuchszahlen immer wieder diskutiert. Die Entwicklung der Besuchszahlen liegt unter anderem in einer gewachsenen Konkurrenz zu anderen Freizeitangeboten und einem veränderten Freizeitverhalten der Besucher*innen begründet. Damit stehen Museen unter anderem vor der Aufgabe, sich an ein anderes Nutzungs- und Freizeitverhalten und veränderte Möglichkeiten, beispielsweise durch Digitalisierung, anzupassen, ohne den Eigencharakter des Museums aufzugeben (Commandeur & Dennert, 2004).

Durch Besucher*innen- und insbesondere Nichtbesucher*innenforschung werden die Ursachen für die jeweilige Besucher*innenstruktur erforscht und beispielsweise durch didaktische Konzepte, die sich an den Erfahrungen und Lebenskontexten derjenigen orientieren, die das Museum traditionell als *nicht für sie gemacht* werten, wird versucht, diese Lücke zu schließen (Mandel, 2017).

Museumsbesuchende stellen zwar keine homogene Gruppe dar, dennoch ist die Bereitschaft und Motivation, ein Museum aufzusuchen, stark von eigenen Interessen, dem sozioökonomischen Status, der eigenen Bildungsbiografie sowie dem kulturellen Hintergrund abhängig (Mandel, 2017). Dass u. a. das Bildungsniveau die Teilhabe an Museumsangeboten bedingt, ist unter anderem mit der historisch gewachsenen Stellung des Museums als Ort der Hochkultur zu erklären. In den letzten Jahrzehnten wurden jedoch vielfältige Maßnahmen an den Museen im Bereich

---

5 https://www.moma.org/visit/accessibility/meetme/, Zugriff am 20.09.2020.
6 https://www.ruhrkunstmuseen.com/de/kunstvermittlung/menschen-mit-demenz/, Zugriff am 20.09.2020.

Inklusion und Barrierefreiheit umgesetzt, außerdem werden partizipative Angebote in Museen weiter ausgebaut[7] (Deutscher Museumsbund, 2013).

Mit diesen Maßnahmen soll Vermittlung zunehmend ergebnisoffen, besucher*innenorientiert und partizipativ gestaltet sein (Fuchs, 2008). Heutige Kunst- und Kulturvermittlung orientiert sich damit (idealerweise) verstärkt an dem Eigenwert der ausgestellten Objekte, anstatt sie primär als Verweis auf Bildungsinhalte, also in einer rein symbolischen Funktion, zu nutzen. Damit wird gleichzeitig eine gemeinsame Erarbeitung von Inhalten und Kenntnissen gefördert und eine direkte ästhetische Erfahrung möglich. Für Menschen mit Demenz kann diese Form der Vermittlung, die die unmittelbar sinnliche Erfahrung in das Zentrum der Auseinandersetzung mit Ausstellungsobjekten rückt und sich nicht an vorgegebenen Lernzielen orientiert, passend sein (Noschka-Roos, 2016; Adams, Schall, Tesky, Oswald & Pantel, 2018).

In dem vorliegenden Buch werden verschiedene Beispiele der Angebotsentwicklung von speziellen Museumsprogrammen für Menschen mit Demenz vorgestellt (z. B. ▶ Kap. 5.2).

Was sind die Voraussetzungen für kulturelle Teilhabe?

Angebote zu schaffen und Menschen mit Demenz in den Museumsbetrieb zu integrieren birgt Herausforderungen auf unterschiedlichen Ebenen:

1. Spezielle Angebote können Kunst und kulturelle Güter erfahrbar machen, vermitteln und Kulturstätten als öffentlichen Raum für Menschen mit Demenz zugänglich machen. Allerdings können diese Angebote für *spezielle Zielgruppen* auch gegenteilig, also exkludierend wirken, in dem Sinne, dass sie Differenzen aufmachen oder sichtbar machen und spezielle Bedürfnisse unterstellen, die vom Normalbesuchenden abweichen. Durch die Unterteilung in *normale* Führungen und Führungen für *besondere Zielgruppen* werden Differenzen unter Umständen eher aufgemacht und verstärkt, anstatt gegen sie zu arbeiten (Mörsch, 2013). Daher ist eine kritisch reflektierende Haltung gegenüber den eigenen Angeboten von Seiten des Museums zentral.
2. Kunst wird darüber hinaus immer noch teils als Statusobjekt angesehen. Wenn sich diese Haltung in der Kunstvermittlung niederschlägt, behindert dies oftmals eine direkte Erfahrung und das Potenzial, Kunst als Kommunikationsobjekt zu nutzen bzw. als eine Art der Kommunikation selbst (Dewey, 1980). Hierdurch wird einer Verwendung von Kunst als Distinktionsmittel Vorschub geleistet (Bourdieu, 1982).
3. An etwas teil zu haben allein bedeutet nicht automatisch, mitgestalten, mitsprechen und Einfluss nehmen zu können. Hier stößt die Diskussion über die Öffnung des Museums für neue Besucher*innen- und *besondere Zielgruppen* an

---

7 Eine ausführlichere Darstellung zum Thema Inklusion im künstlerisch-kulturellen Bereich ist beispielsweise zu finden in: Gerland, Juliane (2019): Kunst, Kultur, (Dis-)Ability? – Inklusion, Teilhabe und Partizipation in künstlerischen und wissenschaftlichen Kontexten.

das Problem, dass das Museum an sich teilweise noch relativ verschlossen gegenüber Einflüssen von außen, also von den Besuchenden ist, die ein Museum ja erst zum öffentlichen, sozialen Ort machen. Gleichzeitig impliziert der Begriff der Teilhabe, dass jemand teilhaben lassen muss und impliziert damit ein Machtverhältnis: Statt *teilnehmen lassen* (im Sinne von den Zugang ermöglichen) muss sich die Blickrichtung weiter zu einer Offenheit in beide Richtungen verschieben und die Möglichkeit der Mitgestaltung und Veränderung des kulturellen Sektors einbeziehen. Die Diskussion um kulturelle Teilhabe birgt demnach die Gefahr, dass die Ermöglichung kultureller Teilhabe auf die Möglichkeit beschränkt wird, an einem speziell geöffneten/gestalteten Ausschnitt des öffentlichen Lebens teilzunehmen. Zugang zu Kunst zu schaffen ist damit oft reduziert auf die Frage: Wie mache ich das Museum für Menschen mit Einschränkungen zugänglich?

4. Darüber hinaus besteht das Risiko, da Menschen mit Demenz oft nicht mehr für ihre eigenen Bedürfnisse einstehen können, dass ihre Bedürfnisse nicht wahrgenommen werden: Dabei ist die Balance zwischen Schutz und Entmündigung von außen teils schwer einschätzbar und stellt hohe Anforderungen an die Kompetenz, das Einfühlungsvermögen und auch die Geduld des sorgenden Umfeldes.

Eine Öffnung von kulturellen und künstlerischen Angeboten für Menschen mit Demenz, wie sie in vielen kulturellen Einrichtungen bereits vorangetrieben wird, ist vor diesem Hintergrund essenziell. Die Anpassung der Umgebung an die Bedürfnisse und Bedarfe von Menschen mit Demenz, eine Normalisierung in dem Sinne, dass ihre Bedürfnisse auch im Museumsbetrieb mehr wahrgenommen werden, ist wünschenswert. Wir müssen uns in stärkerem Maße auf Menschen mit Demenz einstellen. Dies setzt gegenseitiges Kennenlernen und eine kritische Reflexion der eigenen Erwartungen an Begegnungen voraus. Indem entsprechende Rahmenbedingungen gestaltet werden, in denen Platz ist für Menschen, die sich anders verhalten als das, was viele Menschen als *normal* betrachten würden, haben wir die Chance, das kulturelle Leben vielfältiger und bunter zu gestalten.

Literatur

Adams, A., Schall, A., Tesky, V. A., Oswald, F. & Pantel, J. (2018). Kulturelle Bildung und Teilhabe im Kunstmuseum – Überlegungen zur Konzeptualisierung von kunstbasierten Angeboten für Menschen mit Demenz. In R. Schramek, C. Kricheldorff, B. Schmidt-Hertha & J. Steinfort-Diedenhofen (Hrsg.), *Alter(n) – Lernen – Bildung. Ein Handbuch* (S. 289–299). Stuttgart: Kohlhammer.
Becker, U., Hawellek, C. & Zwicker-Pelzer, R. (2018). *Eindeutig uneindeutig – Demenz systemisch betrachtet.* Göttingen: Vandenhoeck & Ruprecht.
Bourdieu, P. (1982). *Die feinen Unterschiede: Kritik der gesellschaftlichen Urteilskraft.* Berlin: Suhrkamp.
Commandeur, B. & Dennert, D. (2004). *Event zieht – Inhalt bindet. Besucherorientierung von Museen auf neuen Wegen.* Bielefeld: transcript.
Dewey, J. (1980). *Kunst als Erfahrung.* Berlin: Suhrkamp.

Dt. Museumsbund e. V. (2013). *Das inklusive Museum – Ein Leitfaden zu Barrierefreiheit und Inklusion.* Zugriff am 20.09.2020 unter https://www.museumsbund.de/wp-content/uploads/2017/03/dmb-barrierefreiheit-digital-160728.pdf.
Fuchs, M. (2008). *Kulturelle Bildung: Grundlagen – Praxis – Politik.* München: kopaed.
Fuchs, M. (2011). *Leitformeln und Slogan in der Kulturpolitik.* Wiesbaden: Springer VS.
Fuchs, M. (2012). Kulturbegriffe, Kultur der Moderne, kultureller Wandel. In H. Bockhorst, V.-I. Reinwand & W. Zacharias (Hrsg.), *Handbuch Kulturelle Bildung* (S. 63–68). München: kopaed.
Ganß, M., Kastner, S. & Sinapius, P. (2016). *Kunstvermittlung für Menschen mit Demenz – Kernpunkte einer Didaktik.* Hamburg, Potsdam, Berlin: HPB University Press.
Gerland, J. (2019). *Kunst, Kultur, (Dis-)Ability? – Inklusion, Teilhabe und Partizipation in künstlerischen und wissenschaftlichen Kontexten.* Zugriff am 20.09.2020 unter https://www.kubi-online.de/artikel/kunst-kultur-dis-ability-inklusion-teilhabe-partizipation-kuenstlerischen.
Kolland, F. (2008). Lernbedürfnisse, Lernarrangements und Effekte des Lernens im Alter. In K. Aner & U. Karl (Hrsg.), *Lebensalter und Soziale Arbeit. Ältere und alte Menschen* (S. 174–187). Baltmannsweiler: Schneider-Verl. Hohengehren.
Mandel, B. (2017). Audience Development, Kulturelle Bildung, Kulturentwicklungsplanung, Community Building. Konzepte zur Reduzierung der sozialen Selektivität des öffentlich geförderten Kulturangebots. In *Kulturelle Bildung Online.* Zugriff am 20.09.2020 unter www.kubi-online.de/artikel/audience-development-kulturelle-bildung-kulturentwicklungsplanung-community-building.
Mörsch, C. (2013). *Zeit für Vermittlung.* Zugriff am 20.09.2020 unter www.kultur-vermittlung.ch/zeit-fuer-vermittlung/v1/?m=2&m2=6&lang=d.
Noschka-Roos, A. (2016). Theorien zur Bildung im Museum. In B. Commandeur, H. Kunz-Ott & K. Schad (Hrsg.), *Handbuch Museumspädagogik. Kulturelle Bildung in Museen* (S. 43–55). München: kopaed.
Renz, T. (2016). *Nicht-BesucherInnen öffentlich geförderter Kulturveranstaltungen. Der Forschungsstand zur kulturellen Teilhabe in Deutschland.* Zugriff am 20.09.2020 unter www.kubi-online.de/artikel/nicht-besucherinnen-oeffentlich-gefoerderter-kulturveranstaltungen-forschungsstand-zur.

1.4 Teilhabe für Menschen mit Demenz zwischen gesetzlichem Rahmen und ehrenamtlichem Engagement

Kornelia Folk

> Von der Behindertenrechtskonvention über die Agenda der Allianz für Menschen mit Demenz, den 7. Altenbericht bis hin zur Nationalen Demenzstrategie wurde für die Teilhabe von Menschen mit Demenz seit 2009 in Deutschland ein Regelwerk entwickelt, das sich in seiner Unterschiedlichkeit ergänzt.
>
> Die Vielfalt der innerhalb dieser Rahmenbedingungen entstandenen Programme und Angebote fördert sowohl die soziale und kulturelle Teilhabe Betroffener als auch die Sensibilisierung des sozialen Umfelds und der Öffentlichkeit.

Kunst und Kultur sind neben Sport und Bewegung wichtige Säulen unserer Gesellschaft, die Menschen aller Altersgruppen und Lebenssituationen zusammenführen und neue Erlebnisse schenken. Das wurde im Frühjahr 2020 besonders durch die Auswirkungen der Corona-Pandemie deutlich und gilt in ganz besonderem Maße auch für Menschen mit Demenz. Uns allen, ganz gleich ob mit oder ohne Einschränkung, wurde in dieser außergewöhnlichen Zeit deutlich, was es bedeutet, auf gewohnte soziale Kontakte, das Miteinander beim Musizieren, Singen, auf Museums- und Konzertbesuche oder ein Zusammentreffen beim Sport verzichten zu müssen. Gewohnte Rituale geben unserem Alltag zudem Struktur und eine sichere Basis für unseren Alltag.

Natürlich spielen die Fragen rund um die Pflege für Menschen mit Demenz eine zentrale Rolle. Auf welche Leistungen haben Menschen mit Demenz Anspruch, welche Entlastungs- und Beratungsangebote stehen für die Angehörigen bereit, damit das erkrankte Familienmitglied so lange wie möglich im vertrauten Umfeld leben kann? Welche alternativen Wohnformen stehen zur Verfügung, wenn der Verbleib zu Hause nicht mehr möglich ist? All dies ist sind unerlässliche Grundlagen für ein würdiges Leben mit Demenz.

Aber das ist nicht alles. Denn für Menschen mit Demenz sind Kunst- und Kulturangebote wichtige Elemente eines sinnstiftenden und bereichernden Lebensalltags und sie ermöglichen ihnen Teilhabe.

Entwicklung des rechtlichen Rahmens

Die *UN-Behindertenrechtskonvention* (Beauftragte der Bundesregierung für die Belange von Menschen mit Behinderungen, 2017), die das Recht auf gesellschaftliche Teilhabe als Menschenrecht konstituiert, möchte bewusst auch das Recht verstanden wissen, dass Menschen mit demenziellen Beeinträchtigungen nicht in Sonder- und Parallelwelten, wie z. B. in sog. *Demenzdörfer*, abgeschoben werden. Menschen mit Demenz haben ein Recht auf Selbstbestimmung, Diskriminierungsfreiheit, Chancengleichheit und gleichberechtigte gesellschaftliche Teilhabe (▶ Kap. 1.3). Nach Artikel 29 der Konvention sollen Menschen mit Demenz bei der Gestaltung öffentlicher Angelegenheiten aktiv mitwirken können. Sie sollen die Möglichkeit erhalten, aus ihrer Perspektive als Betroffene kommunale Planungsprozesse auf Relevanz und Passung zu überprüfen. Inklusion ist das erklärte Ziel der UN-Behindertenrechtskonvention, die mit der Ratifizierung am 26.03.2009 auch für Deutschland verbindlich ist. Gefragt sind daher vor allem inklusiv ausgerichtete Angebots- und Teilhabemöglichkeiten. Artikel 30 sieht explizit die Teilhabe am kulturellen Leben sowie an Erholung, Freizeit und Sport vor.

Bereits im September 2012 wurde in gemeinsamer Federführung vom Bundesfamilienministerium und dem Bundesgesundheitsministerium die *Allianz für Menschen mit Demenz* ins Leben gerufen. Mit dieser Allianz wurde ein Netzwerk auf Bundesebene aufgebaut, in dem sich Verantwortliche aus Politik und Wissenschaft, den Kommunalen Spitzenverbänden, Ländern, Medizin, Pflege, Krankenkassen, Pharmaindustrie, Wirtschaft, Gewerkschaften, sozialen Trägern, des Deutschen Vereins, Medien und Vertretern der Betroffenen für eine Verbesserung der Lebensqualität von Menschen mit Demenz und ihren Angehörigen einsetzten. Als Arbeitsgruppe der Demografiestrategie der Bundesregierung führte sie erstmalig zum Thema Demenz alle relevanten Organisationen der Zivilgesellschaft und öffentlichen Stellen zusammen, die Verantwortung für Menschen mit Demenz tragen und bündelte so die Kräfte aller Verantwortlichen. Bundesfamilienministerin Giffey und Bundesgesundheitsminister Spahn haben am 19. September 2018 den Bericht zur Umsetzung der Agenda der Allianz für Menschen mit Demenz 2014 bis 2018 (BMFSFJ, 2018a, b) vorgestellt und gleichzeitig den Startschuss für eine Nationale Demenzstrategie gegeben.

Nach den Empfehlungen der *Siebten Altenberichtskommission* (BMFSFJ, 2017) soll eine kommunale Altenhilfeplanung etabliert werden, das bedeutet z. B., dass im Rahmen einer integrierten Sozialraumplanung die Fachplanungen besser verzahnt und Schnittstellen identifiziert werden. Für Menschen mit Demenz hat dies eine besondere Bedeutung. Denn mit sogenannten *Inklusiven Quartieren (Altenbericht 2017 Stadt Bielefeld)*[8]. sollen eine größtmögliche Versorgungssicherheit und soziale Teilhabe für alle verwirklicht werden. Die Politik für ältere Menschen muss darauf ausgerichtet sein, ein eigenständiges und selbstbestimmtes Leben zu ermöglichen sowie soziale Teilhabe zu fördern, zu der ausdrücklich auch die Wahrnehmung kultureller Angebote gehört. Deshalb ist die Politik aufgefordert, in einer Konzeption die Teilhabe und Zugehörigkeit älterer Menschen zu sichern (s. Ziff. 10 Empfehlungen 7. Altenbericht Nr. 43. und 45). Mit der Nationalen Demenzstrategie nimmt die Bundesregierung diesen Faden auf (vgl. Kapitel 1.1.5 der Nat. Demenzstrategie). Dabei baut die Entwicklung der Nationalen Demenzstrategie auf den Ergebnissen der Allianz für Menschen mit Demenz und Erfahrungen aus dem Bundesprogramm für Lokale Allianzen für Menschen mit Demenz[9] auf.

Gemeinsam mit den Ländern, den kommunalen Spitzenverbänden, der Deutschen Alzheimergesellschaft, der Pflegeversicherung sowie zahlreichen weiteren Akteuren aus dem Bereich Medizin und Pflege sowie der Forschung wurde 2019 in vier Arbeitsgruppen geprüft, wo Defizite in den Angeboten zur Unterstützung und Versorgung sind und mit welchen konkreten Maßnahmen diese geschlossen werden können. Der rechtliche Rahmen soll dabei nur so viel wie nötig umfassen und lokalen Initiativen und Trägern die notwendige Handlungssicherheit geben. Er sollte nicht die Kreativität einengen oder gar das freiwillige Engagement verhindern. Neben den vielen bereits vorhandenen Erfahrungen aus der Allianz und den Lokalen Allianzen wurden u. a. *Demenz Support Stuttgart*[10] und *Die Beauftragte der Bundesregierung für Kultur und Medien* eingebunden. Die Arbeitsgruppe 1 hat sich mit dem Aufbau von Strukturen zur gesellschaftlichen Teilhabe von Menschen mit Demenz an ihrem Lebensort befasst.

---

8 Vgl. z. B. www.bielefeld.de/de/gs/inkl/ver/quar/, Zugriff am 22.09.2020.
9 Zum Förderprogramm Lokale Allianzen für Menschen mit Demenz siehe www.wegweiser-demenz.de/lokale-allianzen/lokale-allianz-fuer-menschen-mit-demenz.html, Zugriff am 22.09.2020.
10 Zur Arbeit des Demenz Support Stuttgart siehe www.demenz-support.de/, Zugriff am 22.09.2020.

Ein Mittel zur Sicherung der Teilhabe ist die demenzsensible Gestaltung von Sozialräumen mit einer integrierten Altenhilfeplanung. Dies kommt im Übrigen allen Bürgerinnen und Bürgern zugute. Die Kommunen sind für die Strukturierung und Planung dieser Sozialräume im Sinne der Daseinsvorsorge für ältere Menschen und Menschen mit Demenz verantwortlich. Die Herausforderung besteht darin, den Sozialraum so zu gestalten, dass für Menschen mit Demenz eine Teilhabe und weitgehende Selbstständigkeit möglich bleibt.

Mit der Nationalen Demenzstrategie soll unabhängig von der individuellen Lebenssituation die kulturelle Teilhabe in Kultur-, Sport- und Bildungseinrichtungen für Menschen mit Demenz weiter ausgebaut und verstetigt werden. Ziel ist es dabei, die Öffnung dieser Einrichtungen für Menschen mit Demenz weiter zu fördern bzw. zu unterstützen.

Am 1. Juli 2020 stimmte das Bundeskabinett der Nationalen Demenz Strategie zu. Mit der Umsetzung der einzelnen Maßnahmen wurde unmittelbar durch die einzelnen Partner begonnen.

Praxiserfahrungen

Als zentraler Beitrag des Bundesfamilienministeriums zur Allianz für Menschen mit Demenz wurde von 2012 bis 2018 das Bundesmodellprogramm Lokale Allianzen für Menschen mit Demenz aufgelegt.

In fünf aufeinander folgenden Förderrunden wurden insgesamt 500 lokale Hilfenetzwerke aufgebaut bzw. erweitert. Die Lokalen Allianzen zeichnet insbesondere ihre Vielfalt aus. Die Gesellschaft hat sich in den letzten Jahrzehnten stark individualisiert. Die vielseitigen Interessen in jüngeren Jahren verfestigen sich im Alter. Um die Menschen im Falle einer Ausnahmesituation wie der Erkrankung an Demenz zu erreichen, ist daher eine Vielfalt an Angeboten erforderlich. Wer sein Leben lang keine Freude an Sport hatte und sich lieber mit Literatur oder Musik beschäftigte, wird überwiegend auch im hohen Alter, insbesondere bei einer Demenzerkrankung, auf die vertrauten Themen ansprechen. Neben der wichtigen Aufgabe der Sensibilisierung der Gesellschaft verpflichteten sich die Projektverantwortlichen dazu, lokale Netzwerke aufzubauen oder zu erweitern und in Abstimmung mit der Kommune (Gemeinde, Stadt, Landkreis) bedarfsgerechte Beratungs- und Unterstützungsangebote für Menschen mit Demenz sowie Entlastungsangebote für pflegende Angehörige zu schaffen. So beteiligten sich Vereine, Kirchengemeinden, Krankenhäuser, Haus- und Fachärztinnen und -ärzte , Unternehmen, Mehrgenerationenhäuser, kulturelle Einrichtungen wie Museen, eine Trommelgruppe, Schulen, Wohnungsbaugesellschaften, Alzheimergesellschaften, Sportvereine oder auch Tanzschulen, Gemeinden, Städte und Landkreise bzw. von ihnen geförderte Einrichtungen wie z. B. Volkshochschulen oder Seniorenbüros.[11] Es wird gemalt, gesungen, getanzt, geschreinert und gefeiert. Einen großen Bereich nimmt

---

11 Zu den geförderten Initiativen siehe z. B. www.wegweiser-demenz.de/fileadmin/de.lokale-allianzen/content.de/downloads/Service_FachlicheDokumente/wirkungen-der-lokalen-allianzen-fuer-menschen-mit-demenz-data.pdf, Zugriff am 22.09.2020.

in den größtenteils immer noch aktiven Lokalen Allianzen das bürgerschaftliche Engagement insbesondere im Bereich der Nachbarschaftshilfe ein.

Es wurden vielfältigste Schulungskonzepte für Begleit- und Besuchsdienste in stationären Einrichtungen, in der Tagespflege oder im Rahmen der Nachbarschaftshilfe entwickelt. Nach Auslaufen der Bundesförderung begleitet seit Oktober 2018 die Bundesarbeitsgemeinschaft der Seniorenorganisationen (BAGSO) mit einer Bundesnetzwerkstelle die Lokalen Allianzen und die Länder[12]. Damit soll auch nach Beendigung des Bundesprogramms der Kontakt zu den Netzwerken gehalten und die wertvolle Arbeit der Demenznetzwerke vor Ort sichtbar gemacht werden.

Fast alle Bundesländer haben inzwischen eine Fachstelle für Demenz aufgebaut (oder arbeiten bereits am Aufbau dieser), die sich um die lokalen Netzwerkstrukturen kümmern und so Netzwerke auf Länderebene geschaffen haben. Im Rahmen der Nationalen Demenzstrategie fördert das Bundesfamilienministerium seit Oktober 2020 weitere Lokale Allianzen bis 2026 – vornehmlich in Gebieten, in denen bisher noch keine Strukturen dieser Art vorhanden sind.[13]

Teilhabe für Menschen mit Demenz im Museum

Das Bundesministerium für Familie, Senioren, Frauen und Jugend führte im Oktober 2019 eine große Fachveranstaltung »Mit Kunst und Kultur Zugänge schaffen« im Lehmbruck Museum in Duisburg durch[14]. Das Museum war selbst als Lokale Allianz im Bundesprogramm dabei und führt die begonnene Arbeit erfolgreich weiter. Das Lehmbruck Museum (▶ Kap. 4.1) hat eine einzigartige Kooperation zwischen Museen, den *RuhrKunstMuseen* im Ruhrgebiet aufgebaut: Von den insgesamt 20 Museen bieten zwölf Häuser besondere Angebote für Menschen mit Demenz und ihre Angehörigen an. Mit Kunst und Kultur Zugänge zur Teilhabe schaffen, ist der gemeinsame Anspruch. Ob die Ausbildung zur Kulturbegleiterin, zum Kulturbegleiter, die Teilnahme an Workshops in der Werkstatt oder an Führungen im Museum – die Möglichkeiten des Engagements und der Teilhabe sind vielfältig.

2018 berichtete die New York Times über dieses Modell der vernetzten RuhrKunstMuseen und die Lokalen Allianzen.[15] Außerdem wurde eine Handreichung vom Bundesfamilienministerium zum Thema Kulturelle Teilhabe erarbeitet, die möglichst vielen Einrichtungen aus dem Kunst- und Kulturbereich als Anregung und Unterstützung dienen soll.[16]

---

12 Zur Arbeit der BAGSO und der Netzwerkstelle Demenz siehe www.bagso.de/, https://www.netzwerkstelle-demenz.de/, Zugriff am 22.09.2020.
13 Es gibt hierzu eine Vergleichsstudie für die EU: www.beobachtungsstelle-gesellschaftspolitik.de/f/2c09a1fc45.pdf, Zugriff am 30.09.2020.
14 www.netzwerkstelle-demenz.de/veranstaltungen/aktuell/fachtagung-beteiligtsein-von-menschen-mit-demenz-kunst-und-kultur-schaffen-zugaenge, Zugriff am 22.09.2020.
15 Die Ergebnisse der Konferenz können unter www.netzwerkstelle-demenz.de/veranstaltungen/aktuell/fachtagung-beteiligtsein-von-menschen-mit-demenz-kunst-und-kultur-schaffen-zugaenge, nachgelesen werden, Zugriff am 30.09.2020.
16 www.bmfsfj.de/bmfsfj/service/publikationen/oeffentliche-einrichtungen-als-orte-gesellschaftlicher-teilhabe-fuer-menschen-mit-demenz/160816, Zugriff am 30.09.2020.

1 Anmerkungen zu einem Leben mit Demenz

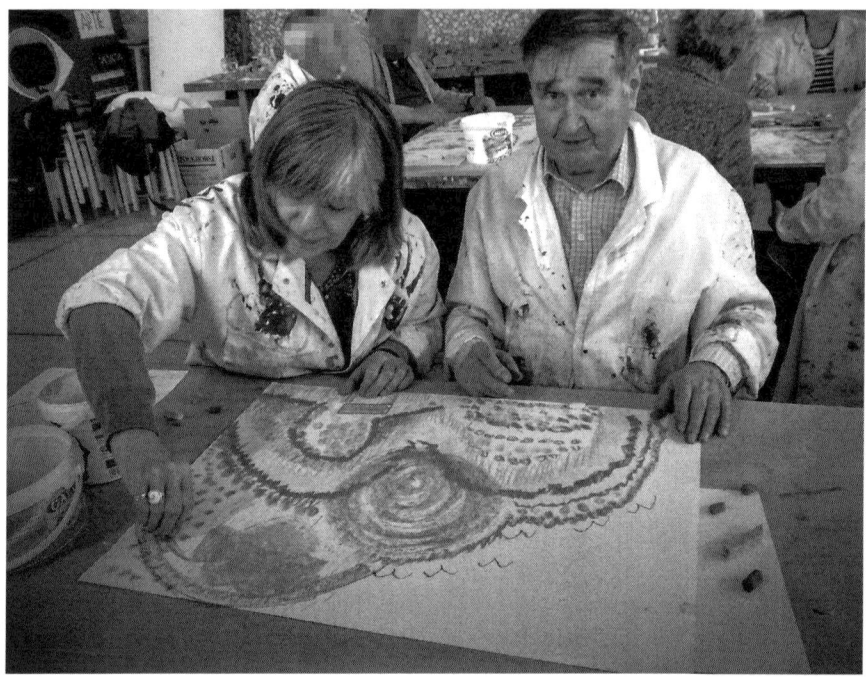

Abb. 1.2: Offenes Atelier für Menschen mit Demenz im Lehmbruck Museum, Duisburg, Foto: Lehmbruck Museum

Von (de)mentia+art, Köln wurde auf Grund der Erfahrungen mit Pandemie, Vereinsamung und Isolation das Projekt »Digitale Museumsführungen für Menschen mit Demenz in Pflegeeinrichtungen«[17] entwickelt und 2020/2021 durchgeführt. Basis dafür waren die Erfahrungen bei analogen Führungen in vielen verschiedenen Museen. Als bundesweites Projekt wurde das neue Format vom Bundesfamilienministerium (BMFSFJ) gefördert.

Besonders hervorzuheben ist, dass es sich bei diesen digitalen Führungen im digitalen Raum auch um ein *interaktives, teilhabeorientiertes* und *ressourcen-aktivierendes* Format handelt. Da die digitale Form der Museumsführung ortsunabhängig und interaktiv ist, bietet sie eine Ergänzung zu den analogen Museumsbesuchen auch jenseits von Pandemiezeiten. Das Format soll bundesweit und im deutschsprachigen europäischen Raum angeboten werden (Schmauck-Langer, 2021).

---

17 www.dementia-und-art.de/index.php/blog/21-referenzen-d-und-a-in-der-presse/590-projekt abschlussvideo-digitale-museumsfuehrungen-fuer-menschen-mit-demenz-in-pflegeeinrich tungen.html, **Zugriff am 02.12.2021.**

Fazit

Die positiven Effekte kultureller Projekte werden noch zu häufig unterschätzt. Dabei ist ihr Einfluss auf das Wohlbefinden, die Emotionalität und die kognitiven Fähigkeiten von demenziell erkrankten Menschen erwiesen (▶ Kap. 5.2).

Die Teilhabe am kulturellen öffentlichen Leben ist für Menschen mit Demenz auch deshalb wichtig, weil sie einer Isolation und damit Einsamkeit entgegenwirken können sowie die eigene Identität und vorhandene Fähigkeiten stärken. Für Menschen, deren Wahrnehmung sich verändert, deren Aufnahme von Informationen weniger kognitiv gesteuert ist, sondern mehr mit den Sinnen aufgenommen wird, eröffnet sich eine ganz neue Perspektive, ein anderer Zugang zum Leben. Das ist eine Fähigkeit, die vielen von uns im aktiven Berufsleben verloren gegangen oder verkümmert ist. Die Wahrnehmung und Erfassung des Alltags mit den Sinnen kann und sollte allen Menschen möglich sein. Deshalb dürfen neben der pflegerischen Versorgung Angebote zur Kultur und Bewegung nicht zu kurz kommen. Sie sind für alle Beteiligten, die an Demenz Erkrankten und ihr soziales Umfeld, eine wichtige Bereicherung.

Der Individualität der Lebensformen der Menschen müssen wir mit individuellen Angeboten begegnen. Wir brauchen viele verschiedene Zugangswege für die von Demenz betroffenen Menschen; wohnortnahe Beratungs- und Unterstützungsangebote, einen Mix aus hauptamtlichen und ehrenamtlichen Angeboten, wir brauchen niedrigschwellige Nachbarschaftshilfen ebenso wie bestens qualifizierte Pflegedienste.

Und wir alle brauchen Kunst für unser Wohlbefinden, denn:

»Kunst wäscht den Staub des Alltags von der Seele.« – Pablo Picasso

Literatur

Beauftragte der Bundesregierung für die Belange von Menschen mit Behinderungen (2017). *UN-Behindertenrechtskonvention.* Stand Januar 2017. Zugriff am 22.09.2020 unter www.behindertenbeauftragte.de/SharedDocs/Publikationen/UN_Konvention_deutsch.pdf.

BMFSFJ – Bundesministerium für Familie, Senioren, Frauen und Jugend (2017): *Siebter Altenbericht.* Zugriff am 22.09.2020 unter www.bmfsfj.de/blob/120144/2a5de459ec4984cb2f83739785c908d6/7-altenbericht--bundestagsdrucksache-data.pdf.

BMFSFJ – Bundesministerium für Familie, Senioren, Frauen und Jugend (2018a): Die Allianz für Menschen mit Demenz. Ergebnisse der gemeinsamen Arbeit 2014–2018–Kurzbericht. Zugriff am 02.12.2021 unter www.bmfsfj.de/resource/blob/130258/a49b72a4dc8f9c8e3151122f963399a6/die-allianz-fuer-menschen-mit-demenz-kurzbericht-data.pdf.

BMFSFJ – Bundesministerium für Familie, Senioren, Frauen und Jugend (2018b): Gemeinsam für Menschen mit Demenz. Bericht zur Umsetzung der Agenda der Allianz für Menschen mit Demenz 2014–2018. Zugriff am 02.12.2021 unter www.bmfsfj.de/resource/blob/130256/273fff40d17884d02a06b667734d88b6/gemeinsam-fuer-menschen-mit-demenz-bericht-2014-2018-data.pdf.

Schmauck-Langer, J. (2021): Kleine Handreichung: Digitale Museumsführungen für Menschen mit Demenz in stationären oder ambulanten Pflegeeinrichtungen. (de)mentia+art. Zugriff am 02.12.2021 unter www.dementia-und-art.de/index.php/blog/35-digitale-angebote/584-kleine-handreichung-digitale-museumsfuehrungen.html.

2 Psychosoziale Interventionen bei Demenz – Eine Übersicht[18]

Johannes Pantel & Arthur Schall

> Psychosoziale und nicht-pharmakologische Interventionen, zu denen im weiteren Sinne auch künstlerisch-kreative und im kulturellen Bereich angesiedelte Angebote zu rechnen sind, können vielfältige positive Wirkungen auf Kognition, Stimmung, Verhalten, kommunikative Fähigkeiten und Lebensqualität von Menschen mit Demenz ausüben. Die in Therapiestudien beobachteten Effektstärken für die Wirksamkeit dieser Verfahren sind teilweise vergleichbar mit den Effekten medikamentöser Maßnahmen, teilweise übertreffen sie diese sogar. Entsprechend sollten psychosoziale Interventionen heute einen festen Stellenwert im Rahmen ganzheitlich orientierter Behandlungs- und Betreuungskonzepte einnehmen.

2.1 Einleitung

Der Besuch eines Museums oder einer Kulturveranstaltung kann sich, sofern er angemessen gestaltet ist, sehr positiv auf Stimmung, Wohlbefinden und Lebensqualität eines Menschen mit Demenz auswirken (Schall, Tesky, Adams & Pantel, 2018). Aber handelt es sich daher bei einem Museumsbesuch bereits um eine Form von Therapie? Und – falls man diese Frage mit Ja beantworten würde – sollte der Museumsbesuch von den Kranken- und Pflegekassen refinanziert oder gar von einer Ärztin oder einem Arzt verschrieben werden können? Während ein Projekt des *Montreal Museum of Fine Arts* und des Ärztlichen Berufsverbandes *Médecins francophones du Canada* kürzlich vorführte, dass diese Idee keineswegs abwegig ist, wird hierzulande über den Museumsbesuch »auf Krankenschein« noch kontrovers diskutiert.[19] Dabei ist die Bedeutsamkeit nicht-pharmakologischer und psychosozialer Interventionen im Rahmen einer ganzheitlichen Demenztherapie heutzutage un-

---

18 Bei diesem Beitrag handelt es sich um eine leicht modifizierte Version des Aufsatzes: Pantel, J. & Schall, A. (2019). Nicht-pharmakologische und psychosoziale Therapien: Was sonst noch hilft. In M. Horneber, R. Püllen & J. Hübner (Hrsg.), *Das demenzsensible Krankenhaus: Grundlagen und Praxis einer patientenorientierten Betreuung und Versorgung* (S. 276–290). Stuttgart: Kohlhammer.
19 Vgl. Kastner & Kilimann, 2016, https://freietheater.at/event/kunst-auf-krankenschein/, Zugriff am 09.08.2020.

umstritten. Denn neben einer adäquaten Basisversorgung in Form umfassender allgemeinmedizinischer Betreuung, der Behandlung von Begleiterkrankungen, Optimierung der Umwelt- und Pflegebedingungen sowie einer Medikation mit Antidementiva zählen heute auch nicht pharmakologische und psychosoziale Interventionen zu den anerkannten Therapieoptionen der Demenz (Göhner, Hüll & Voigt-Radloff, 2018). In Abhängigkeit vom jeweiligen Verfahren lassen sich positive Wirkungen auf Kognition, Alltagskompetenz, psychopathologische Symptome, emotionale Verfassung und nicht zuletzt auf Wohlbefinden und Lebensqualität beschreiben (Haberstroh & Pantel, 2011a; Pantel, 2017). Entsprechend wird in der aktuellen *S3-Leitlinie »Demenzen«* darauf hingewiesen, dass diese Interventionsmaßnahmen zentraler und notwendiger Bestandteil der Betreuung von Menschen mit Demenz und deren Angehörigen darstellen (DGPPN & DGN, 2016).

Das Spektrum, das sich hier bietet, umfasst kognitiv aktivierende Verfahren, körperliche Betätigung und multisensorische Anregung ebenso wie den Einsatz künstlerischer Medien oder technischer Artefakte. Allen Ansätzen gemeinsam ist eine ressourcenorientierte Ausrichtung im Sinne einer Förderung von emotionalem Wohlbefinden und Lebensqualität sowie ggf. eines Ausgleichs vorhandener Defizite.

Die in Therapiestudien beobachteten Effektstärken für die Wirksamkeit nicht pharmakologischer und psychosozialer Verfahren sind teilweise vergleichbar mit den Effekten medikamentöser Maßnahmen, teilweise übertreffen sie diese sogar (Haberstroh & Pantel, 2011a; Schall et al., 2018). Autor*innen evidenzbasierter Empfehlungen bemängeln jedoch häufig die Qualität der Studien, die die Wirksamkeit nicht pharmakologischer Interventionen belegen sollen (Abraha et al., 2017). Dies verweist jedoch weniger auf deren unzureichende Effektivität als vielmehr auf die Notwendigkeit qualitativ hochwertiger Studien in diesem Bereich. Der in der Praxis beobachtete Nutzen psychosozialer Therapien auf z. B. psychopathologische und Verhaltenssymptome kann im Einzelfall erheblich sein. Insofern werden diese Interventionen zu Recht als nebenwirkungsarme Alternativen zum Einsatz psychotroper und sedierender Arzneimittel betrachtet (Seitz et al., 2012).

Auf gerontopsychiatrischen Stationen und in Krankenhausabteilungen sowie in Einrichtungen der Langzeitpflege (Pflegeheimen) gehört der Einsatz psychosozialer Interventionen schon seit vielen Jahren zur Standardversorgung von Menschen mit Demenz (Göhner et al., 2018). Derartige Angebote gelten als Qualitätskriterium für die Beurteilung einer Pflegeeinrichtung, beispielsweise durch den Medizinischen Dienst der Krankenkassen (Pantel, 2018).

In diesem Kapitel werden die wichtigsten nicht pharmakologischen und psychosozialen Maßnahmen für Menschen mit Demenz übersichtsartig vorgestellt. Sie haben sich teilweise in jahrelanger Praxis bewährt, teilweise handelt es sich aber auch um Innovationen, die jedoch bereits vielerorts Anwendung finden. Insbesondere im letztgenannten Fall stellen die noch nicht ausreichend vorliegenden Wirksamkeitsnachweise häufig eines der größten Hindernisse für evidenzbasierte Empfehlungen dar. Dagegen finden sich für die Effektivität anderer Verfahren, wie z. B. der Musiktherapie oder körperlicher Aktivierung, belastbare Studienbelege, deren Zahl stetig wächst.

2.2 Systematik

Allgemein werden folgende nicht pharmakologische und psychosoziale Therapieansätze bei Demenz unterschieden (DGPPN & DGN, 2016; Karakaya, Pantel & Fußer, 2014):

- Kognitive Verfahren (inkl. kognitive Stimulation und Rehabilitation, kognitives Training, Reminiszenztherapie bzw. Biografiearbeit, Selbsterhaltungstherapie, Realitätsorientierung)
- Ergotherapie
- Körperliche Aktivierung
- Kreativtherapeutische Interventionen (inkl. Kunst-, Musik- und Tanztherapie); auch speziell adaptierte Kunstführungen für Menschen mit Demenz im Museum wären in diesem Bereich zu verorten
- Sensorische Verfahren (inkl. Aromatherapie, Snoezelen, (multi-)sensorische Stimulation, Massagen, Lichttherapie)
- Trainingsprogramme und -gruppen für professionelle und nicht professionelle Betreuungspersonen (z. B. Kommunikationstrainings, Validation, Trainings zum Verhaltensmanagement bei herausforderndem Verhalten, angehörigenbasierte Maßnahmen)
- Sonstige Angebote (z. B. Sinnesgarten, tiergestützte Therapien, Einsatz sozialemotionaler Roboter, Simulated Presence Therapy, Märchenerzählen, Geronto-Clowns, Yoga)

Diese Einteilung ist pragmatisch und orientiert sich an den Haupt-Wirkkomponenten der jeweiligen Interventionen. Eine strikte Trennung dieser Wirkfaktoren innerhalb der einzelnen Ansätze ist allerdings nicht immer möglich, da in der Praxis zum Teil unterschiedliche Elemente zu komplexen Interventionen kombiniert werden. Dies gilt beispielsweise für die Ergotherapie oder die Selbsterhaltungstherapie (s. u.). Und auch bei den kreativen Therapien finden sich häufig verschiedene Wirkkomponenten im Rahmen einer Intervention untrennbar verwoben. So können z. B. beim Einsatz von Kunst sensorisch-ästhetische, kognitive, soziale und biografisch-identitätserhaltende Aspekte eine Rolle spielen.

2.3 Indikationsstellung in Abhängigkeit von der Schwere der Demenz

Bei Menschen mit leichter bis mittelgradiger Demenz ist insbesondere von einer Wirksamkeit derjenigen Ansätze auszugehen, deren Anwendung eine ausreichende (verbale) Kommunikationsfähigkeit voraussetzt. Hierzu zählt neben den kognitiven

Verfahren vor allem die Ergotherapie (DGPPN & DGN, 2016). Körperliche Aktivität, Kreativtherapien und Trainingsprogramme für Betreuungspersonen (z. B. angehörigenbasierte Maßnahmen) sind in allen Stadien der Demenz sinnvoll und wirksam. Auch für die fortgeschrittene bzw. schwere Demenz liegen wissenschaftliche Evidenzen für zahlreiche psychosoziale Interventionen vor (Abraha et al., 2017). Hier sind insbesondere nonverbale und sensorisch orientierte Verfahren wie Musiktherapie oder multisensorische Stimulation zu bevorzugen. Zu beachten ist darüber hinaus, dass insbesondere bei den übenden Verfahren (z. B. kognitives Training, Ergotherapie zur Förderung der Alltagskompetenz) zufriedenstellende Therapieerfolge häufig erst bei kontinuierlicher Anwendung über einen Zeitraum von beispielsweise mehreren Wochen oder Monaten zu erwarten sind, während sich bei kreativen oder sensorischen Interventionen nachweisbare Effekte bereits nach kurzfristigem Einsatz zeigen können (Schall, Haberstroh & Pantel, 2015).

2.4 Die Interventionen im Überblick

Kognitive Verfahren

Als *Kognitive Verfahren* werden solche Interventionen bezeichnet, bei denen eine Anregung kognitiver Funktionen (Gedächtnis, Orientierung, Aufmerksamkeit etc.) im Vordergrund steht (DGPPN & DGN, 2016). Die Instruktionen werden in der Regel verbal vermittelt, und die Teilnahme an den Angeboten setzt eine gewisse Kooperationsfähigkeit seitens der Betroffenen voraus. Entsprechend kann davon ausgegangen werden, dass Menschen mit leichter bis mittelgradiger Demenz hierbei am ehesten profitieren. In der Praxis handelt es sich bei den im Folgenden näher vorgestellten Ansätzen um sehr heterogene Verfahren. Ähnlich heterogen ist auch die Studienlage bzgl. ihrer Wirksamkeit. Effekte sowohl auf die Alltagsfunktionen und die kognitive Leistungsfähigkeit als auch auf psychopathologische und Verhaltenssymptome werden berichtet (Abraha et al., 2017). Die deutsche *S3-Leitlinie »Demenzen«* und die britische *NICE-Leitlinie* empfehlen daher die Anwendung unter Vorbehalt der noch unzureichenden Evidenzlage (Empfehlungsgrad C, Evidenzlevel IIb[20]).

---

20 Hierbei handelt es sich um eine »Kann«-Empfehlung. Diese Einstufung zeigt an, dass direkt anwendbare klinische Studien von guter Qualität nicht vorhanden oder nicht verfügbar waren.

Kognitive Stimulation

Unter dem Begriff *Kognitive Stimulation* werden strukturierte Beschäftigungs- und Freizeitangebote subsummiert, die eine Vielzahl diverser Tätigkeiten umfassen können: vom gemeinsamen Spielen oder Singen über das Diskutieren gegenwärtiger und vergangener Ereignisse (z. B. anhand von Zeitungsartikeln) bis hin zur angeleiteten Gartenarbeit (zum Konzept des Sinnesgartens s. u.). Die Tätigkeiten sollten als angenehm empfunden werden und den Teilnehmenden die Möglichkeit bieten, vorhandene Wissensbestände mit neuen Erfahrungen zu verknüpfen. Die Angebote finden auf regelmäßiger Basis (z. B. zwei- oder dreimal pro Woche à 45 Minuten) in offenen Kleingruppen statt und werden durch Pflegekräfte, Ergotherapeutinnen und Ergotherapeuten oder Sozialbetreuerinnen und Sozialbetreuer angeleitet.

Kognitives Training

Im Gegensatz zur kognitiven Stimulation steht beim *Kognitiven Training* die gezielte und systematische Übung (spezifischer) kognitiver Fertigkeiten im Vordergrund (z. B. unter Einsatz von Computerprogrammen). Es kann im Einzel- oder Gruppensetting durchgeführt werden und setzt eine spezielle Qualifikation der Trainingsleitung voraus (z. B. in den Bereichen Ergotherapie oder Geragogie). Kognitives Training sollte insbesondere Patient*innen mit leichtgradigen Demenzsyndromen oder in möglichen präklinischen Vorstadien der Demenz (leichte kognitive Beeinträchtigung) angeboten werden. Es gibt empirische Hinweise, dass die Trainings umso wirkungsvoller sind, je mehr kognitive Domänen dabei gleichzeitig angesprochen werden (Gates & Sachdev, 2014).

Reminiszenz- und Selbsterhaltungstherapie

Bei der *Reminiszenztherapie,* die ebenfalls im Einzel- oder Gruppensetting angeboten werden kann, steht die Beschäftigung mit autobiografisch relevanten Altgedächtnisinhalten im Mittelpunkt. Auch das Anlegen und gemeinsame Betrachten eines *Erinnerungsalbums* kann im weitesten Sinne als eine Anwendungsform der Reminiszenztherapie angesehen werden. Einen vergleichbaren Ansatz verfolgt die *Selbsterhaltungstherapie* (Romero, 2004). Vorrangige Ziele dieser Maßnahmen sind emotionale Stabilisierung und Erhalt der durch die Krankheit bedrohten personalen Identität mittels der Bezugnahme auf bedeutsame individuelle biografische Aspekte.

Realitätsorientierung

Im Gegensatz zur Reminiszenz- und Selbsterhaltungstherapie stehen bei der *Realitätsorientierung* bzw. beim *Realitätsorientierungstraining* (*ROT*) weniger die Bezüge zur biografischen Vergangenheit, sondern vielmehr Erinnerungsstützen für eine bessere Bewältigung des gegenwärtigen Alltags (Datum, Uhrzeit, Jahreszeit, Ort etc.)

im Vordergrund. Hierbei ist jedoch zu bedenken, dass gerade Menschen mit Demenz in fortgeschrittenen Erkrankungsstadien von einer ständigen proaktiven Konfrontation mit der aktuellen Realität nicht mehr profitieren. Durch die Defizitorientierung dieses Ansatzes kann es vielmehr sogar zu negativen Effekten wie Frustrationserfahrungen kommen. Daher kann aus heutiger Sicht das ROT nicht mehr uneingeschränkt empfohlen werden. Sinnvoller ist es dagegen, Elemente der Realitätsorientierung in architektonische Überlegungen sowie Konzepte zur Raum- und Milieugestaltung gezielt einfließen zu lassen.

Ergotherapie

Im Bereich der Demenztherapie zielt die *Ergotherapie* insbesondere auf die Verbesserung der Funktionsfähigkeit im Alltag. Neben der Übung spezifischer alltagspraktischer Aktivitäten zählen auch das kognitive Training (s. o.), die (Angehörigen-) Beratung sowie Empfehlungen zur Wohnraumgestaltung zu den Aufgaben der Ergotherapie (Voigt-Radloff, 2011). Empirische Wirksamkeitsbelege liegen insbesondere für Menschen mit leichter bis mittelschwerer Demenz vor (DGPPN & DGN, 2016). Die Maßnahmen sollten individuell angepasst sein, nahe Angehörige und Betreuungspersonen einbeziehen und soweit wie möglich im unmittelbaren Lebensumfeld ansetzen.

Körperliche Aktivierung

An im Altenheim lebenden Menschen mit Demenz durchgeführte Studien berichten über positive Auswirkungen *körperlicher Trainingsprogramme* auf Kognition und alltagspraktische Kompetenzen (Forbes, Forbes, Blake, Thiessen & Forbes, 2015). Daneben wurden günstige Effekte auf psychopathologische und Verhaltenssymptome bei Demenz (z. B. Depressivität, Agitation, Apathie oder Schlaf-Wach-Rhythmusstörungen) nachgewiesen (Matura, Carvalho, Alves & Pantel, 2016; Pantel, Oertel-Knöchel & Banzer, 2017). Angesichts der erheblichen Risiken einerseits, die z. B. eine psychopharmakologische Behandlung (insbesondere mit Neuroleptika und Sedativa) mit sich bringen kann, und der überwiegend positiven Berichte über Auswirkungen körperlicher Trainings auf diese Symptome andererseits, sollte dieser Interventionsansatz in Zukunft praktisch und wissenschaftlich weiterverfolgt werden. Da die vorliegenden Studien nicht nur bezüglich untersuchter Populationen (Subtyp und Schwere der Demenzerkrankungen), sondern ebenso in der Art, Dauer und Intensität des eingesetzten Trainingsprogrammes insgesamt sehr heterogen sind, können derzeit noch keine einheitlichen Empfehlungen ausgesprochen werden.

Auch die in den letzten Jahren immer häufiger in der Praxis erprobten *Tanz-* und *Yogaangebote* für Menschen mit Demenz enthalten als wichtiges zentrales Element die körperliche Aktivierung (Kollak, 2016b). Weit mehr noch als die klassischen Bewegungsprogramme verstehen sich diese Angebote als ganzheitliche Ansätze, die neben dem Körper auch Geist und Psyche ansprechen. Belastbare empirische Belege für die Wirkung speziell bei Personen mit kognitiven Einschränkungen stehen jedoch noch aus.

Kreativtherapeutische Interventionen

Eine besondere Stellung innerhalb der Bandbreite psychosozialer Interventionen bei Demenz nehmen die kreativtherapeutischen Ansätze ein. Hierzu zählen in erster Linie *musik- und kunstbasierte Interventionen*. Zahlreiche andere Maßnahmen, um demenziell erkrankten Menschen Gelegenheiten für sinnstiftende Beschäftigung, soziale Kontakte und kulturelle Teilhabe zu ermöglichen, werden zurzeit in der Praxis erprobt (z. B. *Theaterspiel, kreatives Schreiben, Tanz, Märchenerzählen*; vgl. hierzu die Beschreibungen im praxisorientierten Leitfaden von Kollak, 2016). Was die Anwendung dieser künstlerisch-kreativen Ansätze bei Demenzerkrankungen betrifft, so gibt es zwar eine Vielzahl an Erfahrungsberichten und qualitativen Beobachtungen aus der Praxis, jedoch nur wenige systematische Studien.

Ganz allgemein formuliert wird beim therapeutischen Einsatz von künstlerischen Medien versucht, mit kreativen (und oftmals nonverbalen) Ausdrucks- und Gestaltungsmitteln das Wohlbefinden und die psychische Ausgeglichenheit zu verbessern. Als zentrale Wirkfaktoren werden dabei neben der Visualisierung und Verarbeitung von Gefühlen insbesondere die vielfältigen Möglichkeiten der biografischen Arbeit ebenso wie der Aktivierung von Ressourcen hervorgehoben (Mechler-Schönach, 2012). Gerade das von Leistungsdruck befreite Erspüren von individuellen kreativen Potenzialen ist eines der erklärten Ziele solcher Interventionen (Schmitt, 2011).

Musiktherapie

Im kreativtherapeutischen Spektrum gehört die *Musiktherapie* zu den vielleicht ältesten und bisher am besten erforschten Ansätzen. Ihre Spuren lassen sich bis zu den Anfängen der Menschheit zurückverfolgen (Horden, 2000). Die klinische Forschung zur Wirkungsweise von Musiktherapie bei Demenz beginnt im Wesentlichen in den 1980er-Jahren im angloamerikanischen Raum. Neben einer Vielfalt an qualitativen Studien und Einzelfallberichten finden sich in letzter Zeit immer mehr empirische Belege für die positiven Effekte musiktherapeutischer Interventionen bei Menschen mit Demenz. Studien berichten u. a. von der Reduktion problematischer Verhaltensweisen wie Agitation, der Verbesserung des Sozialverhaltens, der Kommunikation und der Lebensqualität sowie der Förderung positiver Emotionen und des Wohlbefindens (Argstatter, Hillecke, Bradt & Dileo, 2007; Ueda, Suzukamo, Sato & Izumi, 2013; Vasionyte & Madison, 2013; van der Steen et al., 2017).

Während der Begriff *Musiktherapie* eine summarische Bezeichnung für unterschiedliche psychotherapeutisch ausgerichtete Konzepte mit gezielter therapieorientierter Anwendung von Musik darstellt, lässt sich in der Praxis zwischen aktiver und rezeptiver Musiktherapie unterscheiden. Bei Ersterer geht es zumeist in Form instrumentaler oder stimmbasierter Improvisation um die aktive Einbeziehung der Klienten ins musikalische Geschehen und die dabei entstehenden sozial-kommunikativen Interaktionen. Dagegen steht im Zentrum rezeptiver Ansätze das Hören von oftmals biografisch relevanter Musik sowie der gemeinsame verbale und nonverbale Austausch darüber. Wird Musiktherapie auf gerontopsychiatrischen Stationen angeboten, so geschieht dies zumeist als Gruppen-, seltener als Einzelmusiktherapie. Erfreulicherweise werden musiktherapeutische Angebote zunehmend zu einem festen Bestandteil in der psychosozialen Versorgung demenziell erkrankter Menschen, nicht zuletzt im Zuge wachsender empirischer Evidenz.

Die Stärken von Musiktherapie im Kontext von Demenz liegen vor allem in der Ressourcenaktivierung und Anregung nonverbaler Kommunikation (Schmitt & Frölich, 2007). Mit dem Fortschreiten einer demenziellen Erkrankung werden die emotionalen Ausdrucksmöglichkeiten zwar auch eingeschränkt, insbesondere die verbale Vermittlung von Emotionen, doch lässt sich davon ausgehen, dass Emotionalität als solche sowie deren nonverbale Äußerung selbst im Spätstadium der Demenz erhalten bleiben. Da emotionale Aktivität ein entscheidendes Steuerungselement menschlichen Verhaltens bildet und Musik als starker Emotionsträger fungieren kann, ist emotionale Stimulation ein zentrales Wirkprinzip der Musiktherapie (Hillecke & Wilker, 2007).

Wie bei den übrigen kreativtherapeutischen Ansätzen ist das größte Problem der meisten musiktherapeutischen Studien ihre methodische Qualität, deren Mängel sich beispielsweise in der Wahl inadäquater Untersuchungsdesigns und wenig sensitiver Erfassungsinstrumente offenbaren (Argstatter et al., 2007; Vasionyte & Madison, 2013). Durch Einbeziehung prozessualer Auswertungsmethoden lassen sich längsschnittliche Erhebungen im Sinne eines Mixed-Methods-Ansatzes sinnvoll ergänzen, wodurch die empirische Methodik dem komplexen und dynamischen Setting einer Musiktherapiesitzung eher gerecht wird. Exemplarisch sei an dieser Stelle das *Klangbrücken*-Projekt erwähnt, im Rahmen dessen sich mithilfe von Videografie und Zeitreihenanalyse zeigen ließ, dass nonverbales Kommunikationsverhalten und emotionales Wohlbefinden von Menschen mit fortgeschrittener Demenz durch individuelle Einzelmusiktherapie positiv beeinflusst werden können (Schall et al., 2015). Aufgrund der verbesserten Studienlage in der demenzbezogenen Musiktherapieforschung werden diese Ansätze, insbesondere die biografisch ausgerichtete rezeptive Musiktherapie, in der *S3-Leitlinie »Demenzen«* mit Evidenzgraden IIa/III und einer »Kann«-Empfehlung versehen (DGPPN & DGN, 2016).

Kunstbasierte Interventionen (inkl. museumsbasierte Angebote)

In ihrer ressourcenorientierten Ausrichtung zielen auch *kunstbasierte Interventionen* in erster Linie auf das Aufdecken und Fördern vorhandener Kompetenzen, um auf diese Weise das Wohlbefinden, die emotionale Verfassung und das Selbstwertgefühl von demenziell erkrankten Menschen zu verbessern. Während die Zahl qualitativ hochwertiger Studien auf dem Gebiet von Musik und Demenz stetig wächst, sind die therapeutischen Auswirkungen von Kunst und künstlerischer Betätigung im Kontext demenzieller Erkrankungen bisher nur wenig erforscht. Dies hat zur Folge, dass die Wirksamkeit von Kunsttherapie in der aktuellen *S3-Leitlinie »Demenzen«* nicht als ausreichend evidenzgestützt gilt und somit keine eindeutige Empfehlung ausgesprochen wird (DGPPN & DGN, 2016). Dabei existiert eine Fülle qualitativer

Praxisberichte und Fallbeobachtungen bezüglich positiver Effekte verschiedener kunsttherapeutischer Ansätze bei Demenz, jedoch kaum randomisiert-kontrollierte Studien (Tesky, Schall & Pantel, 2015). Dies gilt auch für museumsbasierte Angebote für Menschen mit Demenz, die in den vergangenen Jahren weltweit nicht nur in Kunstmuseen initiiert worden sind. Das 2017 in Kooperation der Goethe-Universität mit dem Städel Museum in Frankfurt am Main abgeschlossene Forschungsprojekt *ARTEMIS (ART Encounters – Museum Intervention Study)* sollte der Entwicklung eines speziell für Menschen mit Demenz ausgerichteten Kunstvermittlungsangebots dienen. ARTEMIS war zugleich die erste randomisierte Studie mit Wartekontrollgruppe im deutschsprachigen Raum zum Einfluss interaktiver thematischer Kunstführungen mit anschließender kreativer Atelierarbeit auf emotional-kommunikative Parameter der Betroffenen und ihrer begleitenden Angehörigen.

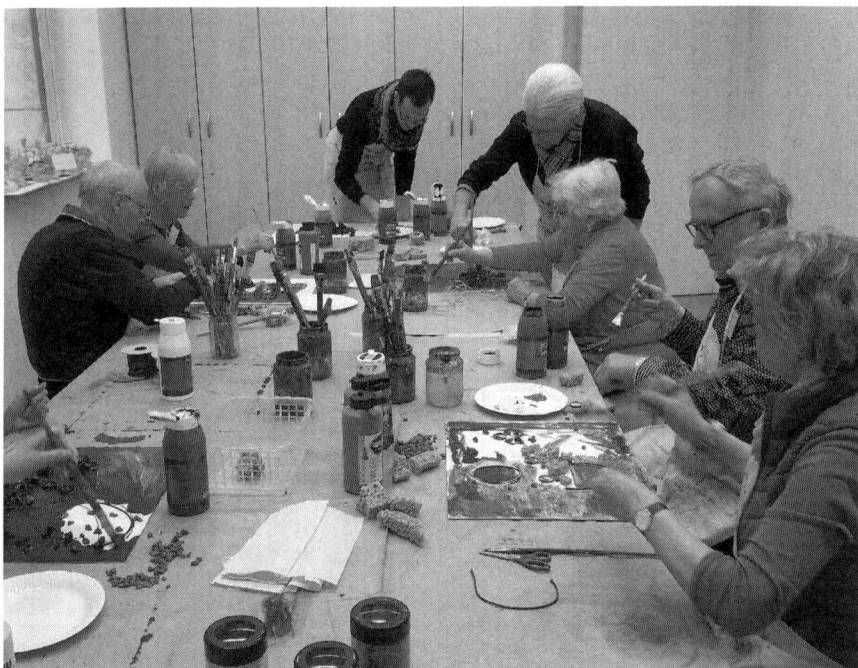

Abb. 2.1: Teilnehmende des ARTEMIS-Projekts bei der Atelierarbeit zum Thema »Die Farbe Blau« im Städel Museum, Foto: Arthur Schall, Goethe-Universität Frankfurt

Die im Rahmen der Studie nachgewiesenen signifikanten Verbesserungen u. a. in emotionalem Wohlbefinden und subjektiver Bewertung von Lebensqualität der Teilnehmenden geben erste Hinweise auf die noch zu erforschenden Potenziale kunstbasierter Interventionen und sind zweifellos von großer praktischer Relevanz (Schall et al., 2018; zum ARTEMIS-Projekt ▶ Kap. 5.2). Denn Kunstbetrachtungen müssen nicht zwangsläufig im Museum durchgeführt werden, sondern können, beispielsweise anhand von Reproduktionen, genauso in einer Altenpflegeeinrichtung oder am Stationsbett eines Krankenhauses stattfinden. Auch künstlerische Betätigung lässt sich mit recht einfachen Mitteln realisieren und könnte zwecks biografischer Arbeit und Ressourcenaktivierung in die klinische Betreuung von Menschen mit Demenz integriert werden.

Sensorische und multisensorische Stimulation

Für *Verfahren mit sensorischer und multisensorischer Stimulation* wurden zahlreiche positive Effekte auf agitiertes und aggressives Verhalten sowie auf Stimmung und Affekt von Menschen mit mittelgradig bis schwer ausgeprägter Demenz beschrieben und teilweise auch wissenschaftlich bestätigt (Abraha et al., 2017). Zum Einsatz kommen Massagen und andere Formen der taktilen Stimulation (z. B. *Shiatsu* und *Akupressur*), ätherische Öle (sog. *Aromatherapie*) oder beruhigende und entspannende Geräusche (z. B. sanftes Meeresrauschen). Viele dieser Maßnahmen können bei entsprechender Qualifikation des anwendenden Personals (z. B. Physiotherapeutinnen und Physiotherapeuten, geschulte Pflegekräfte) auch im somatischen Krankenhaus ohne Verfügbarkeit einer zusätzlichen Infrastruktur angewandt werden. Dagegen werden beim sog. *Snoezelen* eine (gemütliche) Liegelandschaft, beruhigende Lichteffekte, entspannende Klänge und angenehme Düfte zu einem multisensorischen Erlebnis kombiniert, das im Idealfall auf die individuellen Bedürfnisse und Vorlieben der Erkrankten abgestimmt werden kann. Dies setzt jedoch in der Regel eine entsprechende technische Infrastruktur, also einen sog. Snoezelen-Raum, voraus. Aufgrund aktuell vorliegender Evidenz werden sowohl die Aromatherapie als auch das Snoezelen von der *S3-Leitlinie »Demenzen«* zur Anwendung bei Menschen mit mittelgradig bis schwer ausgeprägter Demenz empfohlen (DGPPN & DGN, 2016).

Eine spezielle Form der sensorischen Stimulation insbesondere für Menschen mit schwer ausgeprägter Demenz stellt die *Simulated Presence Therapy (STP)* dar. Dabei wird der betroffenen Person ein Audio- oder Videoband mit der Stimme und/oder dem Gesicht einer vertrauten Person und deren persönlicher Ansprache vorgespielt, die auf schöne gemeinsame Erlebnisse und Erinnerungen Bezug nimmt (Abraha et al., 2017). Unbestritten stellt diese Intervention keine gleichwertige Alternative zur realen persönlichen Zuwendung einer emotional nahestehenden Bezugsperson dar. Wenn jedoch eine solche Person nicht zugegen sein kann und insbesondere andere Formen der sensorischen Stimulation ohne Wirkung geblieben sind, könnte der Einsatz der STP in Erwägung gezogen werden. Aufgrund der bislang noch unzureichenden Evidenzlage kann eine klare Empfehlung der STP zum gegenwärtigen Zeitpunkt nicht gegeben werden (Abraha et al., 2017).

Trainings- und Schulungsprogramme für professionelle und nicht professionelle Betreuungspersonen

Obwohl sie nicht unmittelbar, sondern allenfalls indirekt bei den Betroffenen ansetzen, haben *Trainings- und Schulungsprogramme* für professionelle (z. B. Pflegekräfte) und nicht professionelle Betreuungspersonen (z. B. Angehörige, ehrenamtlich Helfende) einen nachweisbar positiven Effekt auf Verhalten, Wohlbefinden und Lebensqualität von Menschen mit Demenz (Haberstroh & Pantel, 2011a). Dies bestätigt die inzwischen allgemein etablierte Auffassung, wonach beispielsweise das sog. herausfordernde Verhalten als Symptom nicht isoliert vom sozialen Kontext verstanden werden kann. In diesem Sinne sind psychopathologisches Erleben und herausforderndes Verhalten bei Demenz nicht unikausal als Folge einer krankheitsbedingt gestörten Hirnfunktion erklärbar, sondern vielmehr aus einer Interaktion zwischen krankheitsbedingt verändertem Erleben und Verhalten einerseits und situativen bzw. sozial bestimmbaren Bedingungen andererseits.

Die eingesetzten Interventionen umfassen z. B. *Kommunikationstrainings*, *Validation* und *Trainings zum Verhaltensmanagement bei herausforderndem Verhalten* (vgl. Übersicht in Haberstroh & Pantel, 2011a). Einige der untersuchten Maßnahmen sind manualisiert und lassen sich daher je nach Versorgungskontext auch außerhalb von Wirksamkeitsstudien gut in der Praxis einsetzen. So steht z. B. zur Durchführung eines gruppenbasierten Kommunikationstrainings für pflegende Angehörige und für professionelle Betreuungskräfte von Demenzkranken das Manual *Kommunikation bei Demenz (TANDEM-Training*, Haberstroh & Pantel, 2011b) zur Verfügung, dessen Einsatz durch den gleichnamigen Ratgeber ergänzt werden kann (Haberstroh, Neumeyer & Pantel, 2011). Dieses Programm wurde auch mit Erfolg zur Schulung der Kunstvermittlerinnen im o. g. ARTEMIS-Projekt eingesetzt.

Sonstige Interventionen

Tiergestützte Therapie und verwandte Ansätze

Der Einsatz von z. B. speziell hierfür abgerichteten Therapiehunden oder anderen Tieren wird als *Pet-Therapy* bzw. *Animal-assisted Therapy* schon in vielen Altenpflegeeinrichtungen praktiziert. In ersten Beobachtungsstudien konnten positive Wirkungen auf (agitiertes) Verhalten und Kommunikationsvermögen demenzkranker Menschen aufgezeigt werden (Bernabei et al., 2013). Allerdings ist der Einsatz lebender Tiere im Krankenhaus nicht allein aus organisatorischen, sondern auch aus hygienischen Gründen mit teils sehr hohen Hürden verbunden. Als Alternative könnte sich hier der Einsatz sog. *Emotionaler Roboter* anbieten, die in der Lage sind, das Verhalten lebender Tiere zu simulieren.

Emotionale Roboter sind technische Systeme oder Artefakte, deren zentrale Funktion darin besteht, soziale Interaktionen und Kommunikation zu fördern und den emotionalen sowie spezifisch psychologischen Bedürfnissen von Menschen entgegenzukommen (Kolling et al., 2016). Medial bekanntester Vertreter dieser Gruppe ist vermutlich die japanische *Roboter-Robbe PARO*, die bereits in Pflegeeinrichtungen und auf geriatrischen Krankenhausstationen in Deutschland eingesetzt wird.

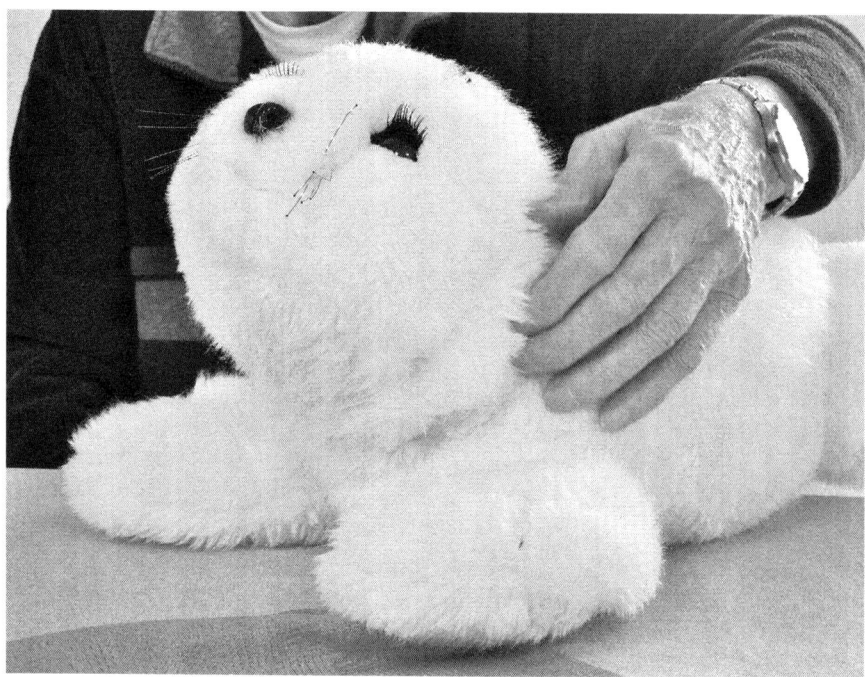

Abb. 2.2: Interaktion mit der Roboter-Robbe PARO im Rahmen des ERimAlter-Projekts, Foto: Arthur Schall, Goethe-Universität Frankfurt

Der positive Einfluss solcher »Kuschelroboter« auf Kommunikation, Stimmung und Wohlbefinden von Menschen mit Demenz konnte in einer Reihe von Forschungsarbeiten aus der Arbeitsgruppe des PARO-Erfinders Dr. Takanori Shibata demonstriert werden (z. B. Wada, Shibata, Musha & Kimura, 2008, Shibata & Wada, 2011). Auch zu anderen Roboter-Artefakten existieren einzelne Wirknachweise im gerontopsychiatrischen Bereich. Neueste Studien zeigen für robotergestützte Interventionen bei Menschen mit Demenz vergleichbare Effekte, wie sie auch bei tiertherapeutischen Maßnahmen beobachtet werden, und eine Überlegenheit der Roboter gegenüber der Verwendung einfacher (nicht animierter) Puppen oder Stofftiere (Moyle et al., 2017). Wichtig ist hierbei zu betonen, dass ein emotionaler Roboter als therapeutisches Medium fungieren sollte, um (ähnlich einem Musikinstrument in der Musiktherapie) eine kommunikative Interaktion anzuregen oder Emotionen zu evozieren, doch keinesfalls als Ersatz für menschliche Zuwendung.

Märchenerzählungen

Mit *Märchenerzählungen* als psychosoziale Intervention für Menschen mit Demenz wird in den letzten Jahren Neuland betreten. Zwar gibt es auch hier positive Erfahrungen aus der Praxis, jedoch fehlt es bisher an empirischen Wirksamkeitsuntersuchungen. Ein Pionier-Projekt auf diesem Gebiet im deutschsprachigen Raum ist das durch die Alice Salomon Hochschule Berlin wissenschaftlich begleitete *Es war einmal... MÄRCHEN UND DEMENZ* (2014/2015). In Pflegeeinrichtungen wurden strukturierte interaktive Märchenerzählungen für Menschen mit fortgeschrittener Demenz videografiert und mittels Video-Interaktions-Analyse ausgewertet sowie Interviews mit den beteiligten Märchenerzählerinnen und Betreuungspersonen durchgeführt. Als Effekte zeigten sich Steigerungen des Wohlbefindens und Verbesserungen im herausfordernden Verhalten (Kollak, 2016a). Die Autorin schlussfolgert, dass regelmäßiges und strukturiertes Märchenerzählen als ressourcen- und bedürfnisorientierte Intervention zur Verbesserung der Lebensqualität bei Menschen mit Demenz beitragen kann und deswegen in Pflegeeinrichtungen angeboten werden sollte.

Geronto-Clowns

Die ursprünglich im kinderonkologischen Bereich erfolgreich eingesetzten Klinikclowns scheinen auf Menschen mit Demenz in ähnlich positiver Weise zu wirken, da sie die Betroffenen auf einer unmittelbar emotionalen Ebene erreichen und ihnen helfen können, sich in einer fremden Krankenhausumgebung geborgener und wohler zu fühlen. Humor und menschliche Zuwendung fungieren hierbei als die wichtigsten Wirkfaktoren. Eine bisher noch sehr überschaubare Zahl von Studien gibt erste Hinweise auf die gute Akzeptanz von Klinikclowns auf gerontopsychiatrischen Stationen (Wild, Wetzel, Gottwald, Buchkremer & Wormstall, 2007) sowie die förderlichen Auswirkungen auf verbale und nonverbale Kommunikationsparameter während der interaktiven Clownsvisiten (Kontos, Miller, Mitchell & Stirling-Twist, 2017).

Insbesondere ehrenamtlich Helfende können sich mittlerweile zu Klinikclowns speziell für Demenzbetroffene fortbilden lassen. Im deutschsprachigen Raum wäre in dieser Hinsicht beispielhaft das Modellprojekt *Geronto-Clowns für Menschen mit Demenz im Krankenhaus* zu nennen, an dem 16 Krankenhäuser in Rheinland-Pfalz teilnehmen. Neben traditioneller Clownerie sind Validation und klientenzentrierte Kommunikation zentrale Schulungsinhalte der Ausbildung. Humorvolle Stationsbesuche der Geronto-Clowns sollen den Klinikalltag auflockern und das hauptamtliche Personal entlasten.

Der Sinnesgarten

Ein in jüngster Zeit immer populärer werdender Ansatz ist die Einrichtung von *Sinnesgärten* oder *Therapiegärten* in geschützten Außenbereichen von z. B. Altenpflegeeinrichtungen. Verbindliche Kriterien dafür, was einen geeigneten Sinnesgarten für kognitiv eingeschränkte Personen auszeichnet, gibt es bisher nicht. In der neueren Literatur (z. B. Spring, 2016) oder im Internet (unter den Stichworten »Sinnesgarten« und »Demenz«) finden sich jedoch zahlreiche Erfahrungsberichte und nützliche Hinweise. Im Idealfall kann ein solcher Garten sensorische, ästhetische, motorische, kognitive und soziale Anregungen in einem geschützten und überschaubaren Erfahrungsraum bieten und damit gerade bei demenzkranken Menschen zur Verbesserung des Wohlbefindens, zur Steigerung von Lebensqualität und ggf. auch zur Reduktion von agitiertem Verhalten beitragen.

2.5 Fazit

Nicht pharmakologische und psychosoziale Interventionen, zu denen im weitesten Sinne auch museumsbasierte Angebote zu rechnen sind, können sich positiv auf die Alltagsfunktionen, das Kommunikationsverhalten, auf psychopathologische und Verhaltenssymptome sowie das emotionale Wohlbefinden und die Lebensqualität von Menschen mit Demenz auswirken. Gemäß der im Juli 2020 vom Bundeskabinett beschlossenen *Nationalen Demenzstrategie* soll die Ausrichtung von Kultur-, Sport- und Bildungsangeboten auf kommunaler Ebene auf die Belange von Menschen mit Demenz bundesweit intensiviert werden (BMFSFJ & BMG, 2020). Dies bedeutet die Öffnung bereits bestehender Angebote für Menschen mit Demenz und die zielgruppenspezifische Entwicklung weiterer Maßnahmen. Das in diesem Beitrag dargestellte Wissen um Wirkungen und Wirkfaktoren psychosozialer Interventionen kann dazu beitragen, diesem Ziel näherzukommen.

Literatur

Abraha, I., Rimland, J. M., Trotta, F. M., Dell›Aquila, G., Cruz-Jentoft, A., Petrovic, M., Gudmundsson, A., Soiza, R., O'Mahony, D., Guaita, A. & Cherubini, A. (2017). Systematic review of systematic reviews of non-pharmacological interventions to treat behavioural disturbances in older patients with dementia. The SENATOR-OnTop series. *BMJ Open, 7(3),* e012759.
Argstatter, H., Hillecke, T. K., Bradt, J. & Dileo, C. (2007). Stand der Wirksamkeitsforschung. Ein systematisches Review musiktherapeutischer Meta-Analysen. *Verhaltenstherapie und Verhaltensmedizin, 28(1),* 39–61.
Bernabei, V., De Ronchi, D., La Ferla, T., Moretti, F., Tonelli, L., Ferrari, B., Forlani, M. & Atti, A. R. (2013). Animal-assisted interventions for elderly patients affected by dementia or psychiatric disorders: A review. *Journal of Psychiatric Research, 47(6),* 762–773.
BMFSFJ (Bundesministerium für Familie, Senioren, Frauen und Jugend) & BMG (Bundesministerium für Gesundheit) (2020). *Nationale Demenzstrategie.* Zugriff am 09.08.2020 unter www.bmfsfj.de/blob/159762/5a16ea542c67ed29aa458b8c30a5ad82/200701-nationale-demenzstrategie-data.pdf.
DGPPN (Deutsche Gesellschaft für Psychiatrie und Psychotherapie, Psychosomatik und Nervenheilkunde) & DGN (Deutsche Gesellschaft für Neurologie) (2016). *S3-Leitlinie »De-*

menzen«. Revidierte Langversion, Januar 2016. Zugriff am 09.08.2020 unter www.awmf. org/uploads/tx_szleitlinien/038-013l_S3-Demenzen-2016-07.pdf.

Forbes, D., Forbes, S. C., Blake, C. M., Thiessen, E. J. & Forbes, S. (2015). Exercise programs for people with dementia. *The Cochrane Database of Systematic Reviews*, (4):CD006489.

Gates, N. J. & Sachdev, P. (2014). Is cognitive training an effective treatment for preclinical and early Alzheimer's disease? *Journal of Alzheimer's Disease, 42*, S551–S559.

Göhner, A., Hüll, M. & Voigt-Radloff, S. (2018). Nichtmedikamentöse Behandlung von Demenz in gerontopsychiatrischen Einrichtungen. *Zeitschrift für Gerontologie und Geriatrie, 51(2)*, 169–183.

Haberstroh, J., Neumeyer, K. & Pantel, J. (2011). *Kommunikation bei Demenz*. Berlin: Springer.

Haberstroh, J. & Pantel, J. (Hrsg.) (2011a). *Demenz psychosozial behandeln*. Heidelberg: AKA.

Haberstroh, J. & Pantel, J. (2011b). *Kommunikation bei Demenz – TANDEM Trainingsmanual*. Berlin: Springer.

Hillecke, T. & Wilker, F.-W. (2007). Ein heuristisches Wirkfaktorenmodell der Musiktherapie, *Verhaltenstherapie und Verhaltensmedizin, 28(1)*, 62–85.

Horden, P. (Hrsg.) (2000). *Music as medicine: the history of music therapy since antiquity*. Aldershot: Ashgate.

Karakaya, T., Pantel, J. & Fußer, F. (2014). Demenz und leichte kognitive Beeinträchtigung. In J. Pantel, J. Schröder, C. Bollheimer, C. Sieber & A. Kruse (Hrsg.), *Praxishandbuch Altersmedizin. Geriatrie – Gerontopsychiatrie – Gerontologie* (S. 299–330). Stuttgart: Kohlhammer.

Kastner, S. & Kilimann, I. (2016). Museumsbesuch auf Krankenschein? Museen zwischen Kunst und Therapie – eine Kontroverse. *demenz. Das Magazin, Thema: Kunst (er)leben, 36*, 56–59.

Kollak, I. (2016a). Fairy tale telling effects people with dementia. *Journal of General Practice, 4(4)*.

Kollak, I. (2016b). Yoga für Menschen mit Demenz. In I. Kollak (Hrsg.), Menschen mit Demenz durch Kunst und Kreativität aktivieren. Eine Anleitung für Pflege- und Betreuungspersonen (S. 165–190). Berlin: Springer.

Kolling, T., Baisch, S., Schall, A., Selic, S., Rühl, S., Kim, Z., Rossberg, H., Klein, B., Pantel, J., Oswald, F. & Knopf, M. (2016). What is emotional about emotional robotics? In S. Y. Tettegah & Y. E. Garcia (Hrsg.), *Emotions, Technology and Health* (S. 85–103). Amsterdam: Elsevier.

Kontos, P., Miller, K.-L., Mitchell, G. J. & Stirling-Twist, J. (2017). Presence redefined: The reciprocal nature of engagement between elder-clowns and persons with dementia. *Dementia, 16(1)*, 46–66.

Matura, S., Carvalho, A. F., Alves, G. S. & Pantel, J. (2016). Physical exercise for the treatment of neuropsychiatric disturbances in Alzheimer's dementia: Possible mechanisms, current evidence and future directions. *Current Alzheimer Research, 13(10)*, 1112–1123.

Mechler-Schönach, C. (2012). InSzene Kunsttherapie. In F. von Spreti, P. Martius & H. Förstl (Hrsg.), *Kunsttherapie bei psychischen Störungen* (S. 19–24). München: Urban & Fischer.

Moyle, W., Jones, C. J., Murfield, J. E., Thalib, L., Beattie, E. R. A., Shum, D. K. H., O'Dwyer, S. T., Mervin, M. C. & Draper, B. M. (2017). Use of a robotic seal as a therapeutic tool to improve dementia symptoms: a cluster-randomized controlled trial. *Journal of the American Medical Directors Association, 18(9)*, 766–773.

Pantel, J. (2017). Alzheimer-Demenz: Frühe Diagnostik – Frühe Therapie. *Consilium Themenheft, 1/2017*, 2–30.

Pantel, J. (2018). Pflegeheimversorgung. In F. Jessen (Hrsg.), *Handbuch Alzheimer-Krankheit: Grundlagen – Diagnostik – Therapie – Versorgung – Prävention* (S. 591–602). Berlin: De Gruyter.

Pantel, J., Oertel-Knöchel, V. & Banzer, W. (2017). Bewegung und psychische Gesundheit. In W. Banzer (Hrsg.), *Körperliche Aktivität und Gesundheit. Präventive und therapeutische Ansätze der Bewegungs- und Sportmedizin* (S. 319–340). Berlin: Springer.

Romero, B. (2004). Selbsterhaltungstherapie: Konzept, klinische Praxis und bisherige Ergebnisse. *Zeitschrift für Gerontopsychologie & -psychiatrie, 17(2)*, 119–134.

Rösler, A., Hofmann, W., von Renteln-Kruse, W., Flesch, P., Greuel, H. W., Hoffmann, J., Hofmann, W., Kopf, D., Meyer, A. K., Merk, B., Nehen, H. G., Püllen, R., Schwab, J. &

Weil, K. (2010). Spezialisierte Stationen zur Behandlung von akut erkrankten geriatrischen Patienten mit zusätzlichen kognitiven Beeinträchtigungen in Deutschland. *Zeitschrift für Gerontologie und Geriatrie, 43(4)*, 249–253.

Schall, A., Haberstroh, J. & Pantel, J. (2015). Time series analysis of individual music therapy in dementia. *GeroPsych, 28(3)*, 113–122.

Schall, A., Tesky, V. A., Adams, A.-K. & Pantel, J. (2018). Art museum-based intervention to promote emotional well-being and improve quality of life in people with dementia: The ARTEMIS project. *Dementia, 17(6)*, 728–743.

Schmitt, B. (2011). Kreative Therapieansätze 1: Kunst-, Theater- und Tanztherapie. In J. Haberstroh & J. Pantel (Hrsg.), *Demenz psychosozial behandeln* (S. 101–114). Heidelberg: AKA.

Schmitt, B. & Frölich, L. (2007). Kreative Therapieansätze in der Behandlung von Demenzen – eine systematische Übersicht. *Fortschritte der Neurologie – Psychiatrie, 75(12)*, 699–707.

Seitz, D. P., Brisbin, S., Herrmann, N., Rapoport, M. J., Wilson, K., Gill, S. S., Rines, J., Clair, K. L. & Conn, D. (2012). Efficacy and feasibility of nonpharmacological interventions for neuropsychiatric symptoms of dementia in long term care: A systematic review. *Journal of the American Medical Directors Association, 13(6)*, 503–506.e2.

Shibata, T. & Wada, K. (2011). Robot therapy: a new approach for mental healthcare of the elderly – a mini-review. *Gerontology, 57(4)*, 378–386.

Spring, J. A. (2016). Design of evidence-based gardens and garden therapy for neurodisability in Scandinavia: data from 14 sites. *Neurodegenerative Disease Management, 6(2)*, 87–98.

Tesky, V. A., Schall, A. & Pantel, J. (2015). Kunsttherapeutische Ansätze bei Menschen mit Demenz. *Musik-, Tanz- und Kunsttherapie, 26(2)*, 79–87.

Ueda, T., Suzukamo, Y., Sato, M. & Izumi, S.-I. (2013). Effects of music therapy on behavioral and psychological symptoms of dementia: a systematic review and meta-analysis. *Ageing Research Reviews, 12(2)*, 628–641.

van der Steen, J. T., van Soest-Poortvliet, M. C., van der Wouden, J. C., Bruinsma, M. S., Scholten, R. J. & Vink, A. C. (2017). Music-based therapeutic interventions for people with dementia. *The Cochrane Database of Systematic Reviews*, (5):CD003477.

Vasionyte, I. & Madison, G. (2013). Musical intervention for patients with dementia: a meta-analysis. *Journal of Clinical Nursing, 22(9–10)*, 1203–1216.

Voigt-Radloff, S. (2011). Ergotherapie bei Demenz. In J. Haberstroh & J. Pantel (Hrsg.), *Demenz psychosozial behandeln* (S. 135–149). Heidelberg: AKA.

Wada, K., Shibata, T., Musha, T. & Kimura, S. (2008). Robot therapy for elders affected by dementia. *IEEE Engineering in Medicine and Biology Magazine, 27(4)*, 53–60.

Wild, B., Wetzel, P., Gottwald, U., Buchkremer, G. & Wormstall, H. (2007). Clowns in der Psychiatrie? *Der Nervenarzt, 78(5)*, 571–574.

3 Museen als Orte kultureller Teilhabe für Menschen mit Demenz – Entwicklungen und Bedingungen

3.1 Museumsangebote für Menschen mit Demenz: Entstehungsgeschichte und Forschungsstand

Claudia Kaiser & Arthur Drewniok

> In Museen und an anderen Orten in Deutschland haben sich inzwischen kunst- und kulturbezogene Angebote für Menschen mit Demenz etabliert. Nationale und internationale Studien zeigen, dass kunsttherapeutische Ansätze bei Menschen mit Demenz eine Reihe positiver Wirkungen haben. Hierzu zählen die Steigerung von Aktivität, Aufmerksamkeit und Engagement, die Verbesserung von Stimmung und Wohlbefinden sowie positive Wirkungen auf die Interaktion zwischen Teilnehmenden und ihren Angehörigen. Kunst- und kulturbezogene Angebote sollten daher als wirksame psychosoziale Interventionen für Menschen mit Demenz eine stärkere Anerkennung und Unterstützung erfahren.

Einleitung

Schätzungsweise 1,7 Millionen Menschen ab 65 Jahren sind in Deutschland an einer Form der Demenz erkrankt (Bickel, 2018). Demenzerkrankungen führen aufgrund der Betreuungsintensität, Tabuisierung und Stigmatisierung häufig zu einem Rückzug der erkrankten Personen und ihrer Angehörigen aus dem gesellschaftlich-kulturellen Leben bis hin zu sozialer Isolation. Doch gerade die Teilhabe am sozialen Leben kann zu einer Erhaltung der Alltagsressourcen, der Normalität, des Wohlbefindens und der Lebensqualität der Beteiligten beitragen und sich positiv auf den Krankheitsverlauf auswirken (World Health Organization, 2019). In den letzten Jahren gewinnen zudem kunsttherapeutische Ansätze als gezielte psychosoziale Interventionen bei Demenz an Bedeutung (Menzen, 2008; Ganß, 2012; Kollak, 2016; DGPPN & DGN, 2016). Museen können als öffentliche Orte kultureller und kunstbezogener Aktivitäten Menschen mit Demenz Teilhabe und soziale Kontakte sowie sinnerfüllende Betätigung ermöglichen, die Lebensqualität und das Wohlbefinden der Betroffenen steigern, die Beziehungsqualität verbessern und Angehörige entlasten.

In diesem Beitrag sollen die Entwicklung von Museumsangeboten für Menschen mit Demenz nachgezeichnet und Forschungsergebnisse zu ihrer Wirksamkeit vorgestellt werden. Dazu werden zunächst Pionierprojekte aus dem In- und Ausland sowie eine vergleichende Übersicht aktueller Umsetzungen in deutschen Museen präsentiert. Im zweiten Teil wird der Forschungsstand zu den Effekten und Wirkungen der Vermittlungsangebote skizziert. Der Beitrag schließt mit einem Ausblick auf die zukünftige Bedeutung museumspädagogischer Vermittlungsprogramme für Menschen mit Demenz.

Museumsangebote für Menschen mit Demenz: Pioniere im In- und Ausland

Das wohl erste und international bekannteste Projekt zur Kunstvermittlung für Menschen mit Demenz wurde bereits 2003 am *Museum of Modern Art (MoMA)* in New York initiiert. Dabei wurden unterschiedliche Formen der Vermittlung erprobt, insbesondere Einzel- und Gruppenangebote in den Museumsräumen, aber auch Outreach-Angebote in stationären Einrichtungen der Altenhilfe. Bei den regelmäßig angebotenen Programmen im Museum, die sich an Menschen mit leichter Demenz und Begleitpersonen richteten, wurden Phasen der Kunstbetrachtung mit anschließender künstlerisch-produktiver Betätigung verbunden. Die wissenschaftliche Begleitung des Projektes hat zahlreiche positive Effekte des Programms auf die Beteiligten belegt (Adams, Cotter & Audience Focus, 2011). Ein im Anschluss entwickeltes Manual enthält Handlungsempfehlungen für die Planung und Durchführung von Kunstvermittlungsprogrammen für Menschen mit Demenz in Museen (Rosenberg, Parsa, Humble & McGee, 2009).

Das MoMA Alzheimer-Projekt und die US-amerikanische Organisation ARTZ Artists for Alzheimerʼs haben nicht nur zahlreiche Museen in den USA, sondern auch weltweit inspiriert. So wurden die Anregungen u.a. vom *Irish Museum of Modern Art* und der *Butler Gallery* in Irland aufgegriffen. Dort wurde im Rahmen des Projekts *Azure* (Age & Opportunity, 2012) sowohl ein offenes Angebot für Menschen mit Demenz und Angehörige als auch ein Angebot für Menschen mit Demenz und Begleitpersonen aus stationären Pflegeeinrichtungen konzipiert, bei dem Phasen der interaktiven Kunstbetrachtung mit einem anschließenden Kaffeetrinken verbunden wurden. Im Rahmen des ebenfalls vom MoMA inspirierten Pilotprojekts *Arts 4 Dementia's London Arts Challenge* fanden im Jahr 2012 an insgesamt 17 Londoner Kultureinrichtungen, darunter sieben Museen, ressourcenorientierte Angebote für Menschen mit Demenz statt, die zwischen drei und zehn Wochen dauerten. Parallel dazu wurden Weiterbildungsworkshops angeboten (Franklin Gould, 2013). In Großbritannien sind kunst- und museumsbasierte Angebote inzwischen weit verbreitet und werden von Allgemeinärzten auch als soziale Interventionen auf Rezept (*social prescription*) verschrieben (Thomson, Locyer, Camic & Chatterjee, 2018). Das *Louvre Museum* in Paris bietet seit kurzem auch zugehende Angebote für Menschen mit psychischen Erkrankungen, darunter auch Menschen mit Demenz in Krankenhäusern an, bei denen Kunstwerke als Kopien und Replikationen eingesetzt werden (Monsuez et al., 2019).

In Deutschland war u.a. das *Lehmbruck Museum Duisburg* Vorreiter bei der Entwicklung eines Vermittlungsangebotes für Menschen mit Demenz (Kastner & Winkler, 2008). Im Mittelpunkt des im Jahr 2007 begonnenen und kontinuierlich weiterentwickelten Projekts *Kultur trifft Demenz* stehen die gemeinsame Betrachtung und sinnliche Erfahrung der ausgestellten Skulpturen des 20. Jahrhunderts. Die thematisch ausgerichteten Führungen sollen v. a. positive emotionale Inhalte ansprechen und den demenziell erkrankten Menschen so ermöglichen, unter Umständen lang zurückliegende Ereignisse in den Bereich der bewussten Erinnerung zu bringen. Neben offenen Führungen für Menschen mit Demenz und ihre Angehörigen arbeitet das Lehmbruck Museum auch eng mit stationären Altenhilfeeinrichtungen der Region zusammen (Winkler-Rufenach & Kastner, 2010).

Von Oktober 2012 bis Oktober 2015 wurde in Kooperation mit dem Lehmbruck Museum Duisburg eine vom Bundesministerium für Bildung und Forschung geförderte Studie unter dem Titel *Entwicklung eines Modells zur gesellschaftlichen Teilhabe von Menschen mit Demenz im Museumsraum* durchgeführt (Ganß, Kastner & Sinapius, 2016a, 2016b). Bis zur Aufnahme der Studie waren im Lehmbruck Museum Duisburg bereits 80 Führungen für Menschen mit Demenz erfolgreich durchgeführt worden und über Schulungen an andere Museen in Deutschland weitergegeben worden. Im Rahmen der Studie wurden nun systematisch Kriterien für diese spezielle Form der Kunstvermittlung eruiert und in ein Modell überführt, das den Fokus auf Umsetzungs- und Implementierungsprozesse in Museen, die bisher keine oder nur marginale Erfahrung in diesem Themenfeld aufwiesen, legt. Ganß, Kastner und Sinapius sehen das Ziel von Angeboten für Menschen mit Demenz in Museen vor allem im sinnlichen Erleben bzw. Erlebnis, da Menschen mit Demenz auch bei Verlust ihrer verbalen Ausdrucksmöglichkeit offen und empfänglich für eine emotionsorientierte Kommunikation bleiben (ebd., 2016a, 2016b). Unter aktiver Einbeziehung von Menschen mit Demenz wurde zudem im Projekt *RuhrKunstMuseen sinnlich erleben*, das im Rahmen des Bundesmodellprogramms *Lokale Allianzen für Menschen mit Demenz* gefördert wurde, ein Netzwerk zwischen elf Kunstmuseen und zehn sozialen Partnern im Ruhrgebiet aufgebaut (Ganß & Kastner, 2017).

Am *Städel Museum* in Frankfurt wird das Vermittlungsprogramm ARTEMIS angeboten, das sich aus einer einstündigen thematischen Führung im Rahmen der Sammlung des Museums und anschließender kreativer Arbeit mit verschiedenen künstlerischen Techniken im Atelier zusammensetzt. Die Intervention richtet sich an Personen mit einer leichten bis mittelgradigen Demenz und ihre Angehörigen und findet als Gruppenangebot zweimal in einem zweiwöchigen Rhythmus statt. Die visuellen Impulse, Diskussionen über Kunst und das eigene kreative Gestalten sollen das Erinnerungsvermögen und Kommunikationsverhalten der Teilnehmer anregen. Zudem soll das persönliche Wohlbefinden verbessert werden. Das Vermittlungsangebot beruht auf einer zweijährigen Pilotstudie (*ARTEMIS – Art Encounters: A Museum Intervention Study*), in der das Städel Museum und der Arbeitsbereich Altersmedizin der *Goethe-Universität Frankfurt am Main* die therapeutischen Potenziale von interaktiven Auseinandersetzungen mit Kunst für Menschen mit Demenz untersucht haben (Tesky, Schall & Pantel, 2015; Schall, Tesky, Adams & Pantel, 2018 – u. a. ▶ Kap. 5.2).

Ein auf die Verbindung von Kunst und sprachlichem Ausdruck fokussierendes Projekt sind die *Aufgeweckten Kunst-Geschichten*, die von Karin Wilkening zunächst in Wolfenbüttel und später in Museen in Italien und der Schweiz erprobt und umgesetzt wurden (Oppikofer, Nieke & Wilkening, 2015). Das Vermittlungsangebot ist durch die von Anne Davis Basting (Basting, 2009) entwickelte und lizensierte TimeSlips-Methode inspiriert, die für den Einsatz im Museum adaptiert wurde. Bei den unter anderem im *Kunsthaus Zürich* angebotenen Sitzungen für Menschen mit Demenz wird durch Assoziationen der Teilnehmenden zu einem ausgewählten Kunstwerk in einer moderierten Gruppeninteraktion eine gemeinsame Geschichte entwickelt. Damit werden Erinnerungen, Wahrnehmungen und Vorstellungen der Teilnehmenden stimuliert und in eine literarische Form gebracht. Am Ende entsteht eine kollektive, kreative und einzigartige Interpretation eines Werkes, die zu einer verstärkten Kompetenzwahrnehmung und einer Förderung von Ausdruck und sozialer Interaktion der Teilnehmenden mit Demenz führt. Oppikofer, Kündig und Loizeau (Oppikofer et al., 2016) zeigen, unter welchen strukturellen und personalen Bedingungen die *TimeSlips*-Methode im Rahmen von Museumsangeboten umgesetzt werden kann. Das Konzept wird seit 2013 auch regelmäßig am *Herzog Anton Ulrich-Museum* (HAUM) in Braunschweig unter dem Titel *TimeSlips: Kreatives Geschichtenerzählen im Museum* sowohl für Menschen mit geistiger Behinderung (Schultz, 2018) als auch für Menschen mit Demenz (Weiss, 2017) durchgeführt.

Während alle bislang vorgestellten Vermittlungsangebote an Kunstmuseen und Galerien entwickelt und umgesetzt wurden, zielt das von 2017 bis 2020 vom *Kompetenzzentrum Ressourcenorientierte Alter(n)sforschung* der Hochschule Niederrhein wissenschaftlich begleitete Projekt *Demenz inklusive – Vernetzte Erinnerungskultur im Monforts-Quartier* (Sozial-Holding der Stadt Mönchengladbach) auf die Zusammenarbeit mit einem Technikmuseum (Kaiser & Drewniok, 2020). Im Mittelpunkt steht das *TextilTechnikum*[21] der Stadt Mönchengladbach, das in der Werkshalle einer ehemaligen Textilfabrik im denkmalgeschützten Monforts-Quartier untergebracht ist. In themenspezifischen Gruppenführungen werden Menschen mit Demenz (überwiegend aus stationären Altenhilfeeinrichtungen) mit allen Sinnen an die textile Vergangenheit der Region herangeführt und zu biografisch verorteten, persönlichen Erinnerungen angeregt. Im Vorfeld werden *Erinnerungsbegleiter*innen* zu den Themen Textilgeschichte, Biografiearbeit und Demenz von den Projektmitarbeitenden geschult. Sie haben die Aufgabe, die Teilnehmenden auf die Veranstaltung vorzubereiten, sie zur Führung zu begleiten, während der Führung zu unterstützen und im Nachgang das Erlebte einzuordnen oder – im Kontext stationärer Einrichtungen – auch in den Alltag zu überführen. Die im Rahmen des Projektes entwickelte und erprobte Qualifizierung ist als Fortbildung für Betreuungskräfte in stationären Einrichtungen nach § 53c SGB XI anerkannt und steht auch allen interessierten Menschen, z. B. ehrenamtlich Engagierten, offen.

Expansion in Deutschland

Neben diesen beispielhaft vorgestellten Modellprojekten haben sich mittlerweile in zahlreichen Museen und an vielen Orten in Deutschland Angebote für Menschen mit Demenz mit und ohne Angehörige etabliert. Bei einer bundesweiten Recherche

---

21 https://textiltechnikum.de/, Zugriff am 22.09.2020.

wurden insgesamt knapp 80 Museen mit spezifischen Angeboten zur Förderung der kulturellen Teilhabe von Menschen mit Demenz identifiziert (Kaiser, Drewniok & Grummert, 2018). Dabei kristallisierten sich unterschiedliche Zugänge und Konzepte heraus:

- Die mit Abstand am häufigsten vertretene Museumssparte ist die der Kunstmuseen. Dies mag darauf zurückzuführen sein, dass einflussreiche Good-Practice-Beispiele kunstspezifische Angebote darstellen und diese nicht direkt auf naturkundliche oder technische Museen sowie Heimatmuseen übertragbar sind. Letztere bieten jedoch viele Anknüpfungspunkte, um Menschen mit Demenz einen erlebnis- und biografieorientierten Zugang zu Exponaten zu verschaffen (z. B. Zeche Nachtigall Witten, Leder- und Gerbermuseum Mülheim an der Ruhr, Technikmuseum Freudenberg, Bielefelder Bauernhausmuseum).
- Der überwiegende Teil der Museen stellt Vermittlungsangebote für Menschen mit Demenz als offenes Angebot zur Verfügung, welches sich an einzelne Interessenten richtet. Dabei setzen fast alle Angebote voraus, dass die Menschen mit Demenz von Angehörigen oder anderen Begleitpersonen unterstützt werden. Nur wenige Projekte stellen den Teilnehmenden (ehrenamtliche) Begleitungen zur Seite. Feste Gruppen, die zum Beispiel über die örtlichen Alzheimer-Gesellschaften oder Pflegeeinrichtungen angemeldet werden, sind nach Vereinbarung in nahezu jedem Museum, das entsprechende Angebote bereitstellt, willkommen.
- Bei vielen Museumsangeboten ist der Rundgang durch die Ausstellung und die rezeptive Auseinandersetzung mit thematisch ausgewählten Exponaten prägend. Weniger häufig wird die Führung mit einer praktischen Vertiefung der Thematik durch eigenständiges kreatives Gestalten verbunden. Praktische Umsetzungen werden dabei in eigenen Atelierräumen durch Museumspädagog*innen angeleitet (z. B. Kunsthalle Bielefeld; Bundeskunsthalle Bonn; Städel Museum Frankfurt a. M.). Nur in Einzelfällen werden bislang demenzspezifische *Outreach*-Formate angeboten, bei denen die Fachkräfte z. B. Gruppen in stationären Altenpflegeeinrichtungen besuchen, eine Auswahl an Exponaten vorstellen und eine Thematik ggf. durch künstlerisch-praktische Auseinandersetzung vertiefen.
- Häufig nutzen Museen ein geselliges Kaffeetrinken zu Beginn des Vermittlungsangebots, um den Teilnehmenden die Gewöhnung an die Gruppensituation und die fremde Umgebung zu erleichtern und sicherzustellen, dass das Angebot auch mit eventuellen Nachzüglern gemeinsam begonnen werden kann. In einigen Fällen findet das Kaffeetrinken als Ausklang im Museumscafé bzw. an gedeckter Kaffeetafel im Atelier als gleitender Übergang in den Alltag statt.

Studien zur Wirksamkeit von museumsbezogenen Vermittlungsangeboten

Während die ersten museumsbezogenen Vermittlungsprogramme für Menschen mit Demenz in der Regel begleitend evaluiert wurden, liegen mittlerweile vor allem im angelsächsischen Raum, aber auch in Deutschland, erste randomisierte und kontrollierte Studien zur Wirksamkeit kunst- und museumsbasierter Interventionen sowie Studien zu deren Implementierung vor.

In einer Übersichtsarbeit vergleichen Tesky, Schall und Pantel (Tesky et al., 2015) acht Studien aus dem englischsprachigen Raum. Auch wenn die Studien einige Limitationen aufweisen (u. a. unreliable Messinstrumente, das Fehlen von Kontrollgruppen, geringe Stichprobengrößen und kurze Interventionszeiträume ohne Nachfolgeuntersuchungen), so zeigen sie, dass unterschiedliche kunsttherapeutische Ansätze bei Menschen mit Demenz eine Reihe positiver Wirkungen haben. Einige Studien berichten eine Aktivierung der teilnehmenden Personen mit Demenz, insbesondere durch Steigerung ihrer Aufmerksamkeit und des Engagements (MacPherson, Bird, Anderson, Davis & Blair, 2009; Musella et al., 2009; Eekelaar, 2011; Camic, Tischler & Pearman, 2014). Ein häufiger Effekt scheinen auch eine verbesserte Stimmung sowie ein gesteigertes Wohlbefinden der Teilnehmenden zu sein (Rosenberg, Parsa, Humble & McGee, 2009; Musella et al., 2009; Eekelaar, 2011). Darüber hinaus weisen die Studienergebnisse auf eine Steigerung von Interaktion und Erleben eigener Kompetenzen hin (Rosenberg et al.,2009; MacPherson et al., 2009; Camic et al., 2014) sowie auf eine verbesserte Beziehung der teilnehmenden Personen mit Demenz zu ihren Angehörigen (Camic et al., 2014; Rosenberg et al., 2009). In ihrem eigenen Praxisforschungsprojekt ARTEMIS wählten Schall et al. (Schall et al., 2018) ein randomisiertes Wartekontrollgruppendesign mit Prä-, Post- und Follow-up-Screening, videogestützten Beobachtungen sowie Befragungen der Beteiligten (▶ Kap. 5.2). Sie berichten positive Effekte der Intervention auf das Wohlbefinden der beteiligten Menschen mit Demenz, positive Effekte im Hinblick auf verhaltensbezogene und psychologische Symptome wie Depressivität oder Apathie sowie signifikante Verbesserungen des emotionalen Wohlbefindens unmittelbar nach den Sitzungen, insbesondere nach denjenigen mit biografischem Bezug.

In einer weiteren Übersichtsarbeit argumentiert Schneider (Schneider, 2018), dass Studien zur Wirksamkeit systematischer die Kontextfaktoren der Vermittlungsangebote berücksichtigen müssten. So unterscheiden sich die Angebote nach der Vermittlungsform (Kunstrichtung, rezeptiv-praktisch), Vermittlungsdauer (einmalig/regelmäßig; festes oder lockeres Gruppenangebot), der Zielgruppe (Menschen mit Demenz und/oder Angehörige; unterschiedliche Stadien der Demenz) oder den Vermittlern und Moderatoren (Museumspädagog*innen oder geschulte Ehrenamtliche mit unterschiedlichen Kenntnissen und Zugängen). Während die meisten Interventionsstudien keine signifikanten Verbesserungen der kognitiven Leistungsfähigkeit der Menschen mit Demenz belegen, so zeigen sich doch auch laut Schneider Verbesserungen der Lebensqualität der Menschen mit Demenz durch direkte Effekte (emotionale Ausgeglichenheit, Verringerung von Apathie, Verbesserung der Stimmung) und indirekte Effekte (Entlastung und Stärkung der Angehörigen, Verbesserung der Beziehungsqualität und Kommunikation zwischen Menschen mit Demenz und der Begleitperson sowie Sensibilisierung der Öffentlichkeit). Auch wenn kaum langfristige direkte Effekte der Vermittlungsangebote bei Menschen mit Demenz nachgewiesen werden könnten, so rechtfertigen sowohl das positive Erleben im Moment der Intervention als auch die indirekten Effekte den Einsatz und Ausbau kunst- und museumsbasierter Angebote für Menschen mit Demenz.

Ausblick

Deutschland hat im Jahr 2009 die UN-Behindertenrechtskonvention (UN-BRK) ratifiziert, in der sich die Vertragsstaaten u. a. dazu verpflichten, geeignete Maßnahmen zu treffen, um Menschen mit Behinderungen, und dazu zählen auch Menschen mit Demenz, eine unabhängige Lebensführung und die volle Teilhabe in allen Lebensbereichen zu ermöglichen. Art. 30 UN-BRK konkretisiert dies für die Teilhabe am kulturellen Leben. Demnach erkennen die Vertragsstaaten das Recht von Menschen mit Behinderungen an, gleichberechtigt mit anderen am kulturellen Leben teilzunehmen, und treffen alle geeigneten Maßnahmen, um sicherzustellen, dass Menschen mit Behinderungen Zugang zu kulturellem Material, zu kulturellen Aktivitäten sowie zu Orten kultureller Darbietungen oder Dienstleistungen, wie z. B. Theatern und Museen haben (Beauftragte der Bundesregierung für die Belange behinderter Menschen, 2017). Museen sind demnach als Orte kultureller Aktivitäten gehalten, Maßnahmen für eine (bessere) Teilhabe von Menschen mit Behinderung zu ergreifen. Dies gilt zum einen in Bezug auf Zugänglichkeit und Barrierefreiheit bzw. -armut, zum anderen auch in Bezug auf die Themen, Zielgruppen, Objektauswahl und Methoden der Museumsangebote (Ganß et al., 2016). Somit steigen die Anreize für Museen, sich noch stärker als bisher für die Zielgruppe von Menschen mit Demenz und ihren Angehörigen zu öffnen. Gelingen kann dies allerdings nur, wenn kunst- und kulturbezogene Angebote als wirksame psychosoziale Interventionen für Menschen mit Demenz auch eine entsprechende Anerkennung und finanzielle Unterstützung erfahren.

Literatur

Adams, M. & Cotter, N., Audience Focus, Inc. (2011). *The impact of the development of museum programs for people affected by Alzheimer's disease or dementia*. The Museum of Modern Art. Audience Focus. Zugriff am 30.01.2020 unter www.moma.org/momaorg/shared/pdfs/docs/meetme/Resources_AudienceFocus_Evaluation.pdf.

Age & Opportunity (2012). *Azure. Exploring greater inclusion of people with dementia in museums and galleries in Ireland. Pilot Evaluation 2012.* Zugriff am 30.01.2020 unter https://artsforhealthwestcork.com/2017/wp-content/uploads/2017/04/Azure.pdf.

Basting, A. D. (2009). Forget memory. Creating better lives for people with dementia. Baltimore: Johns Hopkins Univ. Press.

Beauftragte der Bundesregierung für die Belange behinderter Menschen (2017). UN-Behindertenrechtskonvention – Übereinkommen über die Rechte von Menschen mit Behinderungen. O. V.: Berlin.

Bickel, H. (2018). *Die Häufigkeit von Demenz-Erkrankungen. Informationsblatt 1. Berlin: Deutsche Alzheimer Gesellschaft.* Zugriff am 30.01.2020 unter www.deutsche-alzheimer.de/fileadmin/alz/pdf/factsheets/infoblatt1_haeufigkeit_demenzerkrankungen_dalzg.pdf.

Camic, P. M., Tischler, V. & Pearman, C. H. (2014). Viewing and making art together: a multisession art-gallery-based intervention for people with dementia and their carers. *Aging & mental health, 18* (2), 161–168.

Deutsche Gesellschaft für Psychiatrie und Psychotherapie, Psychosomatik und Nervenheilkunde (DGPPN) & Deutsche Gesellschaft für Neurologie (DGN) in Zusammenarbeit mit der Deutschen Alzheimer Gesellschaft e.V. – Selbsthilfe Demenz (2016). *S3-Leilinie »Demenzen«*. Zugriff am 20.09.2020 unter www.dgppn.de/_Resources/Persistent/ade50e44afc7eb8024e7f65ed3f44e995583c3a0/S3-LL-Demenzen-240116.pdf.

Eekelaar, C. (2011). *Art Gallery-based interventions in dementia care.* Doctoral Thesis. Canterbury Christ Church University. Zugriff am 30.01.2020 unter http://create.canterbury.ac.uk/10460/.

Franklin Gould, V. (2013). Reawakening the mind. Evaluation of Arts 4 Dementia's London Arts Challenge in 2012: Arts interventions to re-energise and inspire people in the early stages of dementia and their carers. London. Zugriff am 30.01.2020 unter https://arts4dementia.org.uk/wp-content/uploads/2017/09/Reawakening_the_Mind-2.pdf.

Ganß, M. (2012). Demenz-Kunst und Kunsttherapie. Künstlerisches Gestalten zwischen Genius und Defizit: Künstlerisches Gestalten zwischen Genius und Defizit. Stuttgart: Demenz Support Stuttgart.

Ganß, M., Kastner, S. & Sinapius, P. (2016a). Entwicklung eines Modells zur gesellschaftlichen Teilhabe von Menschen mit Demenz im Museum. In A. Fricke & T. Hartogh (Hrsg.), *Forschungsfeld Kulturgeragogik* (S. 425–446). München: kopaed.

Ganß, M., Kastner, S. & Sinapius, P.(2016b). *Kunstvermittlung für Menschen mit Demenz. Kernpunkte einer Didaktik.* Hamburg, Potsdam, Berlin: HPB University Press.

Ganß, M. & Kastner S. (2017). Von Kunst verstehen wir auch was! Museumsprojekt Duisburg-Betroffene mischen mit. In Demenz Support Stuttgart (Hrsg.), *Beteiligtsein von Menschen mit Demenz. Praxisbeispiele und Impulse* (S. 84–92). Frankfurt: Mabuse.

Kaiser, C., Drewniok, A. & Engel, H. (2020). Abschlussbericht zur wissenschaftlichen Begleitung des Projektes »Demenz inklusive – Vernetzte Erinnerungskultur im Monforts-Quartier«. Mönchengladbach: REAL.

Kaiser, C., Drewniok, A. & Grummert, K. (2018). Wissenschaftliche Begleitung im Projekt »Demenz Inklusive – Vernetzte Erinnerungskultur im Monforts Quartier«. Ergebnisse Arbeitspaket 1 – Anschluss an den wissenschaftlichen und praxisorientierten Diskurs. Mönchengladbach: REAL.

Kastner, S. & Winkler, F. (2008). Emotionen gegen das Vergessen. Menschen mit Demenz erleben Kunst im Museum. *Standbein, Spielbein*, (82), 32–37.

Kollak, I. (2016). Menschen mit Demenz durch Kunst und Kreativität aktivieren: Eine Anleitung für Pflege- und Betreuungspersonen. Berlin, Heidelberg: Springer.

MacPherson, S., Bird, M., Anderson, K., Davis, T. & Blair, A. (2009). An art gallery access programme for people with dementia: ›you do it for the moment‹. *Aging & mental health*, 13 (5), 744–752.

Menzen, K.H. (2008). *Kunsttherapie mit altersverwirrten Menschen.* München: Ernst Reinhardt Verlag.

Monsuez, J.-J., François, V., Ratiney, R., Trinchet, I., Polomeni, P., Sebbane, G., Muller, S., Litout, M., Castagno, C. & Frandji, D. (2019). Museum moving to inpatients: Le Louvre à l'hôpital. *International Journal of Environmental Research and Public Health*, 16, 206.

Musella, O., Carloni, A., De Marino, L., Di Bartolo, E., Gaeta, G., Di Maggio, P. & Fasanaro, A. M. (2009). Visual art improves communication and behaviour of AD patients. In A. Fisher & I. Hanin (ed.), *New Trends in Alzheimer and Parkinson Related Disorders: ADPD 2009. Collection of Selected Free Papers from the 9th International Conference on Alzheimer's and Parkinson's Disease AD/PD* The 9th International Conference on. Prag, 11–15 März (S. 15–20). Bologna: MEDIMOND.

Oppikofer, S., Kündig, Y. & Loizeau, A. (2016). Aufgeweckte Kunst-Geschichten – Menschen mit Demenz auf Entdeckungsreise im Museum. Ein Interventionsprojekt des Zentrums für Gerontologie der Universität Zürich. In A. Fricke & T. Hartogh (Hrsg.), *Forschungsfeld Kulturgeragogik* (S. 447–463). München: kopaed.

Oppikofer, S., Nieke, S. & Wilkening, K. (Hrsg.). (2015). Aufgeweckte Kunst-Geschichten – Menschen mit Demenz auf Entdeckungsreise im Museum; das Buch zum Projekt. Zürich: Univ. Zentrum für Gerontologie.

Rosenberg, F., Parsa, A., Humble, L. & McGee, Ca. (2009). meetme – Making art accessible to people with dementia – Research: NYU Center of Excellence for Brain Aging and Dementia. New York: The Museum of Modern Art. Zugriff am 30.01.2020 unter www.moma.org/visit/accessibility/meetme/_assets/momaorg/shared/pdfs/docs/meetme/MeetMe_FULL.pdf.

Schall, A., Tesky, V.A., Adams, A.-K. & Pantel, J. (2018). Art museum-based intervention to promote emotional well-being and improve quality of life in people with dementia. The ARTEMIS project. *Dementia, 17(6)*, 728–743.

Schneider, J. (2018). The Arts as a Medium for care and self-care in dementia: arguments and evidence. *International Journal of Environmental Research and Public Health, 15*, (1151), o. S.

Schultz, R. (2018). TimeSlips und Biografiearbeit: Ein Braunschweiger Projekt zur Kulturellen Teilhabe für und mit Menschen mit Beeinträchtigungen am Herzog Anton Ulrich-Museum. O. V.: Braunschweig.

Tesky, V. A., Schall, A. & Pantel, J. (2015). Kunsttherapeutische Ansätze bei Menschen mit Demenz: Übersicht zum aktuellen Forschungsstand und Ausblick. *Musik-, Tanz- und Kunsttherapie, 26* (2), 79–87.

Thomson, L. J, Locyer, B., Camic, P. M. & Chatterjee, H. J. (2018). Effects of a museum-based social prescription intervention on quantitative measures of psychological wellbeing in older adults. *Perspectives in Public Health, 138* (1), 28–38.

Weiss, S. (2017). TimeSlips und Biografiearbeit – Aufgeweckte Kunstgeschichten – mit Demenz Bilder neu entdecken – Modellprojekt des Herzog Anton Ulrich-Museums. O. V.: Braunschweig.

World Health Organization (2019). *Risk reduction of cognitive decline and dementia – WHO Guidelines*. Genf. Zugriff am 30.01.2020 unter www.who.int/mental_health/neurology/dementia/guidelines_risk_reduction/en/.

Winkler-Rufenach, F. & Kastner, S. (2010). Museumsarbeit für Menschen mit Demenz im Wilhelm Lehmbruck Museum. In K. de Groote & A. Fricke (Hrsg.), *Kulturkompetenz 50+ – Praxiswissen für die Kulturarbeit mit Älteren* (S. 105–114). München: kopaed.

3.2 Von exklusiven Zielgruppen zum inklusiven Denken. Soziale Kunst- und Kulturprogramme als Motoren für institutionelle Entwicklung am Beispiel des Van Abbemuseums, Eindhoven

Daniel Neugebauer

»Imagine the world otherwise.« Dieses Zitat von Museumsdirektor Charles Esche fasst die Quintessenz des Vermittlungsansatzes zusammen: Die Gegenwart muss einer kritischen Analyse unterzogen werden, um Utopien für die Zukunft entwickeln zu können. Kritische Vermittlung ist ein Werkzeug, das Dekonstruktion und Transformation miteinander verbinden kann.

Einleitung: Das Museum als gesellschaftliches Testfeld für Utopien

Fast alle gesellschaftlichen Bereiche in hochtechnisierten Gesellschaften sind so organisiert, dass sie sich selbst reproduzieren. In Alternativen und Utopien zu denken, bleibt zumeist ein Privileg, denn es ist zeit- und ressourcenaufwendig und mitunter auch riskant, nichterprobte Wege einzuschlagen. Museen können eine Testumgebung für neue Ideen sein. In innovativen Bild- und Materialwelten wurden und werden in Museen Utopien physisch erlebbar gemacht: Von den ersten Ausstellungen in einem komplett weißen Raum, dem sogenannten *White Cube*, der Ende des 19. Jahrhunderts populär wurde und die Bedeutung der Kunstwerke außerhalb ihrer Materialität verortete, über das Experiment im Moderna Museet in Stockholm im Jahr 1968, Museumsräume in Spielplätze zu verwandeln, um darin Kinder ohne Regelwerk agieren zu lassen, bis hin zu dem, was momentan oft als »immersive Kunst« im analogen und digitalen Raum stattfindet und die Verschmelzung von Personen mit Ideen erwirken möchte.[22] Der *White Cube* wurde ein erfolgreiches Modell, weil er sich verschiedenen Nutzungen leicht anpassen lässt, eine Politik der Freiräume und Reformpädagogik wurde nie zum Mainstream (auch das Stockholmer Experiment ging schief und musste abgebrochen werden), die Debatte über Immersion als Wohlfühlkunst oder Eintrittstor in neue Realitäten dauert noch an.

Viele Museen sind längst Teil einer kommerzialisierten Entertainmentindustrie geworden. Das kann durchaus positive Effekte haben, weil auf diese Weise eine größere soziale und altersmäßige Vielfalt an Besucher*innen erreicht wird und man dies als inkludierende Tendenz beschreiben kann. Was aber oft fehlt, ist eine Reflexion über die Strukturen, Strategien und Adressat*innen von Inklusion, eine kritische Haltung gegenüber dem Missverständnis, dass Inklusion eine Bewegung Richtung Mainstream sein sollte. Deshalb ist es umso wichtiger, dass engagierte Museen ihre Rolle als Labor für alternative und kritische Denk- und Lebensentwürfe stärker ausspielen, dass sie Bilder und Situationen produzieren, die über das alltäglich Erlebte hinausgehen. Dazu gehört, dass sich politische und soziale Utopien, die in Kunstwerken angelegt sind, auch in die Architektur, die Infrastruktur und das Leitbild eines Museums übertragen. Kulturelle Bildung muss als Praxis der Annäherung von Denken und Handeln gesehen werden, also als Konsequenz einer politischen, sozialen und philosophischen Haltung – nicht umsonst wurde kulturelle Bildung als Reaktion auf die schockierend schlechten Ergebnisse der Pisa-Studien (2004/2005) sehr populär. Es wurde deutlich, dass die Schule Partnerschaften benötigt, um, verkürzt gesagt, Individuen mit Wissen und Werten auszustatten.

Die Qualität eines Museums lässt sich demnach mehr und mehr anhand der Kongruenz zwischen Denken und Tun ablesen. Will ein Museum soziale Utopien in einer Ausstellung zeigen, bietet aber rollstuhlnutzenden Menschen nicht die Möglichkeit, selbstständig Türen zu öffnen, wird die Ausstellung eigentlich ad absurdum

---

22 In Deutschland waren das ZKM in Karlsruhe (2014) und die re:publica (2016) die ersten Institutionen, die sich dem Thema eingehend widmeten (z. B.: https://zkm.de/media/file/de/moments_kunstvermittlung_online.pdf oder https://re-publica.com/de/tags/immersive-arts?page=1)

geführt. Mit diesem *double-bind* (Castro Varela, 2019) selbstkritisch und produktiv umzugehen, ist die Voraussetzung dafür, dass Museen auch zukünftig ihrem Anspruch gerecht werden können, die Sicht auf die Welt zu beeinflussen. Und natürlich bedeutet dies viel harte Arbeit, keineswegs nur eine Absichtserklärung wie »Barrierefreiheit ist uns wichtig, aber leider fehlen uns die Mittel, diese umzusetzen«. Wollen sich Museen in gesellschaftliche Diskurse richtungsweisend einbringen, müssen sie mit der Komplexität der eigenen Infrastruktur, Architektur und Geschichte arbeiten. Sie müssen es ernst meinen. Am Beispiel des *Van Abbemuseums* in Eindhoven kann man gut nachvollziehen, welches Geflecht von Einflüssen zu einer stetigen Evolution inklusiven Denkens führte. Als beispielhaft für einen neuen Museumtypus mit Haltung, wie er oben beschrieben wurde, werden sieben verschiedene Phasen dieser Entwicklung im Folgenden kurz beleuchtet.

Im Jahr 2011 bedrohten die einschneidenden Budgetkürzungen der Regierung im kulturellen Feld die gesamte Infrastruktur des Van Abbemuseums in Eindhoven. Es ist eine tiefe Kluft zwischen dem avantgardistischen Museumsdirektor Charles Esche und dem sehr bodenständigen Gemeinderat der Stadt Eindhoven entstanden. Das Museum wurde als elitär wahrgenommen, Kritiker*innen sahen das Klischee von Kunst als linkem Hobby in der Arbeit des Hauses bestätigt. Mediale Wahrnehmung war Mangelware, gesellschaftliches Leben und museale Praxis berührten einander kaum.

Im Jahr 2020 sieht das anders aus: Das Museum erhält zum wiederholten Male mehrere Hunderttausend Euro Sondermittel, um seine inklusive Praxis weiterzuführen. Weltweit gelten seine Einzelprogramme und sein aktivistisches Leitbild als Vorbilder, das Museum als eines der inklusivsten in Europa. Der schon 2011 formulierte Anspruch des Museums, gleichzeitig radikal und gastfreundlich zu sein, scheint nun erreicht (Bishop, 2014). Das Vermittlungsprogramm, das sich an Menschen mit körperlichen und geistigen Einschränkungen richtet, formuliert nach eigenen Angaben das *neue Normal* im Projekt *Multisensory Museum*[23], der aktuellen Phase in der Entwicklung des Museums.

Für eine derartige Entwicklung sind natürlich eine Vielzahl von Umständen sowie ein langer Atem und Überzeugungskraft nötig. Politische Verhältnisse, strategische Partnerschaften, Personalentwicklung und Publikumswahrnehmung sind Teil einer komplexen, intersektionalen Realität des Organismus Museum. Einer dieser Umstände soll im Folgenden etwas detaillierter betrachtet werden, nämlich die zunehmend sozial engagierte Vermittlungspraxis des Museums.

Van Abbemuseum – ein kurzer historischer Abriss

Das Van Abbemuseum wurde 1936 eröffnet. Die erste Stelle für Bildung und Vermittlung wurde 1958 eingerichtet, ab 1966 gab es einen edukativen Dienst. Die *Bildungsexplosion* erfasste die Gesellschaft und natürlich auch das Van Abbemuseum. Die 1970er Jahre gelten als Höhepunkt dieser Entwicklung, in der sich gesell-

---

23 Mehr Informationen zum Projekt unter https://vanabbemuseum.nl/en/programme/programme/multisensory-museum/, Zugriff am 28.09.2020.

schaftliche Emanzipation in all ihren Institutionen niederschlug und vielerorts alternative Bildungsmodelle erprobt wurden. 1977 wurde der edukative Dienst eingestellt. Es folgte eine Periode, in der man den sozialen Aspekt von Kunstvermittlung eher kritisch sah. Bildung wurde als Kommunikation gesehen, im Wesentlichen als das Senden von Informationen durch Kurator*innen an ein exklusives Publikum. Seit 1996 besetzt das Van Abbemuseum wieder durchgängig Stellen für Bildung und Vermittlung (Pingen, 2005). Auf diese Weise konnten sich neue Ideen und Ansprüche an Museumspädagogik verstetigen und in die DNA des Museums einweben. Zwei Direktoren haben Bildung ins Zentrum ihrer musealen Mission gerückt und damit den heutigen Stand der Vermittlungsbestrebungen und den vom Van Abbemuseum auf die Gesellschaft ausgehenden Impuls maßgeblich geprägt: Jean Leering (1964–1973) und Charles Esche (seit 2004).

Klassische Vermittlungskonzepte um 2010

In den 2000er Jahren verfestigte sich eine neoliberale Struktur in der niederländischen Museumslandschaft. Die Zeiten gesellschaftlicher Experimente waren lange vorbei und viele Museen wurden Teil marktorientierter Wertschöpfungsketten. Qualität wurde mehr und mehr anhand von Besucher*innenzahlen gemessen, weniger anhand gesellschaftlicher Impulse oder der Möglichkeit, alternative Denk- und Lebensmodelle hervorzubringen. Dies lässt sich relativ deutlich auch an den Publikationen der *Museumvereniging* ablesen: In deren Webarchiven stehen Beträge von Fördermitteln für Museen, Besucher*innenzahlen (»museumcijfers«) und die Idee von Wertschöpfung (»meer dan waard«) im Fokus der Kommunikation. Dies hatte auch positive Effekte: Fast alle Museen boten vergleichbare, portionierte, genormte und finanziell gut auswertbare Programme an; Workshops für Schulen, Führungen für Erwachsene und Familien, Audioguides etc. So konnten Museen sich gut in vielen Stadtstrukturen als nützliche Elemente etablieren und natürlich gab es trotz der Uniformität auch inhaltliche Qualität oder Exzellenz. Die Kehrseite zeigte sich in aufmacherischen Präsentationen, in kommerzielleren Werbekampagnen und Zuspitzung auf Großereignisse und Events (Lange Nacht der Museen etc.) und Verwertungsketten (Giftshops). Die künstlerische Praxis der institutionellen Kritik, wie sie durch Künstler*innen wie zum Beispiel Hans Haacke oder Andrea Fraser formuliert waren, manifestierte sich kaum in musealer Praxis. Die Vermittlung sollte in der Regel den kuratorischen Setzungen dienen. Ganz offenbar wurde, dass diese Museen sich fast ausschließlich an ein *weißes*, niederländisches Publikum richteten. Die gesellschaftliche Realität der Niederlande als multikulturelles Land fand in den Museen, auch im Van Abbemuseum, kaum Niederschlag. Schwarze Niederländer*innen und Menschen aus den ehemaligen niederländischen Kolonien wurden in ihren Erfahrungswelten praktisch nicht angesprochen. Dies zeigte sich durch unkritische Verwendung kolonialer Sprache, Verherrlichung der niederländischen Kolonialzeit, das Auslassen von Narrativen aus den Kolonien oder durch Kommunikationsstrategien, die sich an eine wohlhabende, weiße Mittelschicht richteten. Museen waren Musentempel der *Weißen*, bewusste und unbewusste Exklusion Teil des Geschäfts. Ab 2004, als der neue Museumsdirektor Charles Esche, aus Schottland kommend, aus einer Außenperspektive versuchte, neue Impulse zu setzen, wurde die Aufmerksamkeit immer mehr darauf gelenkt, wie und wo Museen gesellschaftliche Ausschlüsse reproduzieren und verhärten. Das Museum als Unterhaltungsfaktor wurde damit unterwandert und die Reaktionen von Stammbesucher*innen und dem verantwortlichen Gemeinderat der Stadt Eindhoven waren zunächst negativ – die Besucher*innenzahlen gingen zurück, das Verhältnis zum Gemeinderat trübte sich immer mehr. Als das Van Abbemuseum als erste öffentliche Institution in den Niederlanden 2008 die weihnachtliche Tradition des *Blackfacing* als rassistisch thematisierte (»Zwarte Piet«), wurde es als »Nestbeschmutzer« beschimpft, Aktivitäten im Zuge des Museumsprogramms mussten wegen Bombendrohungen abgesagt werden (Westerink, 2008).

Impuls Onvergetelijk

Halbe Zijlstra, Kulturminister von 2010 bis 2012, bezeichnete Kunst als »linkes Hobby« und verantwortete die größten Etatkürzungen in der niederländischen Kultur. Kurz vor dem Kollaps des Kultursektors setzten einige Institutionen auf Neuerfindung, unkonventionelle Ideen und Innovation. Als Beispiel kann das *Onvergetelijk*-Programm gelten, dessen Innovationskraft in einem eigenen Kapitel zu diesem Projekt in dieser Publikation ausführlicher beschrieben wird (▶ Kap. 6.3). Das Programm für Menschen mit Alzheimer-Krankheit und anderen Formen von Demenz brachte am Van Abbemuseum ab 2013 einen Stein ins Rollen. Nachdem Museum und Öffentlichkeit sich auseinandergelebt hatten, bot es eine Art Kitt: Demenz wurde von allen Schichten der Gesellschaft als wichtiges Thema angesehen und durch die mediale Präsenz als das neue *Volksleiden* in einer alternden Gesellschaft erkannt. Beinahe jede*r hat persönliche Erfahrungen mit dem Thema. 2010 brachte das deutsche Bundesministerium für Gesundheit eine Broschüre mit dem überraschenden, aber sprechenden Titel *Leuchtturmprojekt Demenz* heraus, in der die gesellschaftliche Bedeutung des Umgangs mit den Krankheitsbildern vorgestellt wurde. Als eine Studie des medizinischen Zentrums der *Vrije Universiteit Amsterdam* (heute:_ *Amsterdam UMC*) zeigte, dass Museumsbesuche und Kunstbetrachtung einen messbar positiven Effekt auf Betroffene haben, wurden die Stimmen, die den gesellschaftlichen Nutzen von Museen grundsätzlich in Frage stellten, für die Halbe Zijlstra ein Symbol darstellt, leiser. Das Museum musste sich allerdings für dieses Programm auch verändern: Personal musste geschult werden, die Museumsleitung musste die Krankheit verstehen und das Programm unterstützen, die Security musste neue Regeln aufstellen, die Bedeutung von ehrenamtlichen Helfer*innen wuchs. Esche verstand es, dem gesamten Team die Notwendigkeit des Umdenkens klarzumachen.

Special Guests

Das *Onvergetelijk*-Programm hatte einen Transformationsprozess angestoßen, der sich im Programm *Special Guests* fortsetzte. Das Van Abbemuseum hatte ein neues Selbstbewusstsein entwickelt, was seine gesellschaftliche Funktion und den Umgang mit neuen Zielgruppen betraf. Im Fokus stand nun der Aspekt Barrierefreiheit. Der Titel des Programms *Special Guests* machte deutlich, dass dies ein neuer Weg war: Die Gruppen von Menschen mit verschiedenen Behinderungen, die das Programm ansprach, wurden noch als *besonders* empfunden. Die Konzepterstellung erfolgte auch noch nach einem inzwischen überholten Prinzip: Nicht behinderte Mitarbeiter*innen in Museen überlegten sich Projekte für blinde Menschen, Gehörlose oder Rollstuhlbenutzer*innen. Dieser Fehler wurde jedoch im Team relativ schnell erkannt, sodass an der Ausarbeitung und Umsetzung der Planungen fortan Vertreter*innen aus den jeweiligen Gruppen beteiligt wurden. Die Projekte waren allesamt sehr erfolgreich und zusehends veränderte sich das Image des Museums. Die Qualität der Programme sprach sich herum, sodass sich auch andere gesellschaftliche Gruppen auf eigene Initiative beim Museum meldeten mit dem Wunsch, Programme zu entwickeln. Das Van Abbemuseum griff diese Impulse gern auf. So entstanden beispielsweise noch Museumsprogramme für Menschen mit Aphasie, basierend auf der *Visual Thinking Strategy* (VTS), oder reizreduzierte Museumsbesuche für Menschen im Autismus-Spektrum (Yenawine, 2013).

Die *speziellen Gäste* wurden zunehmend zur Norm. Das Museum hatte eine Offenheit erreicht, die den Begriff Barrierefreiheit nicht mehr passend klingen ließ. Die Fähigkeit, sich von Ideen von außerhalb des Museums oder des Kunstdiskurses durchdringen zu lassen, forderte einen inklusiven Ansatz. Solch ein Impuls von *unten*, aus den Reihen der Besucher*innen, ist innerhalb eines hierarchischen Systems mit direktorialer Struktur relativ ungewöhnlich; die Praxis von Charles Esche erlaubte diese Durchlässigkeit.

Die von Carmen Mörsch zur documenta 12 entwickelte *Theorie der vier Diskurse* in der Kunstvermittlung kann helfen, dies einzuordnen (Mörsch, 2009). Oft sind Programme für marginalisierte Gruppen eher den *affirmativen* oder *reproduktiven* Diskursen zuzuordnen. Das bedeutet, dass zum einen die Qualität von Museen durch die gleichen Personen-(Gruppen) oder Medien affirmiert wird und sich damit der Status quo von Museen verfestigt, sich Machtverhältnisse zwischen arm/reich, gebildet/bildungsfern, behindert/nicht behindert trotz aller guten Absichten fortschreiben. Zum anderen wird das *System Kunst* reproduziert, mit ähnlichen Besucherschichten über Generationen hinweg, ähnlicher sozialer Struktur in der Belegschaft der Kunstinstitutionen, mit ähnlichen, festgeschriebenen Bedeutungen von Kunstwerken. Ein dritter Diskurs beinhaltet eine kritische Haltung zum Status quo. Auf unsere Situation bezogen bedeutet das eine Kritik an der Institution Museum aufgrund von Barrieren, die Menschen mit Behinderungen dort erleben, und das Wahrnehmen dessen durch Menschen ohne Behinderungen – gefolgt von einer affektiven Reaktion wie Schuld, Ohnmacht, Verunsicherung. Oft sind Spezialprogramme für Menschen mit Behinderungen zu speziellen Zeiten oder in Galerien geplant, so dass eine solche Situation nicht entstehen kann. Durchläuft man aber auch die Phase der Dekonstruktion, ist man also bereit, die Komplizenschaft von Museen bei Ausschlussprozessen zu erkennen, zu benennen und Abhilfe zu schaffen, wie neue Bewerbungsverfahren, Umbauten, Strategien und Instrumente der Vermittlung und Weiterbildung einzuführen, kann im wahrsten Sinne des Wortes transformativ agiert werden. Das bedeutet letztlich, dass neue Besucher*innengruppen eine neue Infrastruktur einfordern, in der sie sich wohlfühlen können, dass sie aber auch einen neuen inhaltlichen Kanon mitbringen: Nicht mehr nur kunstimmanente Fragestellungen sind relevant, sondern größere gesellschaftliche Themen wie Ökologie, Klimaschutz, soziale und Gender-Gerechtigkeit, die durch die Linse der Kunst betrachtet und bearbeitet werden. Auf Basis dieser von außen hereingetragenen Themenfelder entstanden im Van Abbemuseum ab 2016 im Nachgang der Ausstellung *Museum of Arte Útil* sogenannte *Constituencies*, also ans Museum gekoppelte Gruppen mit eigener Agenda, die dem Museum beratend zur Seite stehen. Als Gegenleistung stellt das Museum Räumlichkeiten zur Verfügung. Konzeptioneller Schlüssel ist dabei die Idee der *nützlichen Kunst* oder *Arte Útil*, wie sie durch die Künstlerin Tania Bruguera und verschiedene Akademiker*innen formuliert wurde (Aikens et al., 2016). Wie kann man die Bedürfnisse so vieler Besucher*innengruppen wie möglich miteinander verbinden? Wie kann man vermeiden, unendlich viele Individualprogramme aufzulegen, sondern von Beginn an inklusive Realitäten schaffen? Hier spielt der Umgang mit der Museumsarchitektur eine große Rolle.

Architektur und Multisinnlichkeit

Für das *Special Guests*-Programm wurden automatische Türöffner und Bodenmarkierungen für blinde Besucher*innen eingebaut. Auch gab es den ersten Museumsroboter Europas (Rossmann, 2016): Ein Gerät, in das sich zum Beispiel ans Bett gefesselte Menschen einloggen konnten, um von daheim aus einen rollenden Roboter mit Display durch das Museum zu steuern. Mit einer Kamera konnten Kunstwerke genau betrachtet werden, über Screen und Mikrofon war auch soziale Interaktion mit anderen Besucher*innen möglich. Ohne diese technischen Eingriffe wäre für Menschen mit bestimmten Behinderungen ein Gefühl von Normalität im Museum nicht möglich. In Kooperation mit der *Katholieke Universiteit (KU) Leuven* wurde daraufhin ein Pilotprojekt gestartet. In einem zunächst noch kleinen und abgelegenen Bereich des Museums sollte ein multisinnlicher Raum entstehen: eine Museumsgalerie, die Kunsterfahrung für sehr diverse Gruppen von Museumsbesucher*innen zulassen sollte. Ideen des *Universal Design*, also der Idee, dass Produkte und Prozesse nicht aus der Standard- oder Durchschnittsperspektive gestaltet werden sollten, sondern für maximal diverse Menschengruppen (Hamraie, 2017), sollten so in eine museale Realität überführt werden. Ganz explizit sollte der Designprozess gemeinsam und gleichberechtigt mit Menschen mit verschiedenen Behinderungen, Gestalter*innen, Architekt*innen und Museumsmitarbeiter*innen erfolgen. Das war natürlich kompliziert, langwierig und kostspielig, doch das Resultat konnte sich sehen lassen. Der inklusive, multisinnliche Raum war für blinde, gehörlose und rollstuhlfahrende Menschen gleichermaßen geeignet, aber auch das klassische Publikum fühlte sich angesprochen und nutzte die Angebote gern. In einem nächsten Schritt wurden verschiedene Tast-, Fühl- oder Geruchsstationen im Sammlungsbereich des Museums installiert und zum normalen Teil der Einrichtung und der Vermittlung.

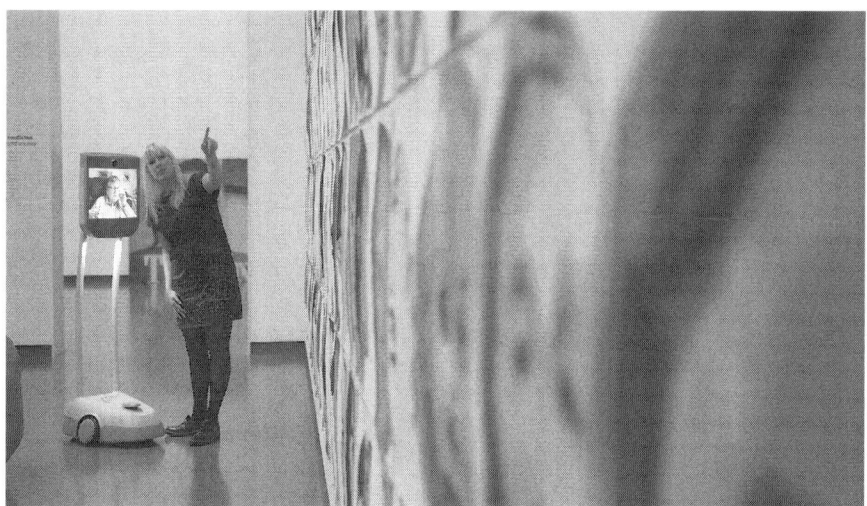

Abb. 3.1: Museumsroboter im Van Abbemuseum Eindhoven, Foto: Van Abbemuseum

Intersektionalität und ›De-Practices‹

Inklusion wurde nach 2015 längst nicht mehr nur als Barrierefreiheit gesehen. Inklusion wurde als Gegenbewegung zu bestehenden oder praktizierten gesellschaftlichen Ausschlüssen gesehen. Im Sinne Alexander Dorners definierte sich das Museum als soziales Kraftwerk oder »Social Power Plant« (Dorner, 1958), das gegen Ausschlüsse aktiv Stellung bezieht. Dazu gehörten auch die so genannten *De-Practices:* Dekolonisierung, Demodernisierung, Dezentralisierung. Überbleibsel der Kolonialgeschichte, modernistische Klischees wie der White Cube oder die Allwissenheit von Kurator*innen sowie die Ausrichtung von Museen an den Zentren politischer und finanzieller Macht wurden thematisiert, kritisiert und konterkariert. Das bedeutet letztlich: weniger Kunst aus Europa und den USA, explizite Kontextualisierung von Kunstwerken mit Kolonialbezug, weniger heteronormative biografische Texte, Führungskonzepte nicht nur für wohlhabende Rotary und Lions-Clubs – mithin die Schaffung einer Atmosphäre der Wertschätzung, die sich von den Alltagsrassismen und Diskriminierungserlebnissen *draußen* unterscheidet und eine zwischenmenschliche Utopie erfahrbar werden lässt.

Gesellschaft sollte nicht aus einer fiktiven Mitte, dem historischen Bildungsbürgertum, sondern von den *Rändern* her gedacht werden, von Menschen mit nichtnormativen Körpern, Sexualitäten, Genderidentitäten, Gedanken und Praxen, mit nicht-weißer Hautfarbe. Eine neue Mehrheit sollte sich aus dem Zusammenschluss dieser Minderheiten bilden. Ganz konkret bedeutet das, dass sich das Van Abbemuseum bewusst ist, dass seine Existenz kolonialem Handel zu verdanken ist. Henri Van Abbe, Namensgeber und Gründer des Museums, war Zigarrenfabrikant, der die koloniale Infrastruktur für transatlantischen Handel nutzte. Dies wird nicht verleugnet, sondern thematisiert. Zum Beispiel werden Forscher*innen eingeladen, mit Archiven kritisch zu arbeiten, oder es wird aktiv versucht, Stimmen aus ehemals kolonialen Gebieten den kanonisierten europäischen Stimmen gegenüberzustellen. Es gehört weiterhin dazu, dass strategische Kooperationen mit post- und dekolonialen Bewegungen (vor allem NGOs und Aktivist*innen wie *We Zijn Hier*, Quinsy Gario etc., die vehement eine gesellschaftliche Aufarbeitung der kolonialen Vergangenheit des Landes einfordern) angestrebt werden und Theorie in Praxis übersetzt wird. Die niederländische Feministin Gloria Wekker erklärt in ihrem Buch *White Innocence* die Verdrängungsmechanismen der *weißen* Mehrheitsgesellschaft und plädiert für eine intersektionale Analyse von Gesellschaft (Wekker, 2016). Die Idee des Intersektionalismus, geboren aus schwarzfeministischem[24] Gedankengut und von Kimberlé Crenshaw zum ersten Mal 1989 in einem Artikel für das *Legal Forum* der University of Chicago formuliert, zeigt, wie Aspekte von Ausschluss ineinandergreifen, also Marker von Geschlecht, Behinderung, Herkunft, sozialem Status etc. nie isoliert voneinander betrachtet werden können, sondern dass menschlicher und gesellschaftlicher Identität als Geflecht von verschiedenen Aspekten zu begegnen ist (Crenshaw, 2018). Dem Museum kommt dabei die Rolle zu, diesem Prozess einen Ort zu geben und seine Ressourcen hierfür zur Verfügung zu stellen. So öffnete sich das Van Abbemuseum als Arbeitsplatz, Ort des Wissenstransfers und des Kennenlernens für Gruppen wie Geflüchtete, Expats, Naturaktivist*innen, Social Designer*innen und Queers. Die Projekte *Queering the Collection*, *Agents of Change* oder das *Afghanistan Art Project*, initiiert von einem Mitarbeiter des Sicherheitsteams mit eigener Fluchterfahrung, sind kennzeichnend für diese Periode ab ca. 2017. All-Gender-Toiletten, Wandbeschriftungen auf Farsi oder Workshops für gesellschaftlichen Ungehorsam sind praktische Spuren im Museum.

Das Van Abbemuseum geht aber noch weiter: Die Gruppen, die im Museum zu Gast sind, bestimmen immer wieder auch die Auswahl der ausgestellten Werke mit oder kommentieren diese. So wird die auktoriale Position des Museums abgebaut, es entstehen mehrstimmige Aussagen über Kunst und Museum. Die Trennung zwischen Kuratorium und Vermittlung verschwimmt zunehmend. Bedeutung und Wissen werden gemeinsam entwickelt: Museumskurator*innen haben nicht allein aufgrund ihrer klassischen Ausbildung eine Deutungshoheit. Vielmehr geht die kuratorische Arbeit in die Richtung, Leerstellen zu erkennen, Korrekturen möglich zu machen, neue Stimmen hinzuzufügen. Die Expertise der Vermittlungs- und Bildungsarbeit liegt dabei in der Moderation der Gespräche und der Ansprache neuer Bezugsgruppen. Die Art und Weise, wie diese Gespräche geführt werden, führt letztlich zu neuen Ausdrucksformen von Wissen und Repräsentation.

Diese neue Form der Zusammenarbeit zwischen Vermittlung, Kuratorium und externen Stimmen wurde dezentral entwickelt. Nicht allein das Van Abbemuseum, sondern die Museumskonföderation L'Internationale[25], zu der das Van Abbemuseum gehört, hat im Laufe von ca. zehn Jahren eine derartige Praxis entwickelt. Zu deren Prinzipien gehört: Um eine europäische Stimme in der Kultur zu formulieren, benötigt man Elemente aus dem Norden, dem Süden, Osten und Westen. Verbunden sind die Institutionen weniger durch Verträge als durch Solidarität und

---

24 Zum Begriff siehe z. B. Kelly, N. A. (Hrsg.). (2019). Schwarzer Feminismus. Münster: Unrast Verlag.
25 www.internationaleonline.org, Zugriff am 22.09.2020.

ähnliche Praxen. Themenfelder werden gemeinsam aus den jeweiligen spezifischen Perspektiven betrachtet und erhellen einander. Gemeinsam versuchen die Mitglieder der Konföderation, Museum und Kultur neu zu denken. Dazu gehört eine Neudefinition dessen, was man früher Publikum nannte. Die vorgeschlagene Neudefinition läuft unter dem Begriff *Constituencies*, der sich vom eher kommerziellen Zielgruppendenken ablöst und versucht, das Verhältnis zwischen Institution und den die Institution nutzenden Menschen und Gruppen als einen demokratischen Prozess zu denken, der der Gesamtgesellschaft zugutekommt. Eine dieser Gruppen sind die *Special Guests*, also Menschen mit Behinderungen und demenziell erkrankte Menschen. Für den Austausch und das gegenseitige Lernen werden Zeit und Ressourcen zur Verfügung gestellt. Die Erkenntnisse und Bedürfnisse werden in neue Programme eingespeist. Das genaue Zuhören und der Wille, museale Gastfreundschaft auch für bisher nicht geäußerte Bedürfnisse zu realisieren, führten im Van Abbemuseum dazu, dass zum Beispiel Führungs- und Verweildauer oder Sitzmöglichkeiten als Impuls aus den *Special Guests*-Programmen ins gesamte Museum übertragen wurden. Demenziell erkrankte Menschen und Menschen mit Behinderungen haben also einen öffentlichen Bereich gestaltet, der sich nicht nur auf die eigene Lebensrealität bezieht. Dialog statt Belehrung, Ressourcen teilen statt anhäufen, sich mit diversen Menschen austauschen statt Eliten zu fördern, Marktkritik üben statt spektakuläre Erweiterungsbauten zu finanzieren – die Liste der praktischen Umsetzungen der Utopie ist lang und wird bereits ansatzweise in einigen Museen realisiert. L'Internationale stellt also Kultur ins Zentrum demokratischen Austauschs und bietet damit eine alternative Praxis und Denkrichtung, die auf Nachahmung hin angelegt ist oder zumindest auf Solidarität.

Studio i und *Feel the Museum* – Outreach, Diversity und das neue Normal

Die erfolgreiche Zusammenarbeit des Van Abbemuseum und des Stedelijk Museum in Amsterdam ließ ein neues Kooperationsprojekt entstehen: *Studio i*, das Studio für Inklusion. Studio i ist eine Online-Plattform, auf der Erfahrungen, Kenntnisse und Innovationen aus dem Bereich der musealen Diversity- und Inklusionsarbeit gebündelt werden, also ein Tool für den Wissenstransfer. Gleichzeitig ist Studio i ein Akteur, der aktiv Kenntnisse verbreitet. Alle Programme und Projekte aus dem *Onvergetelijk*-Umfeld sowie die verschiedenen Aspekte von *Special Guests* können von Museen, Gemeinden und anderen Institutionen als Trainingspakete gebucht werden. Die Museen sind so zu Meta-Edukatoren geworden, deren Outreach-Taktiken sich eben nicht mehr nur an gesellschaftlich ausgeschlossene Gruppen richten, sondern an die größten und wichtigsten Multiplikator*innen. Die Erfahrungen aus dem Diversity-Bereich werden inzwischen auch konsequent in der Personalpolitik umgesetzt. Die Haltung der Museen beweist sich daran, dass die Schere zwischen Denken und Tun kleiner wird. Zu Beginn des Jahres 2020 konnte das Museum zum wiederholten Male einen großen Geldbetrag einwerben, um alle beschriebenen Experimente und Pilotprogramme nach ausgiebigen Evaluationen in das *neue*

Normal zu überführen. Mehrstimmig und multisinnlich, so zeigt sich die Utopie eines Museums der Zukunft in Eindhoven.

Literatur

Aikens, N., Lange, T., Seijdel, J. & Thije, St. t. (Hrsg.) (2016). What's the use? Constellations of art, history and knowledge: a critical reader. Amsterdam: Valiz.

Bishop, C. (2014). Radical museology – or, What's »contemporary« in museums of contemporary art?. London: Koenig Books.

Castro Varela, M. do M. (2019). Ambivalente Botschaften und Doppelbindung – Warum Kulturelle Bildung das Verlernen vermitteln sollte. Zugriff am 20.08.2020 unter www.kiwit.org/kultur-oeffnet-welten/positionen/position_13120.html.

Crenshaw, K. (2018). *On intersectionality: essential writings.* New York: The New Press.

Dorner, A. (1958). *The way beyond »art«* [1947]. New York: University Press. Zugriff am 30.08.2020 unter https://monoskop.org/File:Dorner_Alexander_The_Way_Beyond_Art_1958.pdf.

Hamraie, A. (2017). Building access. Universal design and the politics of disability. Minneapolis: University of Minnesota Press.

Mörsch, C. (2009) (Hrsg.). Documenta 12 education II. Between critical practice and visitor service – results of a research project. Zürich: Diaphanes.

Pingen, R. (2005). *Dat museum is een mijnheer. De geschiedenis van het Van Abbemuseum 1936–2003, S. XIII f.* (Van Abbemusem, Stedelijk Museum) Eindhoven: Van Abbemuseum, Amsterdam: Artimo.

Rossmann, A. (2016). Von der Kunst, sich in einen Staubsauger zu verwandeln. Roboter als Museumsführer. Zugriff am 30.08.2020 unter www.faz.net/aktuell/feuilleton/kunst/ein-roboter-als-museumsfuehrer-virtuell-ins-museum-14092828/der-roboter-und-sein-vormund-14099263.html.

Wekker, G. (2016). *White innocence: paradoxes of colonialism and race.* Durham, NC: Duke University Press Books.

Westerink, H. (2008). Actie tegen Zwarte Piet eenzijdig afgelast door Van Abbemuseum. Zugriff am 30.08.2020 unter www.doorbraak.eu/actie-tegen-zwarte-piet-eenzijdig-afgelast-door-van-abbemuseum/.

3.3 Inklusion und kulturelle Bildung

Carola Rupprecht & Susanne Weckwerth

> Viele Museen und Kulturinstitutionen beschäftigen sich derzeit intensiv mit der Entwicklung inklusiver Angebote. Dabei entstehen vielfältige Schnittstellen zur kulturellen Arbeit mit Menschen mit Demenz. Im Interview mit den Herausgeber*innen dieses Buches beschreiben Dr. Carola Rupprecht, Leiterin der Abteilung Bildung und Vermittlung sowie Susanne Weckwerth, Ansprechpartnerin für Barrierefreiheit und Inklusion in der Stiftung Deutsches Hygiene-Museum in Dresden, die Grundsätze inklusiver Arbeit im Museum, skizzieren die Angebotsentwicklung in ihrem Haus und beschreiben, inwieweit alle Besucher*innen von dem inklusiven Ansatz profitieren.

3.3 Inklusion und kulturelle Bildung

Was heißt für Sie Inklusion? Welche Theorien oder Ansätze stehen ggf. dahinter und wie würden Sie Ihre Grundhaltung zur Idee der Inklusion beschreiben?

Barrierefreiheit und Inklusion sind für uns als *Museum vom Menschen* schon seit vielen Jahren ein grundlegender Anspruch, zunächst vor allem in Hinblick auf Menschen mit Behinderungen. Entscheidend (mit-)geprägt wurde diese Haltung des Museums gegenüber seinen unterschiedlichen Besuchergruppen durch die Sonderausstellung *Der (im-)perfekte Mensch. Vom Recht auf Unvollkommenheit* in den Jahren 2000 und 2001.

Diese Ausstellung, die in Kooperation mit der Aktion Mensch entstand, forderte eine Reflektion des gesellschaftlichen Normalitätsbegriffs ein. Sie thematisierte Behinderung nicht als Problemfall, sondern als Vielfalt menschlichen Daseins. Das Projekt gab entscheidende Impulse dafür, das Museumsgebäude sowie die Dauerausstellung *Abenteuer Mensch* weitgehend barrierefrei zugänglich zu machen – zu einem Zeitpunkt als dies in Deutschland erst für sehr wenige Museen ein Thema war.

Seitdem wurden die gesellschaftlichen Anforderungen an Barrierefreiheit maßgeblich erweitert. In der UN-Behindertenrechtskonvention, die seit 2009 in Deutschland gilt, wird im Artikel 30 Absatz 1 das Recht von Menschen mit Behinderungen festgeschrieben, gleichberechtigt mit anderen am kulturellen Leben teilzuhaben. D. h. bauliche Barrierefreiheit verstehen wir heute als Voraussetzung für Inklusion in einem viel umfassenderen Sinne. So wollen wir in unseren Ausstellungen zum Beispiel nicht nur die Unterfahrbarkeit von Vitrinen oder Medienstationen für Menschen im Rollstuhl gewährleisten. Wir wollen auch vielfältige Zugänge zu den Informationen bieten. Dazu gehören für uns zum Beispiel Videos in Deutscher Gebärdensprache (DGS), Hörtexte in Einfacher Sprache, Untertitel für Filme und Audiodeskriptionen sowie Führungen in DGS oder für blinde und seheingeschränkte Besucher*innen.

Wie setzen Sie diesen Anspruch in Ihrem Haus um?

Wir verstehen Barrierefreiheit und Inklusion in Bezug auf Menschen mit Behinderungen als Teil eines Öffnungsprozesses, der das Ziel hat, Besucher*innen mit ganz unterschiedlichen Voraussetzungen und Interessen ins Museum einzuladen. Dabei gehen wir davon aus, dass es eine Reihe unterschiedlicher Diversitätsdiskurse gibt, z. B. zu ethnischer/sozialer Herkunft, Geschlecht oder sexueller Orientierung, die jedoch alle einem gemeinsamen Anspruch verpflichtet sind. Dieser ist in keinem geringeren Papier als der Allgemeinen Erklärung der Menschenrechte festgehalten, konkret in den Artikeln 2 (Verbot der Diskriminierung)[26] und 27 (Freiheit des

---

26 Artikel 2, Jeder hat Anspruch auf die in dieser Erklärung verkündeten Rechte und Freiheiten ohne irgendeinen Unterschied, etwa nach Rasse, Hautfarbe, Geschlecht, Sprache, Religion, politischer oder sonstiger Überzeugung, nationaler oder sozialer Herkunft, Vermögen, Geburt oder sonstigem Stand. Des Weiteren darf kein Unterschied gemacht werden auf Grund der politischen, rechtlichen oder internationalen Stellung des Landes

Kulturlebens).[27] Auf eben dieser Erklärung basiert auch die UN-Behindertenrechtskonvention.

Es geht uns deshalb darum, physische, soziale und kulturelle Barrieren überhaupt zu erkennen und wenn möglich abzubauen. Also: Wie kann es gelingen, Ausstellungen und Vermittlungsprogramme so zu konzipieren und zu gestalten, dass diese von einem diversen Publikum genutzt werden können? Zugleich stellen wir uns in den unterschiedlichen Museumsbereichen – in der Sammlung, den Ausstellungen, bei der Konzeption von Bildungs- und Veranstaltungen sowie im Rahmen der Öffentlichkeitsarbeit – die Frage, wer im Museum repräsentiert wird und wer (noch) nicht.

Können Sie die die Entwicklung Ihres Zugangs zum Thema Inklusion skizzieren?

Es sind bisher immer konkrete Ausstellungsprojekte gewesen, die Impulse für die Weiterentwicklung von Barrierefreiheit und Inklusion gaben. Die Ausstellung *Der (im-)perfekte Mensch. Vom Recht auf Unvollkommenheit* haben wir zu Beginn schon genannt.

In der Sonderausstellung *Das neue Deutschland. Von Migration und Vielfalt*, die das Deutsche Hygiene-Museum 2014 zeigte, setzten wir uns erstmals explizit mit unserer pluraler werdenden Gesellschaft auseinander. Seit 2018 nimmt das Deutsche Hygiene-Museum nun am Programm *360 Grad – Fonds für Kulturen der neuen Stadtgesellschaft* der Bundeskulturstiftung teil. Ziel ist es, Veränderungsprozesse zu initiieren, die dazu beitragen, kulturelle Diversität auch im Museum selbst zu stärken. Gleichzeitig sind wir im Rahmen des Projektes *Verbund Inklusion*, das vom Bundesministerium für Kultur und Medien von 2018 bis 2022 gefördert wird, im engen Austausch mit anderen großen Museen. Ziel dieses Projektes ist es, Strategien zu entwickeln, die Inklusion nachhaltig in den Strukturen verankern und entsprechende finanzielle und personelle Ressourcen einzuplanen.

Im Rahmen der Erarbeitung dieser Ausstellungen haben wir ein breites Netzwerk an Kontakten in die Stadtgesellschaft aufgebaut. Dazu gehören örtliche Vereine und Selbstvertretungsorganisationen, aber auch professionelle Berater*innen sowie engagierte Einzelpersonen. Diese Unterstützer*innen und Expert*innen in eigener Sache fühlen sich dem Museum zum Teil seit langem verbunden, ihre Perspektiven fließen in unsere Arbeit ein. Mit ihnen gemeinsam diskutieren wir Lösungsvorschläge und sie geben uns Feedback zu dem, was am Ende realisiert werden kann. In den letzten Jahren haben wir dieses Netzwerk um Migrantenselbstorganisationen

---

oder Gebiets, dem eine Person angehört, gleichgültig ob dieses unabhängig ist, unter Treuhandschaft steht, keine Selbstregierung besitzt oder sonst in seiner Souveränität eingeschränkt ist.

27 Artikel 27, Jeder hat das Recht, am kulturellen Leben der Gemeinschaft frei teilzunehmen, sich an den Künsten zu erfreuen und am wissenschaftlichen Fortschritt und dessen Errungenschaften teilzuhaben. Jeder hat das Recht auf Schutz der geistigen und materiellen Interessen, die ihm als Urheber von Werken der Wissenschaft, Literatur oder Kunst erwachsen.

sowie Organisationen im Bereich der interkulturellen Arbeit erweitert, um die Öffnung des Museums bezüglich kultureller Pluralität voran zu bringen.

Die Sonderausstellung *Sprache. Welt der Worte, Zeichen, Gesten* (2016/17) setzte erneut Maßstäbe für die barrierefreie Zugänglichkeit von Sonderausstellungen. Die Auseinandersetzung mit sprachlicher und kommunikativer Vielfalt umfasste in dieser Präsentation ganz selbstverständlich auch Gebärdensprache, Brailleschrift und Lormen. Dies erweiterte die Perspektive auf Sprache und bot auch den Nutzer*innen dieser Sprach- und Kommunikationsformen die Möglichkeit, in der Ausstellung neue Erkenntnisse über für sie relevante Themen zu gewinnen. Die Vermittlung in der Ausstellung erfolgte unter anderem über den zu untersuchenden Gegenstand selbst – die Sprache. »[Die Ausstellung] ist selbst ein sprachliches Zeugnis – des Versuchs, die Ausstellung in ein inklusives Konzept einzubetten und verschiedenen Besuchergruppen zugänglich zu machen: Gehörlosen, Blinden und Menschen, denen Leichte Sprache und Englisch hilfreich sind.« (Colleen Schmitz, Kuratorin der Ausstellung).

Dieser Ansatz veranschaulicht noch einmal unser Verständnis von Inklusion: Wir wollen Besucher*innen mit ihren ganz unterschiedlichen Bedürfnissen erreichen. Auch fremdsprachliche Zugänge sind dafür wichtig, denn davon profitieren Touristen ebenso wie Menschen mit Migrationshintergrund, deren Deutschkenntnisse noch nicht so gut sind.

Wieder andere Erfahrungen im Bereich Barrierefreiheit und Inklusion sammelten wir im Rahmen der Neukonzeption des Kinder-Museums, das als *Welt der Sinne* im März 2018 eröffnet wurde. Ziel war es, die Inhalte – das Sehen, das Hören, das Riechen und Schmecken sowie das Fühlen – nicht nur möglichst barrierefrei zugänglich zu machen, sondern auch thematisch inklusiv zu denken.

Das heißt, die Lebensweltbezüge im Kinder-Museum berücksichtigen auch Erfahrungen von Menschen mit Behinderungen. Zum Beispiel thematisieren wir die Deutsche Gebärdensprache selbst als visuelle Kommunikationsform – in der Abteilung *Sehen*. Kinder können dort an einer Medienstation kurze Sätze in DGS lernen. In der Abteilung *Fühlen* wiederum gibt es eine Station, die Brailleschrift und Lormen nicht nur erklärt, sondern an der Kinder eigene Wörter in Braille schreiben und ertasten können.

Unser Ziel war es, erfahrbar zu machen, dass jeder Mensch die Welt auf eigene Weise wahrnimmt, individuell geprägt von seinen physischen, kognitiven und sensitiven Möglichkeiten und Erfahrungen. Die inklusive Konzeption ermöglicht es uns, über die Vielfalt der Sinneswahrnehmung zu sprechen und nicht über Defizite, die ein Mensch vermeintlich hat.

Um diesen Ansatz zu realisieren, wurden in die Konzeption und Planung zahlreiche Partner*innen einbezogen, u. a. eine Grundschulklasse, Expert*innen in eigener Sache, u. a. für Leichte Sprache, Gebärdensprache oder den Umgang mit Mobilitätseinschränkungen sowie Jugendliche der Theaterakademie des Theaters der Jungen Generation in Dresden.

Was waren für Sie die prägendsten Erfahrungen aus diesem Prozess?

Als Institution haben wir in diesem Prozess gelernt, dass die Herausforderung darin besteht, gemeinsam mit den unterschiedlichen Partner*innen ein Konzept auszuhandeln, das sowohl den – mitunter gegensätzlichen – Bedürfnissen und Interessen der verschiedenen Zielgruppen als auch dem Vermittlungsanspruch des Museums entspricht. Und wie in allen anderen Projekten galt es, bestmögliche Lösungen zu finden unter Berücksichtigung der zeitlichen, praktischen und finanziellen Rahmenbedingungen.

Besonders herausfordernd war es zum Beispiel, ein inklusives Vermittlungskonzept für das Kinder-Museum zu entwickeln. Wir haben uns gefragt, wie es gelingen kann, die Bedürfnisse der unterschiedlichen Zielgruppen zu berücksichtigen, ohne eine überbordende Anzahl an Medienstationen und Texten anzubieten. Am Ende des Aushandlungsprozesses haben wir uns dafür entschieden, eine Auswahl besonders wichtiger Stationen und Experimente zu treffen und diese auf verschiedene Weise zugänglich zu machen. Es gibt dazu jeweils einen Lesetext in Einfacher Sprache, ein Video in DGS und einen Hörtext. Dieser Hörzugang richtet sich sowohl an Kinder, die noch nicht lesen können oder aufgrund einer Lernschwierigkeit nicht gut lesen können als auch an Kinder oder erwachsene Besucher*innen, die blind sind. Und genau hierin besteht eine weitere Herausforderung: Blinde Kinder benötigen zusätzlich beschreibende Informationen, Kinder mit Lernschwierigkeiten zusätzlich ein reduziertes Sprechtempo. Das kann aber für blinde Kinder zu langweilig wirken. Hier galt es einen Mittelweg zu finden, der für alle akzeptabel ist.

Bei der Entwicklung des inklusiven Vermittlungskonzeptes für die aktuelle Sonderausstellung *Future Food. Essen für die Welt von morgen* (2020) haben wir Menschen mit verschiedenen Seheinschränkungen als Berater*innen einbezogen. Die schlechte Lesbarkeit von Ausstellungstexten wird immer wieder kritisiert, längst nicht nur von Menschen mit Sehbehinderungen.

Die Empfehlungen wirkten sich aus auf die Größe, Form und Farbigkeit der Texte, die gewählten Kontraste, die taktilen Zugänge sowie die Audiodeskriptionen. Zugleich bieten Informationen in Einfacher Sprache zum Hören, in Deutscher Gebärdensprache, als Audiodeskription und zum Teil in Braille vielfältige Zugangsmöglichkeiten für ein diverses Publikum. Wir haben uns nicht für *Leichte*, sondern für *Einfache Sprache* entschieden, weil wir damit unserer Erfahrung nach die Bedürfnisse einer größeren Zielgruppe erreichen. Darüber hinaus bieten wir buchbare Führungen in Leichter Sprache an. So erreichen wir zum Beispiel Menschen mit kognitiven Einschränkungen, die das Museum eher im Rahmen von Ausflügen ihrer Wohngruppe oder Werkstatt besuchen.

Außerdem ist ein inklusives Partizipationsprojekt Teil der Ausstellung: Eine Wohngemeinschaft von jungen Menschen mit und ohne Behinderung entwickelte Rezepte für eine preiswerte, regionale und saisonale Küche. Die Rezepte sind Teil der Ausstellung geworden und können in Einfacher Sprache, in Großschrift und in Brailleschrift mitgenommen werden.

Teilhabe – Teilnahme – Teilgabe ist ein Motto, das unsere Zusammenarbeit mit Expert*innen in eigener Sache auf den Punkt bringt. Teilgabe bedeutet für uns, als Museumsexpert*innen einen Schritt zurückzutreten und die Fragen der Zugänglichkeit, der thematischen Relevanz oder der Vermittlungsideen aus verschiedenen Perspektiven zu diskutieren und gemeinsam Lösungen zu finden.

Was hat sich in Deutschland (und international) in den letzten Jahren in Bezug auf inklusive Angebote und Projekte getan?

In unserer Wahrnehmung wird die Bedeutung von Inklusion heute kaum noch infrage gestellt. In vielen Kulturinstitutionen wurden entsprechende Angebote entwickelt. Zahlreiche Tagungen und Weiterbildungen zu diesem Thema zeigen, wie groß der Bedarf an Fortbildung und Austausch ist. In Modellprojekten werden neue Wege der Zusammenarbeit mit Vereinen und Verbänden entwickelt, die Menschen mit Behinderung eine Einbindung in die Museumsarbeit ermöglichen.[28] Dennoch bleibt Inklusion ein Thema, um das in der Praxis immer wieder gerungen werden muss. Außerhalb von Projekten und Förderprogrammen steht die Etablierung von Barrierefreiheit und Inklusion als Querschnittsaufgabe in den allermeisten Häusern noch aus. Hierbei geht es um interne Arbeitsstrukturen, die geschaffen werden müssen. Denn ein inklusiver Ansatz reicht von der kontrastreichen Gestaltung der Printmedien über die bauliche und digitale Barrierefreiheit bis hin zur Auswahl von Objekten, Künstler*innen oder Referent*innen für Veranstaltungen, um nur einige Aspekte zu nennen. Allein diese Auswahl zeigt, dass eigentlich fast alle Museumsbereiche gefragt sind.

»Es gibt zwar eine zunehmende Anzahl ausdifferenzierter Vermittlungsangebote, aber immer noch zu wenige barrierearme und mit vielfältigen Zugängen versehene Ausstellungen, zu wenig entsprechende Serviceräume« (Metzger, 2014, S. 13). Diese Feststellung stammt aus dem Jahr 2014, ist aber leider auch heute noch nicht überholt. Bis in die Gegenwart werden neue Museumsbauten und große Ausstellungsprojekte eröffnet, die grundlegende Anforderungen an Barrierefreiheit missachten.

Welchen Zusammenhang sehen Sie zwischen gesellschaftlichen Entwicklungen und den Entwicklungen im Kultursektor?

In den letzten Jahren haben nationale, aber auch zunehmend kommunale Aktionspläne zur Umsetzung der UN-Behindertenrechtskonvention wichtige Impulse gesetzt. So hat die Landeshauptstadt Dresden einen Aktionsplan erarbeitet, der regelmäßig von der Stadtverwaltung, der Beauftragten für die Menschen mit Behinderungen und den Selbstvertretungsorganisationen und kommunalen Einrichtungen diskutiert und fortgeschrieben wird. Wir als Museum sind ebenfalls Teil dieses Diskussionsprozesses. Wir geben unsere Erfahrungen weiter und erhalten selbst neue Impulse. Mit dem Förderprogramm »Lieblingsplätze« fördert die Stadt ink-

---

28 Die Fachgruppe »Inklusion und Diversität« des Bundesverbandes für Museumspädagogik e.V. vernetzt Akteure und unterstützt Museen in ihrer Entwicklung zu inklusiven und barrierefreien Institutionen. Informationen unter www.museumspaedagogik.org/fachgruppen/inklusion-und-diversitaet/

lusive Projekte, die von einer Jury der Selbstvertretungsorganisationen ausgewählt werden.

Dies erzeugt Aufmerksamkeit für die vielen Bereiche des gesellschaftlichen Lebens, in denen Menschen mit einer Behinderung benachteiligt werden, weil sie keinen vollumfänglichen und selbstverständlichen Zugang haben. Das betrifft vor allem die Bereiche Bildung, Arbeit, Wohnen und gesundheitliche Versorgung – aber eben auch den Zugang zu kulturellen Angeboten. Die Aktionspläne – auch wenn sie keinen Gesetzescharakter haben – stärken die Rolle derjenigen, die sich für Inklusion und Barrierefreiheit einsetzen.

Der Kultursektor hat generell ein gutes Gespür für gesellschaftliche Diskurse und ist offen gegenüber den vielfältigen Bedürfnissen seiner Besucher*innen. Doch es reicht nicht aus, wenn das Bewusstsein und die Sensibilisierung für die Themen Inklusion und Diversität zunehmen. Es braucht verbindliche und vor allem nachhaltige finanzielle und personelle Ressourcen, um konkrete Maßnahmen umsetzen zu können.

Haben Sie auch spezielle Angebote für Menschen mit Demenz?

Leider haben wir bisher solche Angebote noch nicht entwickelt. Wir gehen davon aus, dass spezielle Angebote für Menschen mit Demenz in unserem Museum außerhalb der Öffnungszeiten stattfinden müssten, um die geeigneten Rahmenbedingungen zu bieten, da das Museum während der Öffnungszeiten meistens gut besucht ist, unter anderem auch häufig von Schulklassen und es dementsprechend recht laut zugehen kann. Das macht es für uns noch schwieriger. Wir verfolgen aber sehr interessiert, was Kolleg*innen in anderen Institutionen entwickeln und könnten uns das grundsätzlich auch an unserem Haus gut vorstellen.

Inwieweit beeinflusst der inklusive Zugang Ihre Angebote für alle Besucher?

Es ist unser Ziel, Ausstellungen auf möglichst unterschiedlichen Ebenen erfahrbar zu machen und so allen Besucher*innen ein abwechslungsreiches und selbstbestimmtes Erlebnis zu bieten. Es geht dabei nicht darum, für jede Zielgruppe spezifische Angebote zu schaffen. Gute Orientierungsmöglichkeiten, taktile Ausstellungspläne, leicht lesbare und verständliche Texte, haptische, visuelle und auditive Zugänge sowie vielfältige inhaltliche Perspektiven, Sitzmöglichkeiten und ausreichend Platz – von solchen Maßnahmen profitieren alle Besucher*innen. Wenn Videos in Deutscher Gebärdensprache (DGS) oder Hörtexte in Einfacher Sprache in die Ausstellungsgestaltung integriert werden, werden diese Kommunikationsformen zunehmend als selbstverständlich wahrgenommen, so unsere Hoffnung. Im Kinder-Museum *Welt der Sinne* sind die DGS-Videos auch ein wunderbarer Gesprächsanlass und die Kinder lernen begeistert kurze Sätze oder eine Begrüßungsgebärde.

In welcher Form ist Ihrer Einschätzung nach eine Vernetzung der verschiedenen Arbeitsbereiche im Museum erforderlich, um wirklich nachhaltige inklusive Konzepte verwirklichen zu können?

Barrierefreiheit und Inklusion sind Querschnittsaufgaben für die gesamte Institution. Denn die Entwicklung einer barrierefreien und möglichst inklusiven Ausstellung ist immer auch ein Aushandlungsprozess zwischen Kurator*innen, Gestalter*innen, Vermittler*innen und Expert*innen in eigener Sache. Leichte Sprache oder Einfache Sprache? Wie werden Ausstellungstexte gestaltet und auf welcher Höhe werden sie angebracht? Wie können zentrale Inhalte auch interaktiv oder taktil zugänglich gemacht werden?

Viele dieser Fragen erfordern ein sorgfältiges Abwägen inhaltlicher und gestalterischer Anforderungen unter Berücksichtigung der finanziellen Möglichkeiten. Nicht immer ist alles möglich oder machbar. Auch die Interessen unterschiedlicher Zielgruppen können gegensätzlich sein. Um Lösungen zu finden, brauchen alle Beteiligten die Bereitschaft, die eigene Perspektive in Frage zu stellen, kreative Lösungen zu finden und sich auch auf Kompromisse einzulassen. Wenn alle Beteiligten dazu bereit sind, sind dies jedoch bereichernde Lernprozesse.

Ganz grundsätzlich gehen wir davon aus, dass jede Form der Diversitätsorientierung vom Museum erfordert, sich als lernende Institution zu verstehen. Notwendig ist die Bereitschaft, etablierte Repräsentationsformen ein Stück zu verändern. Dafür ist es zum einen erforderlich, mit ganz unterschiedlichen Expert*innen (in eigener Sache) zu kooperieren, die ihre Perspektiven in die Museumsarbeit einbringen. Darüber hinaus müssen interne Aushandlungsprozesse auf den Weg gebracht werden, die dazu beitragen, eine gemeinsame Haltung zu entwickeln. Jede Form von Diversitätsorientierung erfordert zudem den Aufbau von Netzwerken sowie einen kontinuierlichen Einsatz personeller, zeitlicher und finanzieller Ressourcen. Die konkreten Maßnahmen werden idealerweise gemeinsam mit den Zielgruppen sowie entsprechend der Themen entwickelt.

(Wo) sehen Sie da momentan noch Handlungsbedarf?

Barrierefreiheit und Inklusion sind keine Vorgaben, die abgeschlossen werden können. Sie sind immer wieder neu mitzudenken, auszuhandeln und zu gestalten. Dies erfordert einen kontinuierlichen Einsatz von personellen und finanziellen Ressourcen. Dafür sind wir in den meisten Fällen auf Fördermittel angewiesen, anderen Museen geht es ähnlich. Gerade in Zeiten knapper Kassen bleibt die Finanzierung eine zentrale Herausforderung.

Literatur

Metzger, F. (2014). Voraussetzungen für Inklusion und Zugänglichkeit im Museum. *Standbein/Spielbein. Museumspädagogik aktuell, 100/2014*, 13.

4 Planung, Durchführung und nachhaltige Implementierung von Angeboten für Menschen mit Demenz

4.1 Museale Gestaltungsspielräume für Menschen mit Demenz

Sybille Kastner & Michael Ganß

> Vermittlungsangebote für Menschen mit Demenz gibt es inzwischen in vielen Museen. Die Angebote berücksichtigen die Besonderheiten der Zielgruppe und bereichern das Spektrum der Kunstvermittlung, auch weil sie für ein immer diverser werdendes Museumspublikum sensibilisieren. Entwicklung und Umsetzung sind oft einfacher als zunächst gedacht, denn es gibt viel Erfahrung mit unterschiedlichen Formaten, auf die man zurückgreifen kann. Es geht nicht darum, einem starren Konzept zu folgen, sondern vielmehr um ein passgenaues Angebot für das jeweilige Museum und dessen Team.

Teilhabe und Normalität erleben

Auch Menschen mit Demenz wollen am gesellschaftlichen Leben teilhaben. Das Bedürfnis, in die vertraute Eckkneipe, ins Schwimmbad, ins Theater oder ins Museum zu gehen, besteht weiterhin, auch wenn sich Menschen mit Demenz zum Teil aus dem gesellschaftlichen Leben zurückziehen. Dieser Rückzug erfolgt häufig aus Überforderung oder der Angst, Anforderungen nicht mehr genügen zu können. Soll Menschen mit Demenz Teilhabe ermöglicht werden, ist es wichtig, die durch den demenziellen Prozess bedingten Veränderungen in den Bedürfnissen zu berücksichtigen. Viele Menschen mit Demenz haben ein ausgeprägtes Bedürfnis nach *Normalität*, in dem Sinne, dass sie ihr Leben wie vor der Diagnose weiterleben möchten (Rohra, 2011; Taylor, 2011; Zimmermann, 2011). Somit besteht die Herausforderung, Angebote zu schaffen, die zugleich die besonderen Bedürfnisse und den Wunsch nach Normalität berücksichtigen. Es ist deshalb sinnvoll, dass sich diese speziellen Angebote in der Konzeption an den regulären Angeboten für Erwachsene im Museum orientieren und in die reguläre Angebotspalette eingebunden werden. Hierdurch kann das Museum für die Besuchenden mit Demenz zu einem Erfahrungsort werden, an dem – und das ist etwas sehr Entscheidendes – Demenz keine Rolle spielt.

Die Kunstvermittlung in vielen Museen, wie beispielsweise im Lehmbruck Museum, ist partizipativ ausgerichtet und bevorzugt eine dialogische Kunstbetrachtung. Aus dieser partizipativen Grundhaltung ergibt sich, dass auch die Angebote für Menschen mit Demenz partizipativ sind. Je nach Angebotsformat variiert der Grad der Einbindung. Sehr gute Erfahrungen haben wir in dem Projekt *Ruhrkunstmuseen sinnlich erleben* damit gemacht, zusammen mit einer Gruppe von Menschen mit beginnender Demenz die Konzeptionierung und die Antragstellung gemeinsam durchzuführen. Die Personen mit Demenz hatten für sich eine klare Vorstellung davon, in welche Arbeitsschritte sie sich einbringen und welche sie lieber der Projektleitung überlassen wollten. In dem Vorhaben ging es unter anderem darum, Kunstvermittler*innen für Führungen für Menschen mit Demenz zu qualifizieren. In diese Qualifizierung brachten sich die Menschen mit Demenz als Expert*innen und Berater*innen hinsichtlich methodischer und didaktischer Fragestellungen ein. Mit ihrem Expertenwissen sorgten sie für einen Qualitätssprung in der Qualifikation der Kunstvermittler*innen. Dies wurde von den Kunstvermittelnden unmittelbar erlebt und als wichtige Erfahrung im Feedback ausdrücklich hervorgehoben. Dazu trug auch bei, dass bereits in der Qualifikation ein intensiver Kontakt zu Menschen mit Demenz stattfinden konnte. Die Fortbildung war durch ein Miteinander auf Augenhöhe geprägt, was auch zu einem Perspektivwechsel auf Menschen mit Demenz geführt hat, da diese Form der Begegnung und des miteinander Arbeitens eine vollkommen neue Erfahrung für die Kunstvermittler*innen war, die bisher weder in Betracht gezogen noch überhaupt für möglich gehalten wurde (Kastner, 2016, 2017, 2019).

Ebenso ist es möglich, Menschen mit Demenz in die Gestaltung des Ablaufs einer Führung einzubinden. Die Möglichkeit mitzuwirken ist im Sinne der Teilhabe bedeutungsvoll. Museen können hierüber einen wichtigen Beitrag zur Inklusion von Menschen mit Demenz leisten. Louisa May vom Museumsverband des Landes Brandenburg e.V. kommt aufgrund der Erfahrungen des Verbandes mit Museumsführungen für Menschen mit Demenz zu dem Schluss, dass ein zentraler Erfolgsfaktor für Angebote für Menschen mit Demenz sei, diese bei der Planung und Umsetzung einzubeziehen. Die Museen müssten sich öffnen, flexibel und bereit sein, bei der Programmgestaltung von ihren Plänen abzuweichen (Netzwerkstelle Lokale Allianzen für Menschen mit Demenz, 2019).

Wie differenzieren sich Zielgruppe und Angebote?

Führungen für Menschen mit Demenz können unterschiedlich ausgerichtet sein und sich an unterschiedliche Personengruppen richten. Jedes Format bringt spezifische Bedürfnisse und Anforderungen an die Kunstvermittlung mit sich. Bei den partiell unterschiedlichen Zielgruppen ist es wichtig, sich jeweils auf die konkrete Besuchergruppe einzustellen. Hier gilt es zu differenzieren:

- Menschen mit beginnender Demenz
- Menschen im mittleren und fortgeschrittenen Verlauf einer Demenz
- Menschen mit Demenz mit ihren Angehörigen/Bezugspersonen
- Angebote für bereits bestehende Gruppen (Pflegeheime, Tagespflegen, Demenzcafés etc.)

- Angebote für Einzelbesucher*innen (Offene Führung)
- Inklusive Angebote, die an den Bedürfnissen von Menschen mit Demenz ausgerichtet sind
- Individuelle einmalige und wiederkehrende Museumsbesucher*innen

Menschen mit beginnender Demenz

Diese Zielgruppe durch klassisches Marketing wie Homepage, Newsletter, Flyer und Tagespresse zu erreichen reicht nicht aus und ist eine Herausforderung, da nur wenige über spezifische Organisationen angesprochen werden können. In einigen wenigen Regionen in Deutschland gibt es Selbsthilfegruppen für Menschen mit Demenz, die gute Ansprechpartner sind. Bisher sind diese nicht zentral registriert, sie lassen sich über die Regionalen Demenz Service- und Beratungsstellen oder die regionale Alzheimergesellschaft in Erfahrung bringen. Neben den üblichen Marketingstrategien sind die Institutionen, an denen Demenzdiagnosen gestellt werden (z. B. Gedächtnisambulanzen, spezialisierte Arztpraxen) gute Adressaten und mögliche Multiplikatoren für die Angebote. Menschen mit beginnender Demenz kommen zum Teil noch allein zur Führung. Sehr gerne werden Museumsführungen auch genutzt, um weiterhin etwas gemeinsam mit anderen, beispielsweise als Paar, unternehmen zu können.

Im ersten Kontakt fallen mögliche Einschränkungen oft nicht unmittelbar auf, jedoch ist es für die Betroffenen in der Regel sehr hilfreich, wenn der Dialog zu den Werken langsamer erfolgt als sonst üblich. Dabei sind vor allem Dialog-Pausen wichtig, in denen sich Gesagtes und Gehörtes setzen kann und eigene Aussagen in Ruhe formuliert werden können. Ferner sollte der Satzbau wenig komplex sein und möglichst konkrete Begriffe genutzt werden. Je abstrakter die Sprache der Kunstvermittler*in, desto anstrengender ist die Führung für die Betroffenen (Ganß, Kastner & Sinapius, 2016).

Menschen im mittleren und fortgeschrittenen Verlauf einer Demenz

Diese Zielgruppe kann recht gut durch Öffentlichkeitsarbeit erreicht werden, die sich gezielt an Institutionen der Altenhilfe, wie Pflegeheime, Tagespflegen, Demenzcafés, wie auch an Selbsthilfegruppen für Angehörige richten. Die Besucher*innen kommen in der Regel von Bezugspersonen begleitet ins Museum. Dadurch ist im Verlauf der Führung immer ein Ansprechpartner da, der den Besucher, die Besucherin mit Demenz kennt und die Person bei evtl. eintretender Überforderung auffangen kann. Für eine gelingende Kunstvermittlung für Menschen im mittleren und fortgeschrittenen Verlauf einer Demenz müssen deren besondere Bedürfnisse, wie zum Beispiel ein langsameres Tempo im Sprechen und Verstehen, Unterstützung der Fokussierung aufs Werk und der sinnlichen Wahrnehmung, berücksichtigt werden.

Menschen mit Demenz und ihre Angehörigen/Bezugspersonen

Angehörige und Menschen mit Demenz haben ein großes Bedürfnis nach gemeinsamen Unternehmungen, die sie partnerschaftlich genießen können. Dieses Bedürfnis beruht auf dem Umstand, dass im Verlauf der Demenz die Beziehung immer hierarchischer wird, da ein Partner zunehmend Verantwortung übernimmt, während der andere zum Hilfeempfangenden wird (Ganß & Bell, 2018). Diese Hierarchie kann für den Moment aufgelöst werden, wenn beide durch das Angebot im Museum gleichermaßen angesprochen werden. Das bedeutet, dass sich eine Führung sowohl an die Menschen mit Demenz als auch an die Bezugspersonen richten muss und beide gleichermaßen eingebunden sind und gefordert werden (Ganß, 2016). Dies ist eine Herausforderung für die Moderation der Vermittlungssituation. Es müssen beispielsweise zwei sehr unterschiedliche Kommunikationsgeschwindigkeiten so miteinander verbunden werden, dass alle Beteiligten gleichermaßen motiviert werden, sich einzubringen. Die Angehörigen müssen ihre Gedanken einbringen können, ohne dass die Menschen mit Demenz durch eine hohe Geschwindigkeit daran gehindert werden, ihnen zu folgen oder ihre eigenen Gedanken formulieren zu können. Ferner muss in der Betrachtung der Werke ein offener Raum gewahrt bleiben, in dem jede Aussage als bedeutungsvoll gewürdigt wird, ohne sie als richtig oder falsch einzuordnen oder Korrekturen zu machen, wie etwas gesehen oder gedeutet werden sollte. Dies klingt einfach, stellt in der Praxis für Kunstvermittler*innen jedoch eine echte Herausforderung dar.

Angebote für bereits bestehende Gruppen (Pflegeheime, Tagespflegen, Demenzcafés etc.)

Gerade wenn das Angebot im Museum neu aufgebaut wird, ist es zunächst einfacher, bestehende Gruppen anzusprechen, da lediglich die Institution von dem Angebot überzeugt werden muss. Auch ist es möglich Kooperationen aufzubauen, über die weitere gemeinsame Vorhaben entwickelt werden können. In einer bestehenden Gruppe kennen sich die Teilnehmenden, was ihnen mitunter Sicherheit vermitteln und darüber einen positiven Einfluss auf die Kommunikationsbereitschaft haben kann. In der Regel sorgen die Gruppenleitungen für eine passende Gruppenzusammenstellung, was die Vermittlung erleichtern kann.

Angebote für Einzelbesucher*innen (Offene Führung)

Mit diesem Angebot werden vor allem Menschen mit Demenz und Angehörige angesprochen, die zu Hause leben. Dies ist eine wichtige Zielgruppe, da gerade Menschen, die mit Demenz zu Hause leben, nur wenige Teilhabeangebote zur Verfügung stehen. Für das Marketing ist diese Besuchergruppe eine besondere Herausforderung. In der Regel bilden die Angehörigen die Brücke für die Teilnahme. Sie sind jedoch durch die unterstützende Begleitung im Alltag häufig so hochgradig belastet, dass sie wenig Zeit und Energie haben, sich über mögliche Angebote zu informieren. Zudem können sie sich oft nicht vorstellen, dass es noch möglich ist, mit einer Demenz ins Museum zu gehen. Mitunter empfinden sie auch den Aufwand, dorthin zu gelangen, als sehr groß, so dass sie das Angebot nicht nutzen. Sehr hilfreich sind hier Kooperationen mit der örtlichen Alzheimer Gesellschaft, mit Beratungsstellen und anderen örtlichen Netzwerkstellen. Diese dienen häufig als wichtige Multiplikatoren und können aufgrund des ihnen entgegengebrachten Vertrauens Angehörige zur Mitwirkung motivieren und oft von der Sinnhaftigkeit eines Museumsbesuchs überzeugen.

Bei öffentlichen Führungen für Menschen mit Demenz kann die Zusammensetzung der Gruppe hinsichtlich der Kompetenzen sehr heterogen sein. Dies stellt eine Herausforderung in der Vermittlung dar, wenn alle Besucher gleichermaßen in die Führung eingebunden werden sollen. Die Teilnehmenden kennen sich nicht und können sich deshalb untereinander weniger stützen, als dies bei festen Gruppen möglich ist.

Inklusive Angebote, die an den Bedürfnissen von Menschen mit Demenz ausgerichtet sind

Spezifische Formate für Menschen mit Demenz können gezielt auf deren Bedürfnisse ausgerichtet sein und eine intensive Museumserfahrung ermöglichen, jedoch entsprechen sie nicht dem Inklusionsgedanken, wie er in der Behindertenrechtskonvention definiert ist.[29] Trotz aller Herausforderungen, die der Anspruch *Inklusiver Ort* zu sein mit sich bringt, ist es an der Zeit, dass Museen sich dem selbstgesteckten Ziel nähern, indem sie entsprechende Angebote für Menschen mit Demenz entwickeln. Angehörige von Menschen mit Demenz, zum Teil auch die Betroffenen selbst, nutzen aus Angst vor Überforderung eher Angebote, die Schutzräume darstellen. Wenn dies in inklusiven Gruppen gelingen soll, sollte die Vermittlung konsequent wahrnehmungs- und sinnesorientiert erfolgen und dieses Format als spezifisches Charakteristikum des Angebots herausgestellt werden. Die Besucher*innen können sich dann unabhängig von einer Demenz für solch eine sinnesorientierte Führung entscheiden. Die Erfahrung zeigt, dass Menschen dazu gezielt angesprochen und eingeladen werden müssen. Eine inklusive Führung stellt sehr hohe Anforderungen an die Vermittler*innen, die sicherstellen müssen, dass die Besucher*innen mit Demenz sich ebenso einbringen können wie alle anderen. Dabei muss in der Moderation souverän mit unterschiedlichen Wahrnehmungs- und Kommunikationsgeschwindigkeiten umgegangen werden.

Individuelle einmalige und wiederkehrende Museumsbesucher*innen

Wiederholte Besuche in einer festen Gruppe können dazu führen, dass das Museum über die Zeit zu einem vertrauten Ort wird, was unter Umständen mehr Sicherheit vermitteln kann. Auch der*dem Kunstvermittelnden werden die Teilnehmenden vertrauter und sie*er empfindet mehr Sicherheit. Die Möglichkeit des inhaltlichen

---

29 www.behindertenrechtskonvention.info, Zugriff am 23.09.2020.

Anknüpfens an Erfahrungen aus vorhergehenden Besuchen ist jedoch stark vom Verlauf des demenziellen Prozesses abhängig. Je fortgeschrittener der demenzielle Prozess ist, desto geringer ist die Wahrscheinlichkeit, dass eine Erinnerung an die vorherige Veranstaltung möglich ist.

In Sinne von Teilhabe und Normalität sollten Museen für Menschen mit Demenz auch einzeln buchbare Gruppenführungen anbieten, dies ist schließlich auch für alle anderen Museumsbesucher*innen eine Selbstverständlichkeit. Einrichtungen sollen sich auch für einen einzelnen Museumsbesuch entscheiden können, beispielsweise zu einer Sonderausstellung oder wenn sie im Rahmen des Teilhabeauftrags unterschiedliche Museen besuchen möchten. Ein Museumsbesuch kann auch ein besonderes Highlight im Rahmen von anderen Teilhabeaktivitäten bilden.

Vom Team getragen

Die meisten Museen in Deutschland bieten vielfältige Angebote für die unterschiedlichsten Bevölkerungs- und Altersgruppen an, mittlerweile vermehrt auch für Besucher mit besonderen Bedürfnissen. *Harte Fakten*, wie etwa die bauliche Barrierefreiheit für Menschen, die auf Rollstühle oder Rollatoren angewiesen sind, können dabei ein sehr großes Problem darstellen. Die meisten strukturellen Voraussetzungen zum Aufbau eines Vermittlungsformats für Menschen mit Demenz sind in den Museen jedoch bereits vorhanden und es ist oft nur ein kleiner Schritt, die eigene Angebotspalette zu erweitern. Die Programme, sollen sie gelingen, müssen jedoch vom gesamten Museumsteam unterstützt werden. Mitunter gibt es große Unsicherheiten und es existieren die gleichen Berührungsängste im Umgang mit Demenz wie in der Gesamtbevölkerung. Die Aufsichten fühlen sich vielleicht nicht kompetent genug oder machen sich Sorgen um die Sicherheit der Exponate. In der Pilotphase unterstützen deshalb Schulungen und Feedbacktreffen das Museumspersonal beim souveränen Umgang mit den Besucher*innen. Ist die erste Schwelle überwunden, erledigen sich meist auch die Unsicherheiten. Regelmäßiges Nachhaken ist jedoch wichtig, um versteckte Vorbehalte aufzuspüren und auch neue Mitarbeiter*innen immer wieder mit einzubeziehen. Spielen alle mit, sollte es kein Problem sein, Führungen für Menschen mit Demenz während des ganz normalen Museumsbetriebs stattfinden zu lassen.

Finanzierungsfragen

Immer wieder wird die Finanzierung der Angebote für Menschen mit Demenz diskutiert. Nach unserer Erfahrung kann das Angebot durchaus im Rahmen der normalen Führungsgebühren dauerhaft finanziert werden. Wie bei allen Besuchern gilt auch hier, Menschen oder Gruppen, auch wenn ihre Einkommensverhältnisse dies erschweren, einen freien Zugang zum Museum zu ermöglichen. Dies steht jedoch in keinem unmittelbaren Zusammenhang mit einer Demenz-Diagnose.

Eine Projekt-Förderung, die immer zeitlich begrenzt ist, kann ein dauerhaftes Implementieren eines Angebotes erschweren. Ein Antrag auf Fördermittel macht aber Sinn, wenn Finanzierungsschwierigkeiten entstehen, die aus der Pilotphase resultieren, beispielsweise die Qualifikation der Mitarbeiter nicht durch das Museum finanziert werden kann.

Ablauf einer Führung

Führungen für Menschen mit Demenz brauchen insgesamt mehr Vor- und Nachbereitungszeit als ein Standardprogramm. Da die Phase des Ankommens den Ausgangspunkt für das Gelingen der Führung bildet, sollte sie bewusst gestaltet werden – ein Extra an Zeit muss eingeplant werden (▶ Kap. 5.1). Häufig kommen Gruppen sogar früher als angemeldet, da professionelle Begleiter viel Zeit als Puffer einplanen. Eine willkommene Unterstützung leisten hier ehrenamtliche Assistent*innen, die die Führungen begleiten und zuarbeiten, wo etwas fehlt. Das sind oft Menschen, die darin eine interessante und sinnstiftende Aufgabe sehen. Finden kann man sie zum Beispiel im Freundeskreis des Museums, einen Aufruf auf der eigenen Homepage oder über einen Zeitungsartikel zum geplanten Angebot. Sie sorgen während der Führung für eine angenehme und entspannte Stimmung. Menschen mit Demenz reagieren in besonderer Weise auf die Atmosphäre, schon wenn sie empfangen werden. Sie schätzen es, wenn sie bereits am Eingang oder am Parkplatz abgeholt werden und sie brauchen viel Zeit, um sich zu orientieren und sich für die Kunstbetrachtung zu öffnen. Dies kann bei einer Begrüßungsrunde geschehen, bei einer gemütlichen Tasse Kaffee, oder, wo diese nicht möglich ist, bei einem Kaltgetränk.

Ankommen: Die Phase des Ankommens eröffnet auch für die Kunstvermittler*innen besondere Möglichkeiten: Sie können die Teilnehmenden kennenlernen und einen ersten Eindruck von ihren Potenzialen bekommen. Die Überleitung zur Kunstbetrachtung kann geschaffen werden, indem für das erste Exponat, das betrachtet werden soll, sensibilisiert wird. Je nachdem, ob man eher einen narrativen, erfahrungsorientierten oder sinnlichen Zugang wählt, können Anekdoten erzählt, auf Erlebtes zurückgegriffen werden oder man kann spielerisch etwas erkunden und ertasten lassen. Gelingt es, die Neugier und Motivation der Besucher*innen zu wecken, sollte dieser Moment ergriffen werden, um mit der Führung zu beginnen.

Beginn: Zu Beginn der Vermittlungssituation ist die Fokussierung auf das Werk unabdingbar. Auch für die gute Sicht auf das, worüber gesprochen wird, müssen die Kunstvermittelnden die Verantwortung übernehmen, da Menschen mit Demenz nicht mehr ausreichend für sich selbst sorgen können. Wichtig ist, dass man sich und den Teilnehmenden genügend Zeit lässt: um die Positionierung der Besucher*innen und ihre Sicht auf das Werk zu überprüfen und um es anschließend gemeinsam und in Ruhe zu betrachten. Erst dann soll mit der Eingangsfrage begonnen werden. Im besten Falle schließt diese direkt an die Überleitung aus der Begrüßungsrunde an. Die Fragestellung sollte möglichst offen und subjektorientiert sein, also ergründen, was die Besucher*innen interessiert. Sie kann auf eine gewählte, geeignete didaktische Methode hinführen, wie beispielsweise ein taktiles Explorieren des Kunstwerkes oder eine narrative Annäherung (Ganß, Kastner et al., 2016).

Während der Führung

Flexibilität: In jeder Sammlung gibt es Kunstwerke, die tendenziell gut an die Zielgruppe zu vermitteln sind. Legt man sich von vornherein darauf fest, verpasst man unter Umständen spannende und ungewöhnliche Momente, die gerade für Menschen mit Demenz so bezeichnend sind und die die Vermittlungssituation ungemein bereichern können. Eine wesentliche Rahmenbedingung bei der Auswahl der Exponate ist jedoch auch die Zugänglichkeit des Werkes bzw. die Barrierefreiheit der Räumlichkeiten. Mitunter muss pragmatisch entschieden werden, welche Route man während der Führung wählt, damit nicht zu viel Zeit und Energie für den Weg aufgewendet werden muss. Wenn jedoch unterwegs die Aufmerksamkeit der Besucher*innen von anderen Kunstwerken angezogen wird als geplant, sollte dem unbedingt Rechnung getragen werden, da sich die Führung nach den Bedürfnissen der Besucher*innen richten soll. Eine feste Bestuhlung kann deswegen kontrovers diskutiert werden. Einerseits kann sie die Fokussierung erleichtern, wenn die Stühle direkt auf die Hauptansichtsseite eines Exponats ausgerichtet werden und es eindeutig ist, worüber gesprochen wird. So entsteht eine konzentrierte Vermittlungssituation, die Teilnehmenden erschöpfen nicht so schnell und sind sicher untergebracht. Andererseits beeinflusst eine feste Bestuhlung die flexible Werkauswahl während des Museumsrundgangs, die Bewegung kann auch belebend wirken und die Exploration einer Skulptur gelingt viel besser, wenn man um sie herum geht und sie von allen Seiten wahrnimmt.

Dauer: Für die gesamte Veranstaltung empfiehlt es sich, nicht länger als 90 Minuten einzuplanen. Dies entspricht in etwa dem zeitlichen Umfang einer Standardführung. Trotzdem variieren die Zeiteinteilung und die Anzahl der betrachteten Werke von Gruppe zu Gruppe erheblich. Ein entsprechendes Zeitschema sollte hier nur grobe Orientierung bieten. Die Zeit der Begrüßung kann 10 oder 30 Minuten dauern, die eine Gruppe betrachtet nur zwei Werke intensiv, die andere kann und will sechs Werke anschauen.

Abschluss: Am Ende einer Veranstaltung empfiehlt es sich, noch einmal zu einer Abschlussrunde zusammen zu kommen, um die Erlebnisse miteinander zu teilen und sich zu verabschieden. Es geht nicht darum, sich konkret an Werke zu erinnern, sondern um das emotionale Erleben der Führung.

Werkauswahl

Wenn man die Begriffe Inklusion und Teilhabe ernst nimmt, kann kein Kunstwerk für die Vermittlung für Menschen mit Demenz ausgeschlossen werden, da dieses eine Ausgrenzung bedeuten würde und jemand Drittes für die Person mit Demenz entscheiden würde, welche Kunstwerke in Frage kommen und welche nicht. Dennoch gibt es Aspekte, die bei der Werkauswahl berücksichtigt werden sollten. Dies sind erst einmal formale Aspekte: Gibt es genügend Raum um das Werk, damit die Gruppe gleichzeitig das Werk betrachten kann? Dies ist wichtig, weil Menschen mit

Demenz unmittelbar das sehen müssen, worüber gesprochen wird. Daher sollte auch ein Augenmerk auf die Größe des Werkes gelegt werden. Ist es also groß genug, damit es von allen gleichzeitig betrachtet werden kann? Aber auch ein sehr großes Werk, wenn es nicht mehr als Ganzes wahrgenommen werden kann, kann von Menschen mit Demenz unter Umständen nicht mehr erfasst werden. Im Alter lässt außerdem bei vielen Menschen das Kontrastsehen nach, so dass feine Schattierungen und Farbnuancen nicht mehr wahrgenommen werden. Kontrastarme Werke sind daher mitunter schwierig zu erfassen. Ferner kann die Präsentation der Werke die Wahrnehmung erschweren, beispielsweise können Spiegelungen bei Exponaten hinter Glas zum Bestandteil des Werkes werden. Eine sehr unruhige Umgebung kann die Fokussierung auf das Werk erschweren. Unabhängig von diesen Aspekten gilt der Grundsatz, dass das richtige Werk jenes ist, was die Besucher*innen und die Kunstvermittler*in interessiert. Je mehr Neugierde auf das Werk besteht, desto intensiver wird die Vermittlungssituation sein.

Abstrakte Werken bieten ein höheres Maß an Deutungsoffenheit und damit ein größeres Dialogpotential. Die Möglichkeit durch falsche Benennung ein Scheitern zu erleben ist hier praktisch nicht gegeben.

Künstlerisch praktische Erfahrungen im Museum

In vielen Museen ist es üblich, die Führungen für Menschen mit Demenz mit einer künstlerischen, praktischen Arbeit abzuschließen. In der von uns durchgeführten Studie *Entwicklung eines Modells zur Teilhabe von Menschen mit Demenz im Museumsraum* hat sich gezeigt, dass es den Teilnehmenden unter Umständen nicht möglich war, an das zuvor in der Führung Erlebte anzuknüpfen. Auch wenn die Technik passend zur Führung gewählt wurde, konnte kein Bezug hergestellt werden. Beide Veranstaltungsteile schienen geradezu voneinander getrennt zu sein.

Auch ermöglichte die zur Verfügung stehende Zeit es nicht, tiefer in einen künstlerischen Prozess einzutauchen. Die praktische, künstlerische Auseinandersetzung hat eine hohe Relevanz für Menschen mit Demenz. Um dieser Bedeutsamkeit Rechnung zu tragen, bedarf es allerdings mehr Zeit und eines spezifischen Angebotskonzepts. Ausgehend von dieser Erkenntnis wurde 2015 im Lehmbruck Museum ein offenes Atelierangebot entwickelt, das sich gleichermaßen an die Bedürfnisse der Menschen mit Demenz und die ihrer Bezugspersonen richtet. Dieses Angebot wurde im Rahmen des EU- Projektes *Museums Art & Alzheimers MA&A* evaluiert und implementiert (Bucci et al., 2017).

Das offene Atelier richtet sich an Paare jeglicher Konstellation, die dort frei künstlerisch arbeiten können. Es gibt genügend Zeit und Raum, um mit verschiedenen Materialien zu experimentieren und jeder kann sein individuelles künstlerisches Potential entfalten, weiterentwickeln und seinem persönlichen Ausdrucksbedürfnis folgen. Dem Betrachten der entstandenen Werke und dem wertschätzenden Austausch in der Gruppe wird viel Bedeutung beigemessen (Ganß, 2016; Bucci et al., 2017).

4.1 Museale Gestaltungsspielräume für Menschen mit Demenz

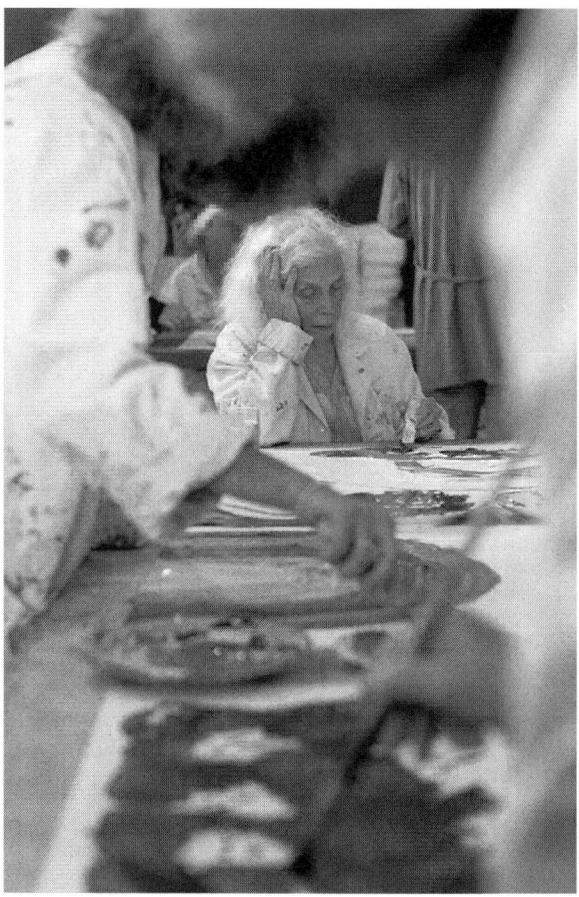

Abb. 4.1: Kreatives Arbeiten im Lehmbruck Museum, Foto: Michael Hagedorn

Museen verändern sich

Die Öffnung des Museumsbetriebes für spezifische Besuchergruppen, wie etwa Menschen mit Demenz, kann eine Sensibilisierung in vielerlei Hinsicht bewirken. Für das Museumsteam ist dies zwar zunächst eine Herausforderung, die Hinwendung zu den Besucher*innen mit ihren individuellen Bedürfnissen kann aber insgesamt eine offenere Haltung gegenüber Neuem und Unbekanntem bewirken. Dies kann generell nützlich für Museen sein, Institutionen mit recht hierarchischen Strukturen, die im Wandel der Gesellschaft bestehen wollen. Eine offene Haltung ist nicht nur unter dem Aspekt der Inklusion, sondern auch im Hinblick auf eine zunehmende Diversität unsere Gesellschaft von besonderer Bedeutung. Besucher*innen mit Demenz sind nur ein Beispiel für neue Zielgruppen, die die klassischen Methoden der Kunstvermittlung befragen, die Entwicklung neuer und offenerer Zugänge fordern und Aufmerksamkeit auf sich wandelnde Bedürfnisse des Museumspublikums lenken.

Literatur

Bucci, C., Ballola, L. C., Černikienė, G.; Ganß, M., Harkin, B.-A., Jaseliūnienė. A., Karpavičiūtė, S., Kastner, S., Lachi, C., Mei, M. & Petkutė, I. (2017). *Handbuch – Das kommunikative Potential der Kunst.* MA&A 2017. Zugriff am 01.02.2020 unter www.maaproject.eu/moodle/course/view.php?id=3.
Ganß, M. (2016). Das »Offene (Begegnungs-)Atelier« im Lehmbruck Museum. *demenz. DAS MAGAZIN, 30/2016*, 39–40.
Ganß, M. & Bell, E. (2018). Theaterarbeit auf Rezept. Die Theatersprechstunde für Menschen mit Demenz und ihre Angehörigen im Münsterland. *Kulturräume. Das KUBIA-Magazin, 15/2018*, 35–38.
Ganß, M., Kastner, S. & Sinapius, P. (2016). *Kunstvermittlung für Menschen mit Demenz, Kernpunkte einer Didaktik.* Hamburg: HPB.
Kastner, S. (2016). »RuhrKunstMuseen sinnlich erleben«. *demenz. DAS MAGAZIN, 30/2016*, 14–15.
Kastner, S. (2019). RuhrKunstMuseen sinnlich erleben: kulturelle Teilhabe zur Erhaltung der Lebensqualität von Menschen mit Demenz. In I. Pfützenreuter (Hrsg.), *Leben in der Mitte der Gesellschaft: Lokale Allianzen für Menschen mit Demenz* (S. 94–98). Freiburg: Lambertus Verlag.
Kastner, S. (2017). Mitmischen im Museum. Angebote für Ältere und Menschen mit Demenz im Lehmbruck Museum. *DIE Zeitschrift für Erwachsenenbildung, 4/2017*, 49.
Netzwerkstelle Lokale Allianzen für Menschen mit Demenz (2019). Zugriff am 01.02.2020 unter www.netzwerkstelle-demenz.de/fileadmin/user_upload/dokumentationen/doku_duisburg_191007/zusammenfassung_1._podiumsrunde.pdf.
Rohra, H. (2011). Aus dem Schatten treten. Warum ich mich für unsere Rechte als Demenzbetroffene einsetze. Frankfurt a. M.: Mabuse.
Taylor, R. (2011). Alzheimer und Ich: »Leben mit Dr. Alzheimer im Kopf«. Göttingen: Hogrefe.
UN-Behindertenrechtskonvention (2009). Zugriff am 01.02.2020 unter www.behindertenrechtskonvention.info.
Zimmermann, C. & Wißmann, P. (2011). Auf dem Weg mit Alzheimer. Wie sich mit einer Demenz leben lässt. Frankfurt a. M.: Mabuse.

4.2 Der Beitrag von Qualifizierungen zu einer qualitätsvollen Kulturvermittlung für Menschen mit Demenz

Imke Nagel

> Qualifizierungen können die nachhaltige institutionelle Etablierung der Kulturvermittlung für Menschen mit Demenz unterstützen. Sie geben Gelegenheit zum Aufbau beruflicher Netzwerke und Partnerschaften sowie zu fortlaufendem fachlichem Austausch.
> Fort- und Weiterbildungen unterstützen Fachkräfte zudem bei der Entwicklung einer für die Kulturarbeit mit Menschen mit Demenz grundlegenden offenen Haltung. Diese sollte geprägt sein von Interesse, Empathie und Offenheit gegenüber dem Erleben, den Interessen und Erfahrungen der Gegenüber.

2005 leitete das Schlosstheater Moers am Niederrhein mit der Kampagne *Erinnern-Vergessen: Kunststücke Demenz* einen Paradigmenwechsel ein. Neben einer Auseinandersetzung mit Demenz in diversen dezentralen Kulturveranstaltungen und Workshops inszenierte Regisseurin Barbara Wachendorff mit Spieler*innen mit Demenz und einem Profiensemble das Theaterstück »Ich muss gucken, ob ich da bin« für die professionelle Bühne. Erstmals wurde Kunst nicht nur *für*, sondern auch *mit* Menschen mit Demenz kreiert. 2007 erweiterte das Lehmbruck Museum Duisburg als erstes Museum in Deutschland sein Angebot um Führungen für Menschen mit Demenz (▶ Kap. 4.1). Schnell zeigte sich das Potential von nicht therapiegeleiteter Kulturarbeit mit dieser bislang vernachlässigten Zielgruppe und damit auch der Bedarf nach neuen Angeboten der Qualifizierung in diesem Bereich. 2009 lud das nordrhein-westfälische *Kompetenzzentrum für Kulturelle Bildung im Alter und Inklusion (kubia)*[30] am Institut für Bildung und Kultur zu seinen ersten Qualifizierungen für Kulturarbeit mit Menschen mit Demenz ein. Ab 2010 führte das Institut im Auftrag des Bundesministeriums für Bildung und Forschung zudem eine Studie zur künstlerisch-kulturellen Praxis mit Menschen mit Demenz durch. Im daraus resultierenden Handbuch *Auf Flügeln der Kunst* von 2012 beschreibt ein Kapitel zur Kunst des Begleitens die Anforderungen an eine kompetente Kulturarbeit mit Menschen mit Demenz, die keine therapeutischen Zwecke verfolgt. Mit einer internationalen Bestandsaufnahme gibt das Handbuch außerdem einen Überblick zum damaligen Stand künstlerisch-kultureller Praxis mit Menschen mit Demenz. Die Autorinnen stellen fest, dass diese trotz eines breiten Spektrums an Angeboten noch am Anfang stehe und der Bedarf an einer nachhaltigen Imple-

---

30 kubia ist Fachforum und Serviceplattform für Kulturelle Bildung im Alter, Kulturgeragogik und inklusive Kulturarbeit und wird gefördert durch das Ministerium für Kultur und Wissenschaft Nordrhein-Westfalen. Das Kompetenzzentrum unterstützt Kulturanbietende und Verwaltungen sowie Tätige in der sozialen Altenarbeit und Pflege durch Forschung, Beratung, Qualifizierung, Vernetzung und Information. Weiterführende Informationen: www.ibk-kubia.de.

mentierung dieser Angebote in den Pflegealltag und damit der Bedarf an Weiterbildung, Supervision und Beratung hoch sei (De Groote & Nebauer, 2012).

Das folgende Kapitel gibt einen Überblick zu inzwischen etablierten Qualifizierungsangeboten für die Kulturarbeit mit Menschen mit Demenz[31]. Anschließend wird beschrieben, welchen Beitrag Qualifizierungen zur Implementierung von Kulturangeboten für Menschen mit Demenz und deren Umsetzung leisten können.

Qualifizierungsmöglichkeiten – eine Übersicht

Als Antwort auf die demografischen Herausforderungen ist 2008 mit Förderung des Kulturministeriums des Landes Nordrhein-Westfalen ein Kompetenzzentrum für Kulturelle Bildung im Alter und Inklusion (*kubia*) am Institut für Bildung und Kultur – seit 2019 in Köln – entstanden. Ein Baustein der Arbeit von *kubia* ist die Qualifizierung von Kulturschaffenden und Mitarbeitenden in Kultureinrichtungen und -verwaltungen für die kulturgeragogische Arbeit. Mit der Workshop- und Webinar-Reihe *KulturKompetenz+* veranstaltet *kubia* seit 2009 mit wechselnden Expert*innen regelmäßige Qualifizierungstage zu inklusiver Kulturarbeit und kulturgeragogischer Arbeit, u. a. für die Kulturarbeit mit Menschen mit Demenz. Spartenspezifisch vermitteln sie Herangehensweisen, Methoden und Strukturen für Kulturteilhabe von Menschen mit Demenz.

Gemeinsam mit der *FH Münster* hat *kubia* 2011 die berufsbegleitende Fort- und Weiterbildung *Kulturgeragogik – Kulturarbeit mit Älteren* entwickelt. Ebenso wie die Workshop- und Webinar-Reihe *KulturKompetenz+* richtet sich die einjährige Qualifizierung an Künstler*innen, Kulturpädagog*innen sowie an Fachkräfte der Sozialen Arbeit, Altenhilfe und Pflege. Inhalte sind methodische und didaktische Grundlagen zu Bildender Kunst, Musik, Theater, Literatur, Tanz und Medien sowie Kulturmanagement. Als grundlegende Bausteine stehen Erkenntnisse aus der Geragogik und der Gerontologie im Curriculum der Fort- und Weiterbildung (Wickel, 2012). Zudem schließt der Zertifikatskurs ein Praxisprojekt, eine schriftliche Reflexion und ein abschließendes Kolloquium mit ein.

Schon seit 2004 können sich außerdem Musiker*innen sowie Fachkräfte aus der Pflege und Sozialen Altenarbeit an der *FH Münster* in dem einjährigen Zertifikatskurs *Musikgeragogik – Musik mit alten Menschen* zur Musikgeragogin bzw. zum Musikgeragogen qualifizieren. Auch in dieser Weiterbildung spielt das Thema der Kulturteilhabe mit Demenz eine wichtige Rolle. Unter Leitung von Prof. Dr. Hans Hermann Wickel (FH Münster) und Prof. Dr. Theo Hartogh (Universität Vechta) werden zwei Kurse pro Jahr an der FH Münster sowie weitere Lehrgänge an den Landesmusikakademien Neuwied-Engers, Berlin, Hammelburg, Sondershausen und am Nordkolleg Rendsburg angeboten.

Analog zur *Kulturgeragogik* und zur *Musikgeragogik* begründete die Bundesakademie Wolfenbüttel in Kooperation mit dem *Forschungsinstitut Geragogik* 2011 die berufsbegleitende Qualifizierung *KUNSTgeragogik – Kulturelle Bildung mit Älteren*.

---

31 Die Links zu den jeweiligen Fortbildungsangeboten sind zur besseren Übersichtlichkeit am Ende dieses Beitrags aufgeführt.

Ihr Schwerpunkt liegt auf der Kulturarbeit mit Älteren im Bereich der Bildenden Kunst. Auch hier ist die Arbeit mit Menschen mit Demenz Bestandteil der Weiterbildung.

Die ebenfalls einjährige Weiterbildung *KuBA* qualifiziert am *International Institute for Subjective Experience and Research (ISER)* der Medical School Hamburg zur*zum Kunstbegleiter*in für Menschen im Alter und mit Demenz. Sie richtet sich an Fachkräfte, die im bildnerisch-künstlerischen Bereich vermittelnd, therapeutisch oder als Kunstschaffende tätig sind. Mit einer Erweiterung um ein Modulwochenende qualifiziert *KuBA* und ebenso die Fort- und Weiterbildung KUNSTgeragogik gemäß § 53 SGB XI zur »Künstlerischen Betreuungskraft«.

Im Lehmbruck Museum Duisburg können sich Interessierte auf Anfrage zu künstlerisch-gestalterischer Arbeit mit Menschen mit Demenz mit plastischen und bildnerischen Techniken fort- und weiterbilden. Ebenso bietet das Lehmbruck Museum eintägige Inhouse-Schulungen zur Kunstvermittlung für Menschen mit Demenz an. Mit einigen Wochen Abstand folgt ein Feedback-Tag, an dem Erfahrungen ausgewertet und neu entstandene Fragestellungen beantwortet werden. Auch in einem etwas längeren, dreitägigen Qualifizierungsmodul können sich Fachkräfte für eine sinnesorientierte Kunstvermittlung für Menschen mit Demenz qualifizieren. Die Didaktik für Kunstvermittlung für Menschen mit Demenz, die Sybille Kastner 2007 zusammen mit Friederike Winkler im Lehmbruck Museum in Duisburg entwickelt hat, ist dort seitdem fester Bestandteil des Vermittlungsangebots und wurde 2012 bis 2015 in der Studie *Entwicklung eines Modells zur kulturellen Teilhabe von Menschen mit Demenz im Museumsraum* von der *Medical School Hamburg* (MSH) evaluiert, weiterentwickelt und vom Forschungsteam in ein Schulungsmodell überführt (Ganß, Kastner & Sinapius, 2016, ▶ Kap. 4.1). Dieses Qualifizierungsmodell wurde bundesweit in elf renommierten Kunstmuseen evaluiert und ist Basis der angebotenen Schulung.

Kürzere Fortbildungen zur gestalterischen Arbeit und zu künstlerischen Techniken in der Arbeit mit Menschen mit Demenz können Fachkräfte auch im *Kunstmuseum Bonn* besuchen. Es adressiert Pflegepersonal und Ehrenamtliche und setzt den Fokus auf die Arbeit mit Farbe. Zu dem Konzept *Farben im Kopf* ist das gleichnamige Praxishandbuch mit Arbeitsanregungen erschienen (Leßmann, Schneider & Stangl, 2015).

Das Zertifikat *Kulturbegleiter*in für Menschen mit Demenz, Schwerpunkt Museum* erhalten Fachkräfte aus Museumspädagogik und dem Pflegebereich in einer dreitägigen Fortbildung, die Jochen Schmauck-Langer von *(de)mentia+art* konzipiert hat. Zu Teilhabe-orientierter Vermittlung und Kommunikation in der Kunstvermittlung bildet er u. a. an der Landeszentrale für Gesundheitsförderung in Rheinland-Pfalz e.V. fort. Teil der Fortbildung ist auch hier ein Reflexionstag, der nach drei bis sechs Monaten an die Fortbildung anschließt.

Qualifizierungskoordinaten

Qualifizierungen für die Kulturarbeit mit Menschen mit Demenz vermitteln spezifisches Wissen zum Krankheitsbild und -erleben bei Demenz. Darauf aufbauend vertiefen sie methodisches Wissen wie etwa zu Sinnesorientierung und Kommunikation. Sie unterstützen Fachkräfte auch bei der konzeptionellen und organisatorischen Entwicklung des neuen Arbeitsbereichs. Zudem fördern sie das Bewusstsein für die eigene Haltung in der Begegnung mit Menschen mit Demenz.

Haltung finden

Zwei der fünf Säulen der von Kastner und Ganß entwickelten Didaktik sind die Interessen- und Erfahrungsleitung. Das Erleben, die Interessen und die Erfahrungen der Menschen mit Demenz sollen Ausgangspunkt für die Gespräche und Handlungen in der Kunstvermittlung sein (Ganß et al., 2016). Auch das künstlerisch-kreative Arbeiten und andere Formen kulturgeragogischer Arbeit mit Menschen mit Demenz verlangen die Orientierung an Interessen und Erfahrungen.

Im *KulturKompetenz+* Workshop *Dritte Räume öffnen – Theater mit Menschen mit Demenz* betonte Theatermacher und Dozent Erpho Bell die Notwendigkeit, in der Begegnung mit Menschen mit Demenz Wege einzuschlagen, die sich aus deren Äußerungen und Ausdruck ergeben. Mit Hilfe praktischer Übungen zeigte er, dass Grundlage hierfür eine offene, empathische, validierende und nicht wertende Haltung ist.

Dipl.-Sozialpädagogin und Drum Circle Facilitatorin Ricarda Raabe adressierte in einem Drum-Circle Workshop der Fortbildungs-Reihe von *kubia* an die teilnehmenden Fachkräfte den Rat: »Nehmen Sie Geschenke aus dem [Drum Circle] Kreis dankend an. Arbeiten Sie mit dem, was die Gruppe gibt.« Ein solches Geschenk der Menschen, mit denen gearbeitet wird, kann eine mitgebrachte Mundharmonika sein, der Start mit einem leisen und langsamen Rhythmus oder im bildnerisch-künstlerischen Bereich, das Prägen des Papiers mit Abdrücken des Pinselstiels. In der kulturgeragogischen Arbeit mit Menschen mit Demenz darf es kein Richtig oder alsch geben (Ganß et al., 2016). Ziel ist es, mit der künstlerisch-kreativen Arbeit einen Raum »jenseits von Leistung und Verlust« (Bell & Ganß, 2016, S.12) zu betreten.

Das Einüben der hierfür notwendigen Haltung und deren Integration in das eigene Handeln sind grundlegende Lernaufgaben auf dem Weg zur Arbeit mit Menschen mit Demenz. Sie verlangen Fachkräften die Bereitschaft zur Reflexion und Überprüfung der eigenen Arbeitsweise und dahinterliegender Einstellungen ab. Entsprechend können und müssen Qualifizierungen für die Kulturarbeit mit Menschen mit Demenz die Reflexion der eigenen Haltung unterstützen. Gleichzeitig bieten sie Gelegenheit, neue Arbeitsmaximen und daraus folgende Handlungen im geschützten Rahmen zu erproben. Dabei sollten auch die Rahmenbedingungen, die die Fachkräfte jeweils in ihren Arbeitskontexten vorfinden sowie ihre Interessen, Vorlieben und Expertise Beachtung finden.

An Erfahrungen, Interessen und Expertise anknüpfen

Eine Qualifizierung, die eine wertschätzende und offene Haltung erfolgreich vermittelt, gründet selbst auf einem entsprechenden Bildungs- und Menschenverständnis. Grundsätzlich kann die Aneignung von Gelerntem bestmöglich erfolgen, wenn Qualifizierungen partizipativ und offen für die Ressourcen ihrer Teilnehmer*innen sind. Diese können sich vermittelte Inhalte zu Eigen machen, wenn sie damit an ihr bisheriges Fach- und Erfahrungswissen sowie an ihr Handeln anknüpfen können. Eine gute Qualifizierung erlaubt und regt an zur Adaption der Inhalte, sowohl an das spezifische Arbeitssetting als auch an die eigenen Interessen.

Nachhaltige Verankerung

Zweck von Fort- und Weiterbildungen ist neben der (Selbst-)Bildung der Teilnehmer*innen, dass sich erarbeitetes Wissen und Verständnis in den Organisationen und Arbeitsstrukturen der Teilnehmer*innen etablieren und fortsetzen.

Längere Qualifizierungen können eine Prozessbegleitung gewährleisten, die spezifische strukturelle Gegebenheiten und auch Unwägbarkeiten in den Blick nimmt. So begleiten sowohl in der Münsteraner Qualifizierung *Kulturgeragogik* als auch in der *KUNSTgeragogik* Module zu Projektmanagement die Entwicklung der Praxisprojekte und die Anpassung der eigenen Arbeitsstrukturen an die Arbeit mit der neuen Zielgruppe. Das Praxisprojekt einer angehenden Kulturgeragogin und im Museum Marta Herford tätigen Kunstvermittlerin war die Aufnahme einer Führung für Menschen mit Demenz in das Vermittlungsprogramm des Museums. Als Herausforderung erlebte sie, dass die im Marta Herford ausgestellte zeitgenössische Kunst von vielen Pflegenden und Angehörigen nicht als mögliches Ziel der Auseinandersetzung für Menschen mit Demenz und Hochaltrige in Erwägung gezogen wurde (Esche, 2012). Die Kunstvermittlerin reagierte mit regelmäßigen und kostenfreien Informationsveranstaltungen für Angehörige und Fachkräfte aus der Pflege.

Von Netzwerken profitieren

Qualifizierungen leisten Fachkräften auch gute und nachhaltige Dienste, weil sie Gelegenheit schaffen, sich über den Zeitraum der Qualifizierung hinaus zu vernetzen. Hieraus können wertvolle Unterstützungsstrukturen wachsen und neue Formen der Zusammenarbeit entstehen. Um kollegialen Austausch zu fördern, sollten Planer*innen von Fort- und Weiterbildungen Möglichkeiten zum Erfahrungsaustausch großzügig einplanen. Nachhaltige Netzwerkstrukturen können durch die Initialisierung von Online-Plattformen oder durch zusätzliche Fachtreffen unterstützt werden. So bieten etwa *kubia* und die *FH Münster* mit dem *Fachtag Kunst- und Kulturgeragogik* alle zwei Jahre Gelegenheit, im Gespräch zu bleiben. Die Bundesakademie in Wolfenbüttel hat ein zweijährliches *Fachtreffen KUNST- und Kulturgeragogik* etabliert, dass sie inzwischen in Kooperation mit dem *Fachverband*

Kunst- und Kulturgeragogik anbietet. KuBA bietet jährlich eine Weiterbildung für die Absolvent*innen an, die an ihren Praxiserfahrungen orientiert ist.

Die eintägigen *KulturKompetenz+* Workshops von *kubia* sprechen ebenso wie einige der oben genannten Qualifizierungen gleichermaßen Fachkräfte aus Kultur, Sozialem und Pflege an. Die Einblicke in die Herangehens- und Sichtweisen sowie die individuelle Expertise der Kolleg*innen aus anderen Arbeitsfeldern wurden bislang von vielen Teilnehmer*innen als sehr bereichernd wahrgenommen (Hardock & Nagel, 2019).

Qualifizierung im Team

Das Lehmbruck Museum Duisburg und das Kunstmuseum in Bonn adressieren mit ihren Fortbildungsangeboten Personalverantwortliche, die die Fort- und Weiterbildung einer Gruppe von Mitarbeiter*innen anstreben. Mit einer gleichzeitigen Qualifizierung von mehreren Kolleg*innen können Teams neu gewonnene Inhalte im Hinblick auf ihre Organisation diskutieren und gemeinsam etablieren.

Die Teilnahme von Kolleg*innengruppen begünstigt im Idealfall den fachlichen Austausch unter Mitarbeitenden, die nicht selbst die Qualifizierung besuchen, so dass diese ein besseres Verständnis für die Arbeit mit der neuen Zielgruppe entwickeln.

Prinzipiell sollten alle Beschäftigten, von der Aufsicht bis zur Servicekraft an der Museumskasse, informiert und eingeführt sein und Gelegenheit haben, die eigene Rolle und eventuelle Unsicherheiten, die mit neuen Zielgruppen im Museum entstehen, mit den zuständigen Kolleg*innen aus der Vermittlung zu besprechen.

Qualifizierung mit Leitung

Der Umgang mit einer neuen Zielgruppe fordert nicht nur den Kunstvermittler*innen, Kunstschaffenden oder Kunst- und Kulturgeragog*innen, sondern auch der Organisationskultur, in die sie eingebunden sind, Veränderungen ab. Dementsprechend ist es empfehlenswert, dass sich auch Führungskräfte selbst (weiter-)qualifizieren oder sich explizit für eine Fort- und Weiterbildung ihrer Kolleg*innen sowie für das damit verbundene Ziel der Öffnung der Organisation für Menschen mit Demenz aussprechen.

Die Kunstvermittlerin Sabina Leßmann vom Kunstmuseum Bonn stellte in einem *KulturKompetenz+* Workshop zu Kunstbetrachtung und bildnerisch-praktischem Arbeiten mit Menschen mit Demenz eine Checkliste vor, die deutlich macht, dass das Engagement der Museumsleitung für eine erfolgreiche Umsetzung unverzichtbar ist: von barrierefreien Räumlichkeiten, einer gesicherten Finanzierung, Honoraren, die einem zeitlichen Mehraufwand gerecht werden, bis hin zu Kooperationen und damit verbundenen Absprachen und Aufrechterhaltung des Kontakts mit Einrichtungen der Pflege. Auch vermeintlichen Kleinigkeiten wie der Bereitstellung von Packpapier oder Klappstühlen muss von institutioneller Seite der Weg geebnet werden (Leßmann et al., 2015). An Qualifizierungen teilnehmende Fachkräfte können nur schwerlich von neuen Methoden profitieren, wenn im Haus kein

Wille erkennbar ist, z. B. Führungen und Vermittlungsangebote für kleine Gruppen anzubieten, und damit eine wichtige Grundlage für die Arbeit mit Menschen mit Demenz zu legen.

Anpassung von Strukturen und Ermöglichungsdidaktik

Wesentlich für eine erfolgreiche Umsetzung von Kulturarbeit mit Menschen mit Demenz ist also, dass auf Seiten der Organisationen der Wille zur Anpassung eigener Strukturen an die Arbeit mit Menschen mit Demenz vorhanden ist. Qualifizierungen können dann Implementierungsprozesse auch auf struktureller Ebene begleiten, indem sie Anregung, Feedback und Know-how zur Integration in bestehende Strukturen geben. Ebenso zentral für eine qualitativ hochwertige Kulturarbeit mit Menschen mit Demenz ist, dass Fachkräfte eine offene und wertschätzende Haltung gegenüber ihren Besucher*innen mit Demenz einnehmen. Ihre Haltung bietet ihnen Orientierung für ein Vorgehen, das von den Bedarfen und Angeboten der Menschen mit Demenz ausgeht, mit denen sie arbeiten. In der Geragogik wird in diesem Zusammenhang von einer Ermöglichungsdidaktik gesprochen (Bubolz-Lutz, Gösken, Kricheldorff & Schramek, 2010).[32] Ermöglicht wird Kulturteilhabe ausgehend von den Interessen, dem Erleben und den Bedarfen der Älteren.

Seit dem Erscheinen der eingangs erwähnten Bestandsaufnahme *Auf Flügeln der Kunst* im Jahr 2012 bis zum jetzigen Zeitpunkt haben sich viele Fachkräfte aus Kultur, Sozialer Arbeit, Altenhilfe und Pflege zur Kulturarbeit mit Menschen mit Demenz fort- und weitergebildet. In Museen bilden Vermittlungsangebote für Menschen mit Demenz keine Ausnahme mehr. Dennoch ist künstlerisch-kulturelle Auseinandersetzung noch nicht für alle Menschen mit Demenz selbstverständlich und zugänglich. Um für Menschen mit Demenz mehr Möglichkeiten und Zugänge zu Kulturteilhabe zu schaffen, sollten kulturgeragogische Aspekte daher in der beruflichen Ausbildung von Pflegekräften ebenso wie in Studiengängen der Sozialen Arbeit und der Kulturvermittlung Eingang finden.

Literatur

Bell, E. & Ganß, M. (2016). Dritte Räume betreten. Theater und Kunst mit Menschen mit Demenz. In A. Henriksen, Magistrat der Stadt Bremerhaven, Lokale Allianz für Menschen mit Demenz (Hrsg.), *Demenz und wir. Texte zur Kampagne in Bremerhaven und ausgewähltes Material zum Theaterprojekt »Über Schiffe gehen«* (S. 11–12). Zugriff am 19.09.2020 unter https://docplayer.org/31184421-Demenz-texte-zur-kampagne-in-bremerhaven-und-ausgewa ehltes-material-zum-theaterprojekt-ueber-schiffe-gehen.html.

Bubolz-Lutz, E., Gösken, E., Kricheldorff, C. & Schramek, R. (2010). *Geragogik. Bildung und Lernen im Prozess des Alterns. Das Lehrbuch.* Stuttgart: W. Kohlhammer.

De Groote, K. & Nebauer, F. (2012). Auf Flügeln der Kunst. Ein Handbuch zur künstlerisch-kulturellen Praxis mit Menschen mit Demenz. München: kopaed.

---

[32] Geragogik ist die Wissenschaft sowie Praxis von Lern- und Bildungsprozessen im Alter. Viele ihrer Prinzipien wie Differenzialität und Ermöglichungsdidaktik finden Eingang in die Kulturgeragogik (vgl. Bubolz-Lutz et al., 2010).

Esche, C. (2012). Kulturgeragogische Vermittlungsarbeit im Museum Marta Herford. Museumsführung für Hochaltrige seit Mai 2011. In Fachhochschule Münster & Institut für Bildung und Kultur e.V. (Hrsg.), *Kulturgeragogik – Kulturarbeit mit Älteren. Dokumentation des ersten Durchlaufs der Weiterbildung (Mai 2011 bis April 2012)*, S. 12.

Ganß, M., Kastner, S. & Sinapius, P. (2016). *Transformation. Kunstvermittlung für Menschen mit Demenz. Kernpunkte einer Didaktik.* Berlin, Hamburg: HPB University Press.

Hardock, A. & Nagel, I. (2019). Zehn Jahre KulturKompetenz+. Fort- und Weiterbildungsreihe für Kulturelle Bildung im Alter feiert Jubiläum. *Kulturräume+. Das kubia-Magazin 17*, 5–9.

Leßmann, S., Schneider, W. & Stangl, K. (2015). Farben im Kopf. Malen und Gestalten mit Menschen mit Demenz. Praxishandbuch mit Anleitungen und Beispielen. Für Einrichtungen, Museen, Angehörige. Mühlheim an der Ruhr: Verlag an der Ruhr.

Wickel, H. H. (2012). Kulturgeragogik. Eine Standortbestimmung. In Institut für Bildung und Kultur e.V. (Hrsg.), Impulse für die Kulturarbeit mit Älteren. Dokumentation zum Fachtag am 11. Oktober 2011 in der Akademie Franz-Hitze-Haus in Münster, S. 5–10.

Weiterführende Informationen zu den genannten Qualifizierungen

www.ibk-kubia.de/qualifizierung
www.kulturgeragogik.de
www.musikgeragogik.de
www.kunstgeragogik.net
www.i-ser.de/weiterbildung_KuBA.php
www.lehmbruckmuseum.de/vermittlung/angebote/besucherinnen-mit-besonderen-beduerfnissen/
www.kunstmuseum-bonn.de/bildung/demenz/
www.dementia-und-art.de/index.php/wen-moechte-d-a-erreichen.html
www.lzg-rlp.de/de/weiterbildung-kulturgeragogik-schwerpunkt-museum.html

4.3 Begleitung und Reflexion von Kulturvermittlungsangeboten für ältere Menschen

Vera Gallistl

> Für die Einbindung älterer Zielgruppen in Kulturorganisationen braucht es neben der Entwicklung und Durchführung von Angeboten auch eine dauerhafte Begleitung, Kompetenzentwicklung und Reflexion auf Organisationsebene. Kulturorganisationen befassen sich bislang nur selten mit den Kulturbedürfnissen älterer Menschen. Auf Basis von Forschungsergebnissen können die Weiterbildung von Kulturvermittler*innen in Richtung kulturgeragogischer Kompetenz und die Evaluation bestehender Kulturvermittlungsangebote als Instrumente empfohlen werden, um die Einbindung älterer Zielgruppen in Kulturorganisationen zu stärken.

Einleitung

Die kulturelle Teilhabe durch Kulturvermittlung und kulturelle Bildung zu erhöhen ist ein zentraler Anspruch von internationaler Kulturpolitik (UNESCO, 2006). Während es sich in Kulturorganisationen etabliert hat, Kinder und Jugendliche als Zielgruppe der »Bildung in den Künsten« und »Bildung durch die Künste« (Bamford, 2006) zu adressieren, werden diverse Zielgruppen im höheren Lebensalter bislang nur selten von Kulturvermittlungsprogrammen adressiert (de Groote, 2018). Dies führt dazu, dass die kulturelle Teilhabe im höheren Lebensalter sinkt, vor allem dann, wenn gesundheitliche Einschränkungen den Zugang zu Kulturorganisationen erschweren (Gallistl, 2020; Toepoel, 2011, ▶ Kap. 1.3). Kulturelle Bildung für ältere Menschen hat den Anspruch, kulturelle Teilhabe für diverse Zielgruppen älterer Menschen – von Personen im *dritten* bis zum *vierten* Lebensalter – und Kompetenzen für ein erfolgreiches Alter(n) zu stärken (de Groote, 2019).

Die letzte Umfrage zur kulturellen Beteiligung in Europa (Eurobarometer 2010) zeigt, dass die Wahrscheinlichkeit des Besuchs von Museen und historischen Stätten bis zu einem Alter von 65 Jahren steigt, danach aber linear abnimmt und dieser Effekt auch nach der Berücksichtigung der Schulbildung und des Einkommens bestehen bleibt (Falk & Katz-Gerro, 2016). Obwohl ältere Menschen eine überaus diverse Zielgruppe für Kulturvermittlungsangebote darstellen und Teile dieser Gruppe (wie etwa »junge Ältere« zwischen 55 und 64 Jahren) überdurchschnittlich kulturaktiv sind, korreliert das kalendarische Alter ab einem Alter von 65 Jahren negativ mit der kulturellen Teilhabe (ebd.).

Der Rückgang der kulturellen Beteiligung im höheren Alter ist einerseits durch Barrieren zu erklären, die ältere Menschen im Zugang zu Kunst und Kultur in institutionellen kulturellen Erfahrungsräumen wie Museen, Theatern oder Konzerthäusern erleben. So zeigen Studien aus Österreich, dass sich kulturelle Aktivität im Alter nicht generell verringert, sondern sich aus den Kulturorganisationen in private Räume, wie das eigene Zuhause, verschiebt, und dort etwa durch Lesen, Musikhören oder kreative Betätigung ihren Ausdruck findet (Gallistl, 2020). Gleichzeitig lässt sich der Rückgang der kulturellen Teilhabe im Alter dadurch erklären, dass Kulturorganisationen und Kulturpolitik ältere Menschen nicht ausreichend als Zielgruppe adressieren (de Groote, 2018). Negativ besetzte Schlagwörter wie das »Konzert im Silbersee« (Keuchel, 2009) zeigen auf, dass der Kunst- und Kultursektor die Potenziale des demografischen Wandels (noch) nicht für sich entdeckt hat.

Was braucht es, damit sich Kulturvermittlungsprogramme für diverse Zielgruppen älterer Menschen in Kulturorganisationen etablieren können? Um diese Fragen zu beantworten, wurden in der Studie *Mainstreaming Ageing im Kultursektor* (2016–2019)[33] kulturelle Bildungsangebote für ältere Menschen wissenschaftlich begleitet und untersucht. Die Ergebnisse der Studie zeigen, dass die Unterstützung kultureller Teilhabe durch kulturelle Bildung und Kulturvermittlung im Alter eine

---

33 Projektleitung: mediacult (Prof. Dr. Tasos Zembylas), Förderung: Jubiläumsfonds der österreichischen Nationalbank. Für weiter Informationen und Unterlagen zur Studie steht die Autorin des Beitrages zur Verfügung.

(kritische) Reflexion der Angebotspraxis sowie eine einschlägige Qualifikation von Kunst- und Kulturpädagog*innen benötigt. Auf Basis der Forschungsergebnisse wurden Leitlinien zum *Mainstreaming Ageing im Kultursektor* entwickelt, die Kulturorganisationen dabei unterstützen, die Bedürfnisse und Interessen älterer Menschen in ihrer Angebotsentwicklung zu berücksichtigen.

Zur Studie *Mainstreaming Ageing im Kultursektor*

Methodisch bauen die folgenden Ausführungen auf den Daten der Studie *Mainstreaming Ageing im Kultursektor* auf, in der auf Basis einer Online-Erhebung eine Datenbank von Kulturvermittlungsangeboten für ältere Menschen in Österreich erstellt wurde (Erhebungszeitpunkt: November 2016). Die Datenbasis umfasste 173 Angebote in den Bereichen bildende Kunst (76 %), Literatur (71 %), Musik (64 %), Medien (87 %), Tanz (72 %) und Theater (76 %) (n=173, Mehrfachantworten waren möglich). Darüber hinaus wurden sechs Fallstudien in Kulturorganisationen durchgeführt, die ein Kulturvermittlungsangebot für ältere Menschen anbieten (▶ Tab. 4.1). Dafür wurde ein Leitfadeninterview mit einem*einer Vertreter*in der jeweiligen Kulturorganisation geführt und zusätzlich die Angebote vom Forschungsteam teilnehmend beobachtet und durch je zwei Protokolle dokumentiert. Zusätzlich wurden sechs qualitative, leitfadengestützte Interviews mit den Angebotsleitenden und fünf leitfadengestützte Interviews mit je einer Teilnehmerin des Angebots geführt[34]. Alle Interviews (38–101 Minuten) wurden aufgezeichnet und transkribiert. Die Analyse der Beobachtungsprotokolle und Interviewtranskripte erfolgte nach einem Kodierschema mit Hilfe des Datenanalyseprogramms MAXQDA, danach wurden die kodierten Daten mit der Situationsanalyse (Clarke & Keller, 2012) analysiert.

Tab. 4.1: Übersicht über Fallstudien

Kulturvermittlungsangebot für ältere Zielgruppen	Träger	Kurzbeschreibung
»Spielclub«	Landestheater	14-tägig stattfindender Theater- und Tanzworkshop
»Jodelseminar«	Volksliedwerk	Einmaliges Wochenendseminar, gemeinsamer Sing- und Jodelworkshop
»Führungen für Menschen mit Demenz«	Bundesmuseum	Einmalige Museumsführung mit anschließendem Kreativangebot
»Intergenerationeller Poetry Slam«	Katholisches Bildungswerk	Einsemestriger Schreib- und Präsentationsworkshop

---

34 Mit den Teilnehmenden der Führungen für Menschen mit Demenz wurde auf Wunsch der Begleitpersonen kein Interview geführt.

Tab. 4.1: Übersicht über Fallstudien – Fortsetzung

Kulturvermittlungsangebot für ältere Zielgruppen	Träger	Kurzbeschreibung
»Tanzen ab der Lebensmitte«	Landesverband Seniorentanz	Wöchentliches Tanzangebot
»Der richtige Umgang mit Smartphones – Vom Anfänger zum Profi«	Volkshochschule	Drei Einheiten Frontalunterricht mit Übungen

Ergebnisse: Rahmenbedingungen kultureller Bildungsangebote für ältere Menschen

Die Analyse zeigt, dass die Kulturvermittlung für ältere Zielgruppen in Österreich ein vielfältiges und lebendiges Praxisfeld darstellt. Obwohl ältere Menschen bislang nicht als Zielgruppe der Kunst- und Kulturförderung in Österreich genannt werden, konnten in der explorativen Online-Umfrage insgesamt 173 Angebote der kulturellen Bildung für ältere Menschen gesammelt werden. Einigermaßen überraschend war dabei, dass diese Angebote nur teilweise in Einrichtungen des Kunst- und Kultursektors stattfanden. 40 % der in die Datenbank aufgenommenen Angebote fanden entweder in Organisationen der Erwachsenenbildung (wie etwa den österreichischen Volkshochschulen) oder Senior*innenbildung (wie etwa den katholischen Bildungswerken) statt. Ein vergleichsweise kleiner Anteil der Angebote fand in Kunst- und Kulturorganisationen statt.

Dies war insofern eine Herausforderung für die untersuchten Kulturorganisationen, da es in Österreich bislang keine *formalisierten Netzwerke* zum Austausch zwischen Einrichtungen des Kultursektors und der Senior*innenarbeit gibt. Keine der untersuchten Kulturorganisationen gab an, über Netzwerke im Bereich der Altenarbeit, Senior*innenbildung oder Geragogik zu verfügen. Trotz der Vielfalt der Kulturvermittlungsangebote für ältere Menschen zeigte sich deswegen, dass Kooperationen zwischen Einrichtungen der Senior*innenbildung und Kulturbetrieben zur Entwicklung bzw. Weiterentwicklung von Angeboten für ältere Menschen selten oder gar nicht existieren.

Diese fehlende Netzwerkbildung zwischen Einrichtungen der Senior*innenbildung und dem Kunst- und Kultursektor führte dazu, dass in den untersuchten Kulturorganisationen nur wenig Expert*innenwissen über die Bedürfnisse diverser älterer Zielgruppen verfügbar war, auf dessen Basis Kulturvermittlungsangebote hätten entwickelt werden können. In den untersuchten Angeboten zeigt sich beispielsweise, dass die Zielgruppenbeschreibungen älterer Zielgruppen divers und nur selten an den empirisch erfassten Bedürfnissen der Zielgruppe ausgerichtet waren. So adressierten die im Rahmen der Fallstudie untersuchten Angebote etwa *Menschen 50+*, *Menschen unterschiedlicher Generationen*, oder *Menschen mit Demenz*, wobei nur wenig Wissen über die Unterschiede dieser unterschiedlichen Zielgruppen älterer Menschen in die Angebotsentwicklung einbezogen wurde.

In den untersuchten Organisationen herrschte damit in *institutionell-organisatorischer Hinsicht* ein diffuses Bild *älterer Zielgruppen* vor. Dies lag vor allem auch daran, dass Diskurse über die Einbindung älterer Menschen in die Angebote der Kunst- und Kulturorganisationen kaum geführt wurden und deswegen in Teambesprechungen und Strategiesitzungen wenig bis gar keinen Raum fanden. Dies ließ sich mitunter auch dadurch erklären, dass politische Kulturstrategien (Kulturentwicklungsplanung) in Österreich bislang keinen Schwerpunkt auf die Zielgruppe der älteren Menschen legen. Die untersuchten Kulturorganisationen verstanden sich, wie sich in der Analyse der Interviews mit Kulturvermittler*innen gezeigt hat, deswegen nur teilweise als zuständig für die Ansprache älterer Zielgruppen. Diese mangelnde Sensibilisierung für die Bedürfnisse älterer Zielgruppen zeigte sich auch in der Praxis der Angebote, in denen nur selten zwischen den Bedürfnissen älterer Menschen und Menschen mit Demenz unterschieden wurde.

Eine weitere Herausforderung für Kulturorganisationen zeigte sich in der *Qualifikation* der Kulturvermittler*innen bzw. Kulturpädagog*innen. Der Großteil der die Angebote leitenden Kulturpädagog*innen tat dies ohne einschlägige Kompetenzen in den Bereichen Gerontologie, Geragogik oder Altersforschung. Geragogisches Wissen bzw. Kenntnisse zu den Interessen und Bedürfnissen der heterogenen Zielgruppe älterer Menschen waren in den untersuchten Anbieterorganisationen nur selten vorhanden, die speziellen Bedürfnisse älterer Menschen spielten in der Ausbildung der leitenden Kulturvermittler*innen oft keine oder nur eine sehr geringe Rolle.

Vor diesem Hintergrund zeigte sich in den untersuchten Kulturorganisationen, dass Angebote für ältere Menschen eine untergeordnete Rolle in den Zielen der Kulturorganisationen einnahmen und deren Status innerhalb der Organisation deswegen instabil war. In allen untersuchten Organisationen war die Etablierung von Kulturvermittlungsangeboten von der Eigeninitiative bzw. dem persönlichen Interesse einzelner Kulturpädagog*innen abhängig – was die längerfristige Etablierung des Angebots innerhalb der Kulturorganisation erschwerte.

Leitlinien zum *Mainstreaming Ageing im Kultursektor*

Die Ergebnisse verdeutlichen, dass es zur Einbindung älterer Menschen in Kulturorganisationen nicht nur die Entwicklung und Durchführung von Angeboten für diverse ältere Zielgruppen, sondern auch eine dauerhafte Begleitung, Kompetenzentwicklung und Reflexion auf Organisationsebene braucht. Um diese Prozesse auf Organisationsebene zu unterstützen, wurden auf Basis der Forschungsergebnisse Leitlinien zum *Mainstreaming Ageing im Kultursektor* (Gallistl, Zembylas & Geiger, in press) in insgesamt neun Handlungsfeldern entwickelt, die sich an Organisationen des Kunst- und Kultursektors richten, die danach streben, diverse ältere Zielgruppen in ihre Angebotsgestaltung einzubeziehen.

Im Bereich der *Politik und Governance* empfiehlt sich etwa die Entwicklung von Netzwerkstrukturen zwischen Kulturorganisationen und Einrichtungen der Senior*innenarbeit zur Angebotsentwicklung sowie im Bereich der Förderung. Es kann z. B. gelingen, dass in einzelnen Städten Kultur-, Sozial- und Pflegeeinrichtungen kooperieren und damit Aufmerksamkeit bei politischen und administrativen Stellen für die Potenziale gemeinsamer Angebote für die Zielgruppe älterer Menschen generieren (bottom-up-Ansatz). Umgekehrt ist es möglich, dass sich eine spezifische Verwaltungszuständigkeit der Thematik annimmt. Hier wären beispielsweise Maßnahmen wie ein Förderpreis oder eine Förderkategorie für Angebote der kulturellen Bildung und Kulturvermittlung für ältere Menschen sinnvoll, die Aufmerksamkeit bei Organisationen schafft, die mit der Umsetzung dieser Angebote befasst sind bzw. dafür interessiert werden könnten (top-down Ansatz).

Im Bereich der *Qualifizierung* empfiehlt sich eine Stärkung der Aus- und Weiterbildung von Kulturvermittler*innen. In Österreich gibt es derzeit nur wenige Personen, die spezifische kulturgeragogische Kompetenzen erworben haben. Bestehende Lehrgänge für Kulturvermittler*innen und Kulturmanager*innen greifen die Zielgruppen der Älteren und ihre Bedürfnisse allenfalls kursorisch auf. Analog gibt es viel Entwicklungsbedarf für didaktische Konzepte kultureller Bildung und Kulturvermittlung für Ältere und die Notwendigkeit für die Unterstützung zur weiteren Etablierung von bestehenden Angeboten in Deutschland (siehe dazu Beiträge der Kulturgeragogik, Fricke & Hartogh, 2016).

Im Bereich des *Monitorings* empfiehlt es sich, ältere Zielgruppen konsequenter in Datenerhebung und Monitoring bestehender Angebote der kulturellen Bildung aufzunehmen. Dadurch wird ermöglicht, die Diversität älterer Zielgruppen zu beachten und diverse ältere Zielgruppen – von beispielsweise älteren Menschen mit und ohne gesundheitliche Einschränkungen, älteren Frauen, älteren Migrant*innen, oder älteren Menschen aus ruralen und urbanen Gebieten – für neue Angebote zu gewinnen. Zusätzlich zeigen die Fallstudien, dass Qualitätsvorstellungen über »gute« Angebote kultureller Bildung für Ältere oft implizit sind und es abseits von generellen Qualitätsstandards und Zertifizierungsverfahren im Bereich Erwachsenenbildung keine spezifischen Zielvorstellungen gibt, die Grundlage zur Evaluation von Angeboten sein könnten. Hier gibt es Bedarf, Qualitätskriterien für die kulturelle Bildungsarbeit und Kulturvermittlung mit älteren Menschen zu entwickeln, an denen sich Kulturpädagog*innen in der Angebotsgestaltung orientieren können.

Literatur

Groote, K. de, & Nebauer, F. (2008). Kulturelle Bildung im Alter. Eine Bestandsaufnahme kultureller Bildungsangebote für Ältere in Deutschland. München: kopaed.

Clarke, A. & Keller, R. (2012). *Situationsanalyse. Grounded Theory nach dem Postmodern Turn.* Wiesbaden: VS Verlag für Sozialwissenschaften.

De Groote, K., & Nebauer, F. (2018). Kulturelle Bildung im Alter. In: F. Ross, M. Rund & J. Steinhaußen (Hrsg.), *Alternde Gesellschaften gerecht gestalten: Stichwörter für die partizipative Praxis* (S. 27–36). Opladen; Berlin; Toronto: Verlag Barbara Budrich.

Falk, M., & Katz-Gerro, T. (2016). Cultural participation in Europe: Can we identify common determinants? *Journal of Cultural Economics*, 40(2), 127–162.

Fricke, A., & Hartogh, T. (Hrsg.). (2016). *Forschungsfeld Kulturgeragogik—Research in Cultural Geragogy.* Zugriff am 25.5.2020 http://kopaed.ciando.com/img/books/extract/3867369100_lp.pdf.

Gallistl, V. (2020). Cultural exclusion in old age – A social-exclusion perspective on cultural practice in later life. In K. Walsh, T. Scharf, A. Wanka & S. van Regenmortel (eds.), *Social exclusion in europe* (pp. 259–275). Wiesbaden: Springer.

Gallistl, V., Zembylas, T., & Geiger, G. (in press). Mainstreaming ageing in austrian cultural organisations and cultural policy. In C. Mathieu & V. Visanich (eds.), *Cultural policy in europe: Cultural rights, management and governance*. London: Routledge.

Toepoel, V. (2011). Cultural participation of older adults: Investigating the contribution of lowbrow and highbrow activities to social integration and satisfaction with life. *International Journal on Disability and Human Development*, 10(2), 123–129.

Zembylas, T., Kolland, F., Geiger, G., Gallistl, V., Heinrich, M., Parisot, V., Schad, A. & Wenzel, J. (2019). *Handreichung »Mainstreaming Ageing im Kultursektor«*. Wien: Universität Wien.

4.4 Kulturelle Teilhabe und Vernetzung: Aufbau und Pflege von Demenznetzwerken

Carl-Wilhelm Reibel

Gründet Demenz-Netzwerke!
Eine Vernetzung aller Akteur*innen, die sich in einer Kommune mit dem Thema Demenz beschäftigen, ist die Voraussetzung, kulturelle Teilhabe für Menschen mit Demenz nachhaltig zu verwirklichen. Neben Kommunalverwaltung, ambulanter und stationärer Pflege, Krankenhäusern und Hausärzt*innen, Trägern und Ehrenamtsorganisationen sind auch Vertretende der lokalen und regionalen Kultureinrichtungen angesprochen, sich miteinander zu vernetzen. Für den erfolgreichen Aufbau, Betrieb und Erhalt eines funktionierenden Netzwerks sollten Methoden der Netzwerkorganisation angewandt werden.

Einleitung

Zwei Entwicklungsstränge unserer Zeit bestimmen den Blick auf das Thema Demenz: zum einen der demografische Wandel. Da wir zum Glück aufgrund unterschiedlicher Faktoren immer älter werden, wird zwangsläufig auch die Zahl der Menschen mit Demenz steigen. Zum anderen verlangen die stetig komplexer werdenden Strukturen und die ständig beschnittenen und einem Rationalisierungsdruck unterworfenen Ressourcen in allen Bereichen der Betreuung und Pflege von Menschen mit Demenz ein Denken in Netzwerken, um den großen Herausforderungen, die die Demenz an unsere Gesellschaft stellt, zu begegnen.

Die Bedeutung der Gründung von Demenznetzwerken und der Netzwerkarbeit zum Wohle von Menschen mit Demenz und ihren Angehörigen leitet sich von diesen zwei Faktoren ab. Wollen wir unserem Anspruch, dass Menschen mit Demenz selbstverständlich in unserer Mitte leben und am öffentlichen Leben teilhaben können, genügen, muss der Fokus stärker auf der Zusammenarbeit der verschiedenen Akteur*innen auf diesem Feld – ambulante und stationäre Pflegedienste,

Kliniken, Kommunen, Träger, Selbsthilfe, Ehrenamtsorganisationen, Kultureinrichtungen etc. – liegen.

Die Organisation in einem Netzwerk bietet hier viele Vorteile. Der Zusammenschluss der relevanten Akteur*innen führt im besten Falle zur Bündelung von Arbeitsaufgaben und damit zur Schonung der eigenen Ressourcen. Gemeinsam können Projekte realisiert werden, die ein einzelnes Netzwerkmitglied nicht verwirklichen könnte. In funktionierenden Netzwerken besteht ein Informationsfluss, ein Transfer von Ideen, der allen zugutekommt und die Grundlage für Motivation und Innovation in der Betreuung und Pflege von Menschen mit Demenz darstellen kann. Zudem können Netzwerke besser und nachhaltiger Einfluss auf bestehende Strukturen nehmen und Veränderungen im Sinne von Menschen mit Demenz erwirken als einzelne Akteur*innen allein.

Was für den Bereich der existentiellen Versorgung von Menschen mit Demenz gilt, gilt genauso für die Verwirklichung des Teilhabe-Gedankens und dem Aufbau von Kulturangeboten für Menschen mit Demenz: Auch hier ist die Bildung von Netzwerken eine Voraussetzung für die Etablierung nachhaltiger Programme und Strukturen.

Vor diesem Hintergrund möchte das folgende Kapitel Faktoren zum Gelingen von Kooperationen und Netzwerkarbeit verschiedenster Akteur*innen am Beispiel Rheinland-Pfalz vorstellen, die die Organisation von Museumsangeboten für Menschen mit Demenz zum Ziel hatten. Da dies ohne eine schon bestehende Struktur an Demenznetzwerken schwer umzusetzen gewesen wäre, stellt der Beitrag in einem Exkurs zudem die Netzwerk-Landschaft von Rheinland-Pfalz zum Thema Demenz sowie die Methoden zum Aufbau von Demenznetzwerken dar.

Demenz und Museum in Rheinland-Pfalz

Der Wunsch, Menschen mit Demenz kulturelle Teilhabe und damit unter anderem den Zugang zu Museen zu ermöglichen, war der Ausgangspunkt für die Kooperation zwischen dem *Museumsverband Rheinland-Pfalz* und dem *Landes-Netz-Werk Demenz Rheinland-Pfalz*. Beide Einrichtungen können dabei auf Strukturen zurückgreifen, die eine gute Grundlage für die Zusammenarbeit bilden: der Museumsverband auf seine Regionalverbände, das Landes-Netz-Werk Demenz auf über 40 regionale Demenznetzwerke.

Die Bedeutung der Netzwerkarbeit in der Versorgung von Menschen mit Demenz – Das Landes-Netz-Werk Demenz

Mit Gründung der Demenzkampagne in der Landeszentrale für Gesundheitsförderung e. V. im Jahr 2004 gab die Landesregierung von Rheinland-Pfalz den Startschuss für eine intensive gesundheits- und sozialpolitische Beschäftigung mit dem Thema Demenz. Ziel war es zunächst, die Demenz zu enttabuisieren und das Thema gesellschaftsfähig zu machen. Es galt, Beratungs- und Unterstützungsangebote für Menschen mit Demenz und ihre Angehörigen zu entwickeln und die Bevölkerung über alle Fragen der Demenz aufzuklären und zu informieren.

Nach kurzer Zeit zeigte sich, dass der für ganz Rheinland-Pfalz vorgesehene Prozess einer landesweit agierenden Koordinierungsstelle bedurfte. Deshalb gründete das Ministerium für Arbeit, Soziales, Gesundheit, Familie und Frauen von Rheinland-Pfalz im Jahr 2009 das Landes-Netz-Werk Demenz und siedelte es in der Landeszentrale für Gesundheitsförderung e. V. in Mainz an.[35] Das Landes-Netz-Werk Demenz wirkt als Servicestelle und fördert unter anderem die Gründung von Demenznetzwerken im Land und unterstützt die schon bestehenden Demenz-Verbünde in ihrer Arbeit. Mit den Jahren entstanden bis heute über 40 Demenznetzwerke zwischen Rhein und Mosel (Nock & Kirchen-Peters, 2018).

Die Demenznetzwerke in Rheinland-Pfalz sind Zusammenschlüsse verschiedener Institutionen und Organisationen einer Kommune, die sich mit der Betreuung und Pflege von Menschen mit Demenz beschäftigen: Kommunalverwaltungen, ambulante und stationäre Pflegeeinrichtungen, Krankenhäuser, Träger, Ehrenamtsorganisationen etc. Ihr Wirkungsbereich ist unterschiedlich: Mal umfasst er einzelne Orte, mal eine Region, mal einen ganzen Landkreis. Die Demenznetzwerke sind zentrale Anlaufstellen für Menschen mit Demenz und ihre Angehörigen. Sie veranstalten Fachtagungen, Informationsveranstaltungen und Fortbildungen und publizieren verschiedene Materialien, etwa Demenzwegweiser. Neben all diesen Tätigkeiten verwirklichen viele von ihnen auf unterschiedliche Weise die kulturelle Teilhabe von Menschen mit Demenz, etwa auf den Gebieten Museum, Theater oder Musik.

Wenn sich eine Kommune mit dem Gedanken trägt, ein Demenznetzwerk aufzubauen oder ein bestehendes Netzwerk erfolgreich und nachhaltig arbeiten will, gibt es verschiedene Aspekte, die es dabei zu beachten gilt. Vorab ist zu erwähnen, dass es »das« Netzwerk nicht gibt. Es gibt kein Beispiel, das universell übertragbar ist, denn Netzwerke unterscheiden sich oftmals stark, etwa durch lokale Gegebenheiten wie kommunalpolitische Faktoren, die Zusammensetzung der Mitglieder, das Engagement der Koordinierenden etc. Aber es gibt einige allgemeine Methoden zum Aufbau und zum Betrieb eines Netzwerks, die im Folgenden knapp beleuchtet werden sollen.[36]

---

[35] Seit dem 01.01.2021 ist das Landes-Netz-Werk Demenz im Landesamt für Soziales, Jugend und Versorgung Rheinland-Pfalz ansässig.

[36] Das Landes-Netz-Werk Demenz hat als Teil seiner Beratungsaufgabe den Leitfaden »Acht Schritte zu einem erfolgreichen Netzwerk« erarbeitet. Der folgende Abschnitt fußt auf diesem Leitfaden, der hier eingesehen werden kann: https://lsjv.rlp.de/fileadmin/lsjv/Dateien/Aufgaben/Sozialraumentwicklung/Demenz/Acht_Schritte_erfolgreichen_Demenznetzwerk.pdf, Zugriff am 11.10.2021. Zur weiteren Vertiefung des Themas siehe u. a. Quilling, Nicolini, Graf & Starke (2013).

Bedingungsfaktoren für die Gründung und den erfolgreichen Betrieb eines lokalen oder regionalen Demenznetzwerkes

Bedarfserhebung

Am Anfang eines jeden neuen Projektes sollte eine Bedarfsanalyse stehen. Für den Aufbau eines Demenznetzwerks bedeutet das, den Ist-Zustand, also die Situation für Menschen mit Demenz und ihre Angehörigen, in allen Fragen der Betreuung und Unterstützung festzustellen. Demgegenüber ist ein Soll-Zustand zu formulieren, der mit dem Ist-Zustand zu vergleichen ist. Das Ergebnis stellt den Bedarf dar und bildet die Grundlage für Planungs- und Zielsicherheit.

Gründung eines Demenznetzwerkes

Legt die Bedarfserhebung eine Netzwerkgründung nahe, sollte man das Projekt mit einer Gruppe gleichgesinnter Akteur*innen, die den Kern des zukünftigen Netzwerks bilden könnten, beginnen. Folgende Fragen sollten vor der Gründung geklärt sein: Welche Ziele soll das Netzwerk verfolgen? Welche lokalen Akteur*innen sollen angesprochen werden mitzuwirken? Welche Organisationsform soll das Netzwerk haben: ein lockerer Verbund mit Kooperationsvereinbarung oder ein eingetragener Verein? Wie sieht die Zusammenarbeit aus (welcher Turnus, welche Aufgabenaufteilung?).

Gewinnung von Mitgliedern

Oft übersehen ist die Zusammensetzung des Netzwerks ein wichtiger Faktor für Erfolg oder Misserfolg des Verbundes. Abhängig von der Zielsetzung des Zusammenschlusses garantieren die *richtigen* Mitglieder den Zugang zu den Bereichen, die das Netzwerk erreichen will, um für das Wohl der Menschen mit Demenz und ihrer Angehörigen zu wirken. Entscheidend bei der Mitgliedergewinnung ist es, den potenziellen Kandidat*innen die Vorteile einer Teilnahme an dem Netzwerk vor Augen zu führen: Besserer Zugang zu Informationen, leichteres Umsetzen von Projekten, schonen eigener Ressourcen durch Aufwandsteilung etc.

Entwicklung eines Leitbilds

Sehr sinnvoll ist es, dass das Netzwerk ein Leitbild entwickelt. Hierin hält das Netzwerk sein Selbstverständnis und seine Ziele schriftlich fest. Das Leitbild gibt dem Verbund Orientierung, wirkt handlungsleitend für das Netzwerk als Ganzes und die einzelnen Mitglieder und kann dem ganzen Vorhaben einen Motivationsschub geben. Nach außen dokumentiert es für die Zielgruppen und die Öffentlichkeit verbindlich, wofür das Netzwerk steht. Im Zusammenhang mit dem Leitbild ist es auch sinnvoll, eine Kooperationsvereinbarung zu erarbeiten.

Struktur und Organisation

Auch wenn es sich bei Netzwerken um freiwillige Zusammenschlüsse handelt und das Zusammenwirken von Gleichen unter Gleichen eigentlich keine Hierarchien zulässt, sind doch bestimmte Struktur- und Ordnungsprinzipien für den Erfolg eines Netzwerks unabdingbar. So sollten wiederkehrende Arbeitsprozesse (z. B. Entscheidungsfindungen, Veranstaltungsplanungen, Öffentlichkeitsarbeit etc.) standardisiert sein. Ebenso sollten Strukturen geschaffen werden (Koordination, Arbeitsgemeinschaften), die die Arbeitsfähigkeit des Netzwerks garantieren. Beim Aufbau der Netzwerkstruktur sollten mögliche Konkurrenzen zwischen beteiligten Institutionen, Kooperationen und regionale Besonderheiten mitgedacht werden.

Koordination des Netzwerks

Mitentscheidend für die Funktionsfähigkeit des Netzwerks ist die Koordination. Die Netzwerkkoordinierenden sind das Kraftzentrum des Netzwerks, hier laufen alle Fäden zusammen und wird die Arbeit des Verbundes vorangetrieben. Dementsprechend steht und fällt die Qualität der Koordination und der Netzwerkarbeit mit dem Engagement der Koordinierenden selbst. Die Position kann von einem Mitglied ausgefüllt oder auch geteilt werden. Bei allem Einsatz ist die Koordination stark auf die Mitarbeit der Netzwerkmitglieder angewiesen. Die Koordination ist oft sehr arbeitsintensiv. Die Praxis hat daher gezeigt, dass es sinnvoll ist, wenn diese Aufgabe von Mitarbeitenden von Kommunalverwaltungen oder Trägern übernommen wird, die einen bestimmten Stellenanteil für die Netzwerk-Koordination einbringen (Landeszentrale für Gesundheitsförderung in Rheinland-Pfalz e.V., o. J.).

Finanzierung und Finanzierungsmodelle

Ein Demenznetzwerk kann auch ohne hohe Summen erfolgreich arbeiten. Aber ganz ohne finanzielle Mittel geht es auch nicht. Informationsveranstaltungen, Flyer oder allgemeine Materialien wollen finanziert sein, damit das Netzwerk seine selbstgesteckten Ziele erreicht.

Demenznetzwerke können sich in der Regel aus unterschiedlichen Quellen finanzieren, etwa durch öffentliche Fördermittel, Sponsoring oder Fundraising. Einige sollen im Folgenden näher erläutert werden:

- Finanzierung über eine Gebietskörperschaft
- Haupteinnahmequelle sind Geld- und/oder Sachleistungen einer Kommune (Stadt, Landkreis, Verbandsgemeinde), die z. B. die Finanzierung einer Koordination übernimmt.
- Finanzierung über eine Vereinsgründung
- Hier können Mitgliedsbeiträge eine regelmäßige Grundfinanzierung sicherstellen. Zudem kann ein Demenznetzwerk als gemeinnütziger Verein Spenden sammeln.
- Finanzierung von Netzwerkarbeit durch die Pflegekassen (§ 45c Absatz 9 SGB XI)

- Seit 2017 gibt es die Möglichkeit, die Arbeit von Netzwerken jährlich im Rahmen des SGB XI zu finanzieren. Bei den zuständigen Pflegekassen kann die Förderung beantragt werden. Da dies in den Bundesländern unterschiedlich gehandhabt wird, sollte man sich bei entsprechenden Stellen (Pflegekassen, Kommunalverwaltungen) über das Antragsverfahren informieren (ebd.).[37]

Öffentlichkeitsarbeit

Ein Ziel eines Demenznetzwerks muss die Schaffung von Öffentlichkeit sein, um Aufmerksamkeit für das eigene Thema zu erregen. Will man erfolgreich aufklären und informieren, Veranstaltungen durchführen oder auch neue Mitglieder gewinnen, ist eine lebendige Öffentlichkeitsarbeit das A und O. Weil der Bereich so wichtig, aber auch arbeitsintensiv ist, empfiehlt es sich, dazu eine Arbeitsgruppe zu gründen (ebd.)

Museumsangebote für Menschen mit Demenz in Rheinland-Pfalz – Die Kooperation zwischen dem Landes-Netz-Werk Demenz und dem Museumsverband Rheinland-Pfalz

Die Ausgangslage: In Rheinland-Pfalz gibt es über 500 Museen, rund 65 % davon werden ehrenamtlich betreut.[38] Neben großen Häusern und wichtigen Gemäldegalerien existieren viele thematisch ausgerichtete und sehr kleine Museen. Alle kommen für einen Besuch oder ein Angebot für Menschen mit Demenz in Frage. Bis vor einiger Zeit existierten in Rheinland-Pfalz allerdings nur sehr wenige Programme, die Menschen mit Demenz den Zugang zum Museum oder den Kontakt zu musealen Exponaten nahebrachten. Auch fehlt es bis heute an einer dem Bedarf entsprechenden Zahl an Museumspädagog*innen, die Kenntnisse in der Entwicklung von Museumsangeboten für Menschen mit Demenz haben.

Der Aufbau von Museumsangeboten für Menschen mit Demenz in RLP

Mit dem Ziel, hier Abhilfe zu schaffen, starteten das Landes-Netz-Werk Demenz und der Museumsverband Rheinland-Pfalz im September 2014 ihre Kooperation. Den Rahmen dafür bildete der Museumstag im Landesmuseum Mainz zum Thema *Museen im Dienste der Gemeinschaft – Angebote für Menschen mit Demenz sowie für deren Angehörige und Pflegende.*

---

37 Zur Finanzierung der Netzwerkarbeit durch die Pflegekassen siehe die Empfehlungen des GKV Spitzenverbandes und des Verbandes der Privaten Krankenversicherungen: 2020_11_25_Pflege_Empfehlungen_45c_Abs_7_SGB_XI.pdf (gkv-spitzenverband.de), Zugriff am 11.10.2021.
38 Einen guten Überblick über die Ausstellungshäuser und Museen in Rheinland-Pfalz siehe: www.museumsportal-rlp.de/, Zugriff am 11.10.2021.

In einem ersten Schritt sollten die Museen und die Demenznetzwerke zusammengebracht werden, um über die Möglichkeiten, Museumsangebote für Menschen mit Demenz zu entwickeln, zu diskutieren und sich zu vernetzen. Den Rahmen dazu bildeten die vier jährlich stattfindenden Regionalkonferenzen des Museumsverbandes.[39]

Die Vertreter*innen der Museen und Demenznetzwerke erarbeiteten auf den Treffen zunächst gemeinsam die Ist-Situation: mangelnde Angebote der Museen für Menschen mit Demenz in Rheinland-Pfalz und fehlende Fachkräfte in den Regionen. Daraus ergaben sich im Wesentlichen drei Ansätze, um dem festgestellten Mangel zu begegnen:

- Aufbau von Führungsangeboten in den Museen selbst
- Fortbildung von Museumspädagog*innen zu Kulturbegleitenden für Menschen mit Demenz
- Aufbau von Besuchsangeboten, in deren Rahmen Museumpädagog*innen Museumsexponate direkt zu den Menschen mit Demenz in ihre Einrichtungen bringen

Den Impuls der Regionaltreffen aufnehmend entstanden in verschiedenen Regionen in Rheinland-Pfalz Initiativen, die beschriebenen Ansätze umzusetzen.

So bieten Museen in Rheinland-Pfalz wie das *Mittelrhein Museum Koblenz*, das *Purrmann-Haus* in Speyer, das *Stadtmuseum Simeonstift Trier*, das *Forum Alte Post* in Pirmasens oder das *Nostalgikum Ürsfeld* Besuchsprogramme und Führungen für Menschen mit Demenz an.

2015 starteten der Museumsverband Rheinland-Pfalz und das Landes-Netz-Werk Demenz die Fortbildungsreihe *Kulturelle Teilhabe für Menschen mit Demenz*, die unter anderem museumspädagogische Fachkräfte, aber auch Kräfte der professionellen Pflege anspricht. Die Fortbildung besteht aus einem dreitägigen Seminar und einem drei Monate später stattfindenden Reflexionstag. Am Ende erhalten die Teilnehmenden das Zertifikat *Kulturbegleitende für Menschen mit Demenz, Schwerpunkt Museum*. Im Laufe der Jahre fanden Fortbildungen in Kooperation mit lokalen Museen unter anderem in Mainz, Speyer oder Alzey statt.[40]

Da nicht alle Menschen mit Demenz noch in der Lage sind, sich an Führungen im Museum zu beteiligen und trotzdem der Gedanke der kulturellen Teilhabe möglichst weitgehend umgesetzt werden sollte, wurde darüber hinaus die Idee entwickelt, Museumsexponate in die Einrichtungen zu bringen. Um diesen Weg zu erleichtern und entsprechende Vorhaben zu fördern, hat der Museumsverband Rheinland-Pfalz im Jahr 2017 das Projekt *Koffer voller Erinnerungen* ins Leben gerufen[41]. Museen in Rheinland-Pfalz können einen oder mehrere Koffer kostenlos

---

39 Vertreterinnen und Vertreter der in den Regionen angesiedelten Museen und Demenznetzwerke trafen sich zwischen Oktober 2014 und April 2015 in Mainz, Trier, Bad Kreuznach und Kaiserslautern.
40 Nähere Informationen zur Fortbildung unter:. https://lsjv.rlp.de/de/unsere-aufgaben/sozialraumentwicklung/demenz/demenz-und-museum/, Zugriff am 11.10.2021.
41 www.museumsverband-rlp.de/themen/demenz, Zugriff am 11.10.2021.

bestellen und sie mit den verschiedensten Exponaten zu unterschiedlichen Themenstellungen selbst bestücken. Die Koffer sind eine Möglichkeit, wie das Museum zu den Menschen mit Demenz kommen kann. Sie lassen sich auch sehr gut für die Biografiearbeit einsetzen, etwa wenn Heimatmuseen Koffer für die Themen *Kindheit und Schule*, *Haushalt und Küche* oder Regionen-spezifisch nach Berufsgruppen wie *Bergmann* oder *Schuhfabrik* füllen.

Die *Koffer der Erinnerungen* sind erfolgreich angenommen worden. Bislang konnte der Museumsverband Rheinland-Pfalz 50 Koffer an Museen und Ausstellungshäuser abgeben. Das Projekt zeigt auch, dass es nicht nur Museumsangebote für Menschen mit Demenz in den großen Städten gibt. Auch die Häuser in kleineren Städten und Gemeinden beteiligen sich, wie etwa der *Archäologiepark Belginum* in Morbach, das *Rheinland-Pfälzische Freilichtmuseum* bei Bad Sobernheim, das *Rheinische Eisenkunstgussmuseum* in Bendorf oder das *Keramikmuseum Westerwald* in Höhr-Grenzhausen.

Hinter vielen Initiativen steht die Kooperation zwischen Museen und Demenznetzwerken, beziehungsweise wurden die Ausstellungshäuser Mitglieder im Demenznetzwerk ihrer Region.[42]

Fazit

Die Verwirklichung kultureller Teilhabe und der Aufbau von Museumsangeboten für Menschen mit Demenz wird erleichtert, wenn sich vor Ort die entsprechenden Akteur*innen zu einem Netzwerk zusammenschließen. Im besten Falle sind das, wie etwa im Netzwerk *Kultur und Demenz* in Speyer geschehen, die lokalen Kulturinstitutionen, die kommunale Seniorenverwaltung, stationäre Einrichtungen, Kunst- und Kulturvermittler*innen und das lokale Demenznetzwerk.[43]

Das Netzwerk bietet die Möglichkeit, zusammen Projekte zu entwickeln, Ressourcen zu bündeln, und Erfahrungen und Informationen auszutauschen. Gemeinsam können die Netzwerkpartner*innen so einfacher Museumsführungen und Besuchsprogramme für Menschen mit Demenz erarbeiten und umsetzen.

Erfolgreiche Netzwerkarbeit ist jedoch kein Selbstläufer. In allen oben benannten Faktoren für ein funktionierendes Netzwerk stecken Risiken, die die Netzwerkarbeit und deren positive Effekte gefährden können: seien es fehlendes Engagement in der Koordination und Mitgliedschaft, falsche Strukturen oder zu wenige Mittel. Auch muss man damit rechnen, dass selbst ein perfekt aufgestelltes Netzwerk Durststrecken überwinden muss, etwa wenn die Koordination nach einem Wechsel nicht neu besetzt werden kann, aktive Mitglieder austreten oder die Öffentlichkeitsarbeit keine Früchte trägt. Nichtsdestotrotz gibt es zur Netzwerkarbeit im Bereich Demenz keine Alternative: Der Aufbau und Erhalt verbindlicher Netzwerkstrukturen ist die beste

---

42 Ein gutes Beispiel für eine gelungene Kooperation ist die Zusammenarbeit zwischen dem Netzwerk Demenz Alzey-Worms und dem Museum der Stadt Alzey. In manchen Regionen traten Museen den Demenznetzwerken bei, wie etwa das Theodor-Zink Museum in Kaiserslautern dem Netzwerk Demenz Kaiserslautern (Stadt und Land).

43 www.speyer.de/de/familie-und-soziales/senioren/netzwerk-demenz/netzwerk-kultur-demenz/, Zugriff am 25.08.2020.

Voraussetzung, um die Betreuung und Pflege von Menschen mit Demenz umfassend zu organisieren und nachhaltige Museumsangebote für sie zu etablieren.

Literatur

Landeszentrale für Gesundheitsförderung in Rheinland-Pfalz e.V. (o. J.). *Leitfaden »Acht Schritte zu einem erfolgreichen Netzwerk«.* Zugriff am 25. August 2020 unter www.lzg-rlp.de/files/Themen/Gesundheit%20im%20Alter/landes-netz-werk-demenz/GB_Acht%20Schritte%20zu%20einem%20erfolgreichen%20Demenznetzwerk.pdf.

Nock, L. & Kirchen-Peters, S. (2018). *Demenznetzwerke in Rheinland-Pfalz.* Zugriff am 25.08.2020 unter www.iso-institut.de/wp-content/uploads/2018/11/iso_Report_Nr.4_Demenznetzwerke-in-Rheinland-Pfalz.pdf.

Quilling, E., Nicolini, H. J., Graf, C., Graf, Starke, D. (2013). *Praxiswissen Netzwerkarbeit: Gemeinnützige Netzwerke erfolgreich gestalten.* Wiesbaden: Springer.

4.5 Finanzierung und Teilnehmer*innengewinnung, Refinanzierungsmöglichkeiten über die Pflegeversicherung (Sozialgesetzbuch XI)

Dagmar Jung

> Durch Änderungen in der Gesetzgebung und eine Neudefinition des Pflegebedürftigkeitsbegriffs, die eine Stärkung der Ansprüche von Menschen mit Demenz auf Pflege- und Betreuungsleistungen zur Folge hatte, konnten seit Beginn der 2000er Jahre vielfältige neue Betreuungsangebote und Entlastungsangebote für Menschen mit Demenz und ihre Angehörigen entstehen.
>
> Auch Museumsangebote für Menschen mit Demenz können unter bestimmten Bedingungen über die Leistungen der Pflegeversicherung refinanziert werden.

Finanzielle Förderung sozio-kultureller Angebote für Menschen mit Demenz durch die Pflegeversicherung – Ein historischer Abriss

Lange Zeit haben sowohl Wohlfahrtsverbände und Kirchen als auch Selbsthilfegruppen und -organisationen, wie die Deutsche Alzheimergesellschaft e.V., mit ihren Mitgliedsgesellschaften, ihre Angebote für Menschen mit Demenz inhaltlich und räumlich als segregative Konzepte entwickelt, ohne Einbettung in vorhandene Konzepte der Altenarbeit bzw. anderweitig bestehende soziokulturelle Strukturen. Zunehmend selbstbewusst und öffentlich auftretende Betroffene, die sich für ihr Recht auf Teilhabe stark machten, bewirkten seit Beginn der 2000er Jahre einen langsamen konzeptionellen Wandel. Die segregative Herangehensweise hatte ihren Grund darin, dass die Würde der Betroffenen als besonders schützenswert betrachtet wurde. Bei Angeboten außerhalb eines geschützten Rahmens könnte die Würde Schaden nehmen, so die Schlussfolgerung der Anbietenden und Angehörigen. Vor diesem Hintergrund entwickelte sich ein buntes Bild von Einzel- und Gruppenaktivitäten zur *Betreuung*, wie es der Gesetzgeber erstmals im Jahr 2002 mit dem Pflegeleistungsergänzungsgesetz zum Sozialgesetzbuch XI, das die Pflegeversicherung regelt, angestoßen hatte. Allein im Bereich der Diakonie Hessen entstanden damals innerhalb eines Jahres mehr als 50 Angebote für Menschen mit Demenz.

Mit dem neuen Gesetz hatten Menschen mit Demenz erstmals überhaupt einen – eher kleinen – Anspruch auf Pflegeversicherungsleistungen durch finanzielle Förderung von *Betreuung, Beaufsichtigung und Beschäftigung*. Vorher waren ihre besonderen Bedarfe durch eine auf körperliche Defizite beschränkte Definition des Pflegebedürftigkeitsbegriffs durch den Gesetzgeber bewusst nicht berücksichtigt worden. Man fürchtete, dass die ursprünglich kalkulierte Beitragshöhe (1 %) nicht ausreiche, wenn der somatisch ausgerichtete Pflegebedürftigkeitsbegriff auch auf psychische Phänomene und Erkrankungen erweitert und die Zahl der anspruchsberechtigten Menschen dadurch deutlich ausgeweitet würde. Mittlerweile liegt der Beitragssatz bereits bei 3,05 %. Die neuen Anspruchsberechtigten aus dem Pflegeleistungsergänzungsgesetz wurden erstmals definiert als *Personen mit erheblichem allgemeinen Betreuungsbedarf* und erhielten als Betreuungsbetrag 460 € je Kalenderjahr (vgl. PflEG SGB XI § 45a »Berechtigter Personenkreis« und § 45b »Zusätzliche Betreuungsleistungen).

Mit Hilfe dieser – eher geringen – Förderung entwickelte sich nach und nach die Grundlage vieler meist heute noch bestehender sozialer Unterstützungsstrukturen für Menschen mit Demenz in den Kommunen. Beschleunigt wurde dies dadurch, dass die Länder Verordnungen entwickeln mussten, um zu regeln, wie sie den Aufbau dieser neuen Unterstützungsstrukturen, z. B. mittels einer Anschubfinanzierung, zu fördern gedachten. Dies hatte der Gesetzgeber ihnen mit § 45c (1) und (2) SGB XI – Weiterentwicklung der Versorgungsstrukturen – auferlegt. Dieses Finanzierungskonzept der *niedrigschwelligen Strukturen* sieht bis heute eine geringe Förderung der Angebote/Anbieter aus Mitteln der Pflegeversicherung vor, die nahezu in allen Länderverordnungen an eine Co-Finanzierung durch die Kommunen gekoppelt ist. Werden keine kommunalen Mittel zur Verfügung gestellt, kann ein Anbieter auch die Förderung der Pflegeversicherung nicht in Anspruch nehmen. Trotz dieser eher schwierigen Bedingungen wirkte die Pflegeversicherung mit diesen Maßnahmen bundesweit als wichtige und nachhaltige Impulsgeberin für die soziale Unterstützung von Menschen mit Demenz und ihren Angehörigen.

Durch eine erneute Gesetzesreform, das *Pflegeweiterentwicklungsgesetz* im Jahr 2008, stieg der Betreuungsbetrag auf 1 200 € im Jahr und für sogenannte ›besonders betreuungsbedürftige Personen mit eingeschränkter Alltagskompetenz‹ sogar auf 2 400 € jährlich.

Im Jahr 2013 wurde erstmals eine neue Pflegestufe, die *Pflegestufe 0* eingeführt, mit der Menschen mit Demenz nun auch Anspruch auf sogenannte Sachleistungen durch Pflegedienste hatten.

Erst im Jahr 2015 wurde mit einer Neufassung des Pflegebedürftigkeitsbegriffs und der Ablösung des alten Pflegestufenmodells durch ein neues Modell von fünf Pflegegraden die finanzielle Situation von Menschen mit Demenz umfassend verbessert. Seither sind Menschen mit Demenz somatisch pflegebedürftigen Menschen in ihren Leistungsansprüchen komplett gleichgestellt. Der Betreuungsbetrag wurde beibehalten und auf 125 € monatlich angehoben. Unter dem Namen *Entlastungsbetrag* steht er nun auch somatisch pflegebedürftigen Menschen zu.

Zur Entwicklung von Unterstützungsangeboten für Menschen mit Demenz

Zuerst weitgehend getragen von freiwilligem Engagement wurden die neuen, vom Gesetzgeber bürokratisch benannten »*niedrigschwelligen Betreuungsangebote*« im Laufe der Zeit professionalisiert, insbesondere jene der Wohlfahrtsverbände. Dies betraf die fachliche Organisation des Angebots, die Gewinnung, Schulung und Begleitung freiwillig Engagierter und die Weiterentwicklung der Konzepte. Damit einher gingen Überlegungen und Diskussionen dazu, wie verbindlich Angebote entwickelt werden können, deren konkrete Umsetzung nahezu ausschließlich auf dem Einsatz von freiwillig Engagierten basiert. Diese erhalten für ihren Einsatz eine Aufwandspauschale, wie vom Gesetzgeber vorgesehen. Die Diskussion dauert bis heute an und hat sich noch verstärkt. Betrachtet man das aktuelle Angebot der vielen Demenz-Initiativen, so bietet sich ein buntes Bild: Erzählcafés, Betreuungsgruppen, Sportgruppen, Kreativgruppen, Selbsthilfegruppen frühbetroffener Menschen mit Demenz, Angehörigencafés, Tanzgruppen und vieles mehr. Damit pflegebedürftige Menschen die Mittel aus ihrem monatlichen Sachleistungs- und Entlastungsbudget einsetzen können, müssen diese Anbietenden von Betreuungsleistungen, sofern sie nicht als ambulante Pflegedienste ohnehin mit den Pflegekassen abrechnen können, ein Anerkennungsverfahren durchlaufen, das verschiedene Qualitätskriterien beinhaltet. Dieses Verfahren wird in den Bundesländern sehr unterschiedlich beschrieben und jeweils per Landesverordnung geregelt. Zentral gilt, dass die jeweilige Städte oder Landkreise entscheiden, ob Angebote zugelassen werden. Die jeweiligen Landesverordnungen können durchaus einschränkende Aussagen dazu enthalten, welche Leistungsinhalte vorhanden sein müssen, um eine Anerkennung zu erhalten bzw. wann diese verwehrt wird. Neben den Anerkennungsverfahren gibt es noch ein Förderverfahren, das aus der früheren Anschubfinanzierung hervorgegangen ist. Die jeweils landesspezifische Gesamtfördermenge in Städten und Landkreisen ist gedeckelt. Für neu an den Start gehende Angebote bedeutet dies, dass sie nicht automatisch mit einer Förderung rechnen können, denn der Fördertopf könnte bereits ausgeschöpft sein.

Die Erfahrungen vieler Praktiker*innen zeigen, dass Menschen mit Demenz und ihre Angehörigen in geringerem Umfang bereit und in der Lage sind, die Nutzung von Aktivitäten und Angeboten aus eigenen Mitteln mitzufinanzieren. Sie bewegen sich überwiegend mit dem, was sie finanziell einzusetzen bereit sind, im Rahmen des Fördervolumens der Pflegeversicherung. Aktuell sind das der monatliche Entlastungsbetrag (125 €) sowie bis zu ca. 2 418 € jährlich, die für die sogenannte

Verhinderungspflege (§ 39 SGB XI) zur Verfügung stehen. Unter Verzicht auf Pflegesachleistungen können darüber hinaus bis zu 40 % des nach Pflegegrad jeweils zustehenden Sachleistungsbetrages dafür eingesetzt werden.

Mit der o. g. Neuregelung des Pflegebedürftigkeitsbegriffs im Jahr 2015 und des damit verknüpften erweiterten Leistungsrahmens gingen erneute Veränderungen in der langjährig gewachsenen Versorgungslandschaft sozialer Angebote einher. Neben dem klassischen Pflegedienst, der Pflegesachleistungen wesentlich durch angestellte Fachkräfte erbringt, können seit 2017 nach Landesrecht anerkannte »Angebote zur Unterstützung im Alltag« hauswirtschaftliche Leistungen und Leistungen der Betreuung durch ehrenamtlich engagierte Personen oder angestelltes Personal anbieten. Somit haben Pflegebedürftige, auch Menschen mit Demenz mit ihren Angehörigen, die etwas fragwürdige Wahl, sich beispielsweise zwischen Reinigungsdiensten und sozio-kulturellen Angeboten (saubere Wohnung versus aktiv sein in Gemeinschaft) zu entscheiden, sofern entsprechende Angebote parallel vorhanden sind. Die Auswirkungen auf sozio-kulturelle Angebote sind daran erkennbar, dass erstmals – regional unterschiedlich – die Nachfrage bei ihnen sinkt, sobald von den Pflegekassen anerkannte hauswirtschaftliche Angebote zur Verfügung stehen. Dies bestätigen auch langjährig Verantwortliche entsprechender Demenzprojekte der Diakonie Hessen aus Kassel, Wiesbaden, Darmstadt und Offenbach. Und bei der bereits skizzierten eher geringen Bereitschaft der Pflegebedürftigen, auch eigene Mittel einzusetzen, verlieren einige sozio-kulturelle Angebote an Akzeptanz. Diese Entwicklung betrachten die Akteur*innen der Demenzarbeit mit leichter Sorge, denn Menschen mit Demenz können in der Regel nicht mehr uneingeschränkt für ihre eigenen Interessen einstehen. Die Entscheidung darüber, ob die Lebensqualität eher durch eine saubere Wohnung oder durch individuelle Aktivierung in einem gemeinschaftsbildenden sozio-kulturellen Angebot gefördert wird, liegt meist bei den pflegenden Angehörigen. Die jüngsten gesamtgesellschaftlichen Erfahrungen zur Bedeutung des sozialen Miteinanders wegen der Corona-Beschränkungen machen deutlich, wie wichtig die unmittelbare Begegnung und der Austausch mit anderen für Menschen ist. Das gilt insbesondere für Menschen mit Demenz. Zu dieser Einsicht gelangten auch pflegende Angehörige, nachdem sie durch die Pandemie meist komplett von ihrem Hilfenetz abgeschnitten und alleine für alle Zuwendungs-, Kommunikations- und Aktivierungsbedürfnisse von Menschen mit Demenz zuständig waren. Sie haben deshalb sehnsüchtig auf die Wiedereröffnung der soziokulturellen Angebote gewartet und sich bei den Organisator*innen immer wieder nach Wiedereröffnungsterminen erkundigt.

Finanzierung sozio-kultureller Angebote der Museen durch Mittel der Pflegeversicherung

Museen haben hinsichtlich neuer Angebote für Menschen mit Demenz drei Möglichkeiten, um diese zu finanzieren. Neben der unmittelbaren Finanzierung über die üblichen Eintrittsgelder der Besuchenden bieten die bisher aufgezeigten Rahmenbedingungen zwei weitere Optionen:

1. Das Museum lässt sein Angebot als Angebot zur Unterstützung im Alltag im Sinne des § 45a SGB XI anerkennen. Dazu muss es über das Sozialministerium des jeweiligen Bundeslandes in Erfahrung bringen, wie das landesspezifische Anerkennungsverfahren geregelt ist und welche Kriterien für Anbieter festgelegt wurden. Die Museumsverbände in den Ländern könnten dies übernehmen und die notwendigen Prozesse gut unterstützen. Als Qualitätskriterien für die Anerkennung gelten, neben einem aussagefähigen Konzept, die fachlichen Kompetenzen der Fachperson, die der unterstützenden Freiwilligen sowie Aussagen zu Zeitumfang, Regelhaftigkeit und Kosten. Es dürfte selbstverständlich sein, dass Kulturvermittler*innen, die entweder professionell oder als freiwillig Engagierte für Menschen mit Demenz im Museum aktiv werden wollen, sich zum Krankheitsbild und zu Regeln der Kommunikation und des Umgangs mit ihnen vorab qualifizieren (lassen). Auch hier gibt es in einigen Ländern bereits Unterstützungsangebote durch die jeweiligen Museumsverbände, die weitgehend von Praktiker*innen durchgeführt werden. Das ist besonders hilfreich, weil diese aus ihrer jeweiligen Museumsarbeit bereits über Erfahrungen mit Angeboten für Menschen mit Demenz verfügen und auch konzeptionell weiterhelfen können. Und natürlich steht dem Museum auch offen, eine institutionelle Förderung zu beantragen, sofern eine dafür vorhandene Anschubfinanzierung (je nach Landesrecht unterschiedlich) noch nicht ausgeschöpft ist.
2. Das Museum wird Kooperationspartner bereits anerkannter Unterstützungsangebote oder sonstiger Pflegeanbieter, beispielsweise auch Einrichtungen stationärer Pflege. Die Angebote könnten dann als »Pflegerische Betreuungsleistung« im Rahmen der Sachleistung eines Pflegedienstes nach § 36 SGB XI anerkannt werden. Hierfür kann neben der Sachleistung bzw. Kostenerstattung aus dem Sachleistungsbudget auch der Entlastungsbetrag nach § 45b SGB XI eingesetzt werden. Die Kooperationspartner organisieren im Rahmen ihres eigenen Angebots die Besuche im Museum. Das Museum stellt die notwendigen personellen Kapazitäten für die Führung und ein Raumangebot für das gesellige Miteinander dem jeweiligen Kooperationspartner in Rechnung.

In beiden Fällen zahlen die Nutzer*innen für das Angebot zunächst selbst. Für die entsprechend anerkannten Angebote werden diese Kosten den Teilnehmenden aber im Rahmen des individuell vorhandenen Betreuungsbudgets durch die Pflegekassen erstattet.

Mittlerweile gibt es auch eine Reihe von Stiftungen, die innovative Konzepte der Arbeit mit Menschen mit Demenz fördern, im Rahmen dessen könnten auch Angebote zur Förderung der kulturellen Teilhabe berücksichtigt werden. Hier sollte durch den jeweiligen Museumsverband recherchiert werden.

Menschen mit Demenz als neue Zielgruppe für Museen gewinnen

Zum Krankheitsbild gehört es, dass sich Menschen mit Demenz im Krankheitsverlauf zunehmend aus dem öffentlichen Leben zurückziehen: etwa, weil sie sich von den unzähligen Alltagsanforderungen zunehmend überfordert fühlen oder aufgrund von Mobilitäts- oder Sinneseinschränkungen (z. B. ▶ Kap. 1.3). Liebgewordene Gewohnheiten, vertraute Wege und Orte behalten sie mitunter trotzdem bei und nutzen sie, so lange sie können. Besuche in Museen zählen nicht immer zu diesen Gewohnheiten und Orten. Auch werden Museumsbesuche von den meisten Menschen als besondere kulturelle Ereignisse wahrgenommen, unabhängig von Alter, Bildungsgrad oder Gesundheitszustand.

Davon auszugehen, dass Menschen mit Demenz deshalb bei einem Museumsbesuch *fremdeln* würden, wäre jedoch falsch. Vielmehr nehmen sie oft in ganz besonderer Weise die eher ruhige Atmosphäre wahr und entwickeln den Exponaten gegenüber eine ganz eigene Aufmerksamkeit, so die Erfahrungen der Praktiker*innen. Sie sind also eine Zielgruppe, die sich, trotz der kognitiven Einschränkungen, durch die assistierte intensive Auseinandersetzung mit Kunst und Kultur sehr bereichert fühlen kann. Trotzdem kommen die wenigsten Familienangehörigen auf die Idee, mit ihren an Demenz leidenden Angehörigen in Museen zu gehen. Sie müssen dafür aufgeschlossen werden, z. B. durch Berichte in der Presse. Einen wichtigen Multiplikator stellen die lokalen Alzheimergesellschaften dar, die jedoch leider nicht überall vorhanden sind.

Auch die bereits langjährig vorhandenen Aktivierungs-/Gruppenangebote der Diakonie für Menschen mit Demenz waren in ihrer Entstehungsphase darauf angewiesen, das Vertrauen ihrer Nutzer*innen und die der Angehörigen langsam aufzubauen. Hier werden sich die Erfahrungen von Kulturorganisationen nicht von denen der sozialen Organisationen unterscheiden. Maßgeblich für die Akzeptanz eines entsprechenden Angebots von Museen bleibt, einen Kooperationspartner zu finden, der praktische Erfahrungen mit der Zielgruppe Menschen mit Demenz und ggf. ihren Angehörigen mitbringt und als Brückenbauer zu ihnen wirken kann. Weil sich der soziale und der Kulturbereich nicht immer berühren, können die für Sozial- und Altenhilfeplanung zuständigen Akteur*innen in den Kommunalverwaltungen hier wertvolle Hinweise liefern, weil sie in der Regel den Überblick über die Anbieterszene von Aktivitäten für und mit Menschen mit Demenz haben. Selbst für ländliche Regionen ist es nicht ausgeschlossen, dass fruchtbare Kooperationen entstehen können. Auf dem Land gibt es oft Heimatvereine, die das kulturelle lokale Erbe pflegen, teilweise in Heimatstuben oder sogar kleinen Heimatmuseen. Die dort gepflegte, im wahrsten Sinne des Wortes *be-greifbare* Erinnerungskultur, dargestellt durch Alltagsgegenstände der Vergangenheit, kann für viele Menschen mit Demenz zu einem Schatz werden, der ihr Langzeitgedächtnis aktiviert. In der Auseinandersetzung mit den Objekten und im Austausch miteinander können sie sich als kompetent erleben und das Wiedererkennen und Erinnern fördert das Wohlbefinden (z. B. ▶ Kap. 6.1 u. ▶ Kap. 6.2).

Literatur

Diakonisches Werk in Hessen und Nassau (2009). *Niedrigschwellige Hilfen für Menschen mit Demenz* (Broschüre). Frankfurt.

Griep, H. & Renn, H. (1997). Pflegesozialrecht – Handbuch für Betroffene und Pflegeeinrichtungen. Freiburg: Lambertus.

Griep, H. & Renn, H. (2002). Pflegesozialrecht – Ein Handbuch für Betroffene, Pflegeeinrichtungen und die juristische Praxis. Baden-Baden: Nomos.

Krahmer, U. & Plantholz M. (2018) (Hrsg). SGB XI – Lehr- und Praxiskommentar. Baden-Baden: Nomos.

5 Praktische Einblicke: Wie können Museumsangebote für Menschen mit Demenz gestaltet werden?

5.1 Eine Führung im Museum für moderne und Gegenwartskunst – Fallbeispiel

Ann-Katrin Adams

> Kunstführungen für Menschen mit Demenz (und ihre Begleitpersonen) erfordern von den Kunstvermittler*innen eine hohe Flexibilität, Empathie und ein Gespür für die Bedürfnisse und Interessen der Gruppe. Essenziell ist es, die Gespräche zu den Werken wertfrei zu halten, kein Richtig oder Falsch zu implizieren. Wenn sich alle auf die Situation einlassen können, können überraschende, originelle, humorvolle Begegnungen mit der Kunst entstehen, die nicht nur den Teilnehmenden mit Demenz Raum geben, sondern auch den Begleitenden und Kunstvermittelnden eine neue Perspektive auf die Ressourcen von Menschen mit Demenz und auf die Kunstwerke ermöglichen.

Im Folgenden wird eine Museumsführung für Menschen mit Demenz in einem Museum für moderne und Gegenwartskunst exemplarisch dargestellt. Das Fallbeispiel basiert auf Beobachtungsprotokollen, die im Rahmen von teilnehmenden Beobachtungen in einem qualitativen Sozialforschungsprozess entstanden sind.[44] Die Fragmente aus den verschiedenen Protokollen wurden hier zu einer Führung zusammengefügt und anonymisiert. Die Darstellung dient dazu, die Gestaltung von Führungen für Menschen mit Demenz für die Lesenden nachvollziehbar zu machen und einen typischen Ablauf zu skizzieren. An einigen Stellen sind Erklärungen und Kommentare eingefügt.

Dienstag, 15. Januar, 10:00 Uhr

Das Museum für moderne und Gegenwartskunst liegt im Zentrum einer mittelgroßen Stadt in Süddeutschland und verfügt über ein modernes Ausstellungsgebäude mit direkt angrenzendem Parkplatz. Der Eingang ist über einige Treppenstufen oder aber über eine seitlich angebrachte Rampe zu erreichen. Der Himmel ist grau und es liegt noch Schnee vom Vortag, der langsam anschmilzt, der Weg zum Museumseingang ist aber geräumt.

---

44 Die Forschung hat im Rahmen einer laufenden Dissertation stattgefunden.

Für heute ist eine Führung für Menschen mit Demenz geplant. Das Museum verfügt bereits über ein Netzwerk von Interessierten und hat gute Kontakte zu den sozialen Trägern vor Ort, sodass die Termine zu den Führungen unter anderem über einen bestehenden E-Mail Verteiler angekündigt werden können. Für heute sind sechs Menschen mit Demenz angemeldet. Sie leben alle zu Hause und kommen jeweils mit einer Begleitperson: vier von ihnen mit ihren Angehörigen, zwei Menschen mit Demenz werden von einer Alltagsbegleiterin begleitet. Die Kunstvermittlerin Frau Schneider führt bereits seit zwei Jahren Führungen für Menschen mit Demenz durch und hat sich hierzu entsprechend weitergebildet, indem sie einen Grundlagenkurs *Kommunikation bei Demenz* bei einem örtlichen sozialen Träger besucht und im Internet recherchiert hat, welche Angebote es in anderen Museen für Menschen mit Demenz gibt.

Tab. 5.1: Teilnehmende der Museumsführung

Teilnehmer*in mit Demenz[1]	Begleitperson
Herr Franz, 80 Jahre	Ehefrau
Herr Karliczek, 74 Jahre	Ehefrau
Frau Rose, 77 Jahre	Alltagsbegleiterin
Frau Elskamp, 86 Jahre	Sohn
Frau Jones, 78 Jahre	Alltagsbegleiterin
Herr Weingärtner, 69 Jahre	Ehefrau

1 Die Namen aller in diesem Kapitel erwähnten Personen wurden geändert.

Wochentag und Uhrzeit sind für die Führung so gewählt, dass relativ wenig Besucher*innen im Museum sind. Führungen für andere Gruppen wurden bewusst nicht auf den gleichen Zeitpunkt gelegt.

Ankommen im Museum

Eine halbe Stunde vor Beginn der Führung treffen die ersten beiden Teilnehmenden ein, das Ehepaar Franz. Aus Erfahrung wartet die Kunstvermittlerin Frau Schneider bereits im Foyer auf die Besucher*innen. Herr und Frau Franz stehen zunächst etwas unsicher am Empfangstresen im Foyer des Museums und entschuldigen sich bei der Kunstvermittlerin Frau Schneider, dass sie zu früh seien. Die pflegende Angehörige erklärt, sie habe Angst gehabt, keinen Parkplatz zu finden oder dass die Straßen wegen des Schnees glatt seien. Außerdem sei ihr Mann heute Morgen nicht »gut zurecht« gewesen und sie habe deswegen Sorge gehabt, sie müsse ihn dazu überreden, mit ihr das Haus zu verlassen. Manchmal reagiere er sehr unwillig, wenn er nicht verstehe, was für den Tag geplant sei. Sie habe dann Mühe, ihn zu überzeugen. Jetzt allerdings scheint Herr Franz gut gelaunt und seine Frau berichtet, als er das Museum gesehen habe, habe er sich richtig gefreut, hinein zu gehen. Ob er den Ort erkannt habe, fragt die Kunstvermittlerin. Frau Franz ist nicht sicher, ob das Museum explizit erkannt wurde – sie glaubt aber, dass ihr Mann damit ein gutes Gefühl von der letzten Führung verbindet, auch wenn er das nun nicht mehr äußern könne. Herr Franz ist 80 Jahre alt und lebt seit zwei Jahren mit der Diagnose Alzheimer, auch wenn die Erkrankung wohl schon in den Jahren davor schleichend begann. Da noch etwas Zeit vor Führungsbeginn ist, erzählt Frau Franz ein bisschen zur Krankheitsgeschichte ihres Mannes, nachdem Frau Schneider dem Ehepaar die Jacken abgenommen und sich mit ihnen auf eine Bank im Foyer gesetzt hat. Sie berichtet, dass sie die Vergesslichkeit des Mannes zunächst kaum bemerkt habe, bis ihre Kinder das Thema angesprochen hätten. Der Weg zum Hausarzt und von dort zur Neurologin sei für sie und ihren Mann sehr herausfordernd gewesen, vor allem weil Herr Franz anfangs nicht akzeptieren konnte, dass er zunehmend vergesslich wurde. Mittlerweile habe die Familie sowie Herr Franz selbst einen ganz guten Umgang damit gefunden. Das Fortschreiten der Krankheit mache es aber für das gesamte Umfeld notwendig, sich immer wieder neu einzustellen und teils kreative Lösungen für den Alltag zu finden:

> »Anfangs habe ich meinem Mann alle Termine in seinen Taschenkalender eingetragen und das hat eine Weile gut funktioniert. Ich habe ihn so viel wie möglich alleine regeln lassen, gerade weil er auch jegliche Unterstützung abgelehnt hat. Mein Mann hat sich immer um finanzielle und organisatorische Angelegenheiten bei uns gekümmert. Als ich ihm vorgeschlagen habe, für ihn mit unserem Bankberater zu sprechen, wurde er richtig wütend. Nach einiger Zeit habe ich aber festgestellt, dass er Termine versäumt und auch wichtige Briefe verlegt hat. Da musste ich die Dinge selbst regeln, auch wenn es ein schwieriger Lernprozess für uns beide war. Mittlerweile haben wir uns eingespielt, aber ich kann ihn nun auch gar nicht mehr allein lassen. Seine Kontakte und Interessen pflegt er kaum noch und ist stattdessen fast nur zu Hause, schläft viel und liest – wenn ich ihn allerdings frage, was er gelesen hat, kann er dazu meist nichts mehr sagen. Ich frage ihn jetzt nicht mehr, sondern versuche einfach, ihm ein gutes Gefühl und ein Gefühl der Normalität zu geben, geduldig und nicht angespannt zu sein. So Sachen wie dieser Ausflug sind für uns beide schöne Unterbrechungen des Alltags. Mein Mann ist danach sehr müde, aber ich glaube, er ist dann zufriedener, als wenn er den ganzen Tag im Haus hängt und wenig mit sich anzufangen weiß.«

Während Frau Franz das erzählt, sitzt ihr Mann schweigend neben ihr und es ist nicht erkennbar, ob er dem Gespräch folgt.

Kommentar

Bei Menschen mit Demenz und ihren Angehörigen ist die Alltagsgestaltung oft herausfordernd. Pflegende Angehörige sind dabei in der Regel sehr gefordert. Austausch mit Menschen außerhalb des eigenen engeren Umfelds, um die eigene Situation zu reflektieren, kann da für den Moment entlasten. Auch wenn die Museumsführung nicht primär als Angebot für die Angehörigen konzipiert ist, ist es sinnvoll, diese Umstände zu berücksichtigen. Es kann vorkommen, dass pflegende Angehörige einen hohen Leidensdruck und ein starkes Mitteilungsbedürfnis haben. Es ist in jedem Fall hilfreich, wenn Kunstvermittler*innen etwas Zeit im Vorfeld für die Betreuung der Teilnehmenden einplanen, um zuzuhören und das Ankommen in Ruhe zu unterstützen. Aufgrund ihrer täglichen Erfahrung der Hilfebedürftigkeit der*des eigenen Angehörigen passiert es allerdings mitunter, dass Angehörige dazu tendieren, lediglich ÜBER die anwesende Person mit Demenz zu reden während diese anwesend ist, statt sie in das Gespräch einzubinden. Hier ist es hilfreich, wenn die Kunstvermittler*innen und möglichst auch das Empfangspersonal im Museum in Bezug auf Kommunikation bei Demenz geschult sind und in solchen Situationen versuchen, die*den Demenzbetroffenen aktiv einzubinden. In dem beschriebenen Fall würde dies bedeuten, das Gespräch vorsichtig von der defizitären Beschreibung des Ehemannes abzulenken, ohne der Ehefrau das Gefühl zu geben, ihre Sorgen würden hier nicht ernst genommen. Denn auch wenn Menschen mit Demenz sich nicht dazu äußern, ist es durchaus möglich, dass es ihnen unangenehm ist, wenn gegenüber Außenstehenden über ihre Krankheit geredet wird, bzw. wenn sie auf diese Weise an ihre eigenen Defizite erinnert werden (z. B. Neumeyer & Haberstroh, 2011).

Nach und nach treffen nun die anderen Teilnehmer*innen ein. Mit Unterstützung einer Kollegin (Frau Huber) begrüßt die Kunstvermittlerin Frau Schneider die Ankommenden, nimmt ihre Jacken und Mäntel entgegen und versammelt die Gruppe zunächst kreisförmig um sich herum im Foyer. Neben der Bank stehen dort einige Stühle bereit, für den Fall, dass Teilnehmende nicht stehen können oder möchten. Frau Schneider begrüßt nun nochmal die Gruppe insgesamt und erzählt mit ruhiger, lauter Stimme, dass sie sich in der kommenden Stunde einige Kunstwerke in der Ausstellung anschauen werden und am Ende ein gemeinsames Kaffeetrinken stehe. Sie nennt den Namen des Hauses und stellt sich und ihre Kollegin vor. Sie macht eine kurze Pause und fragt dann, ob noch jemand zur Toilette müsse. Diese liegt direkt neben dem Foyer und ist barrierefrei. Nach kurzem Gemurmel steht Herr Karliczek mit seiner Frau auf. Die Kunstvermittlerin versichert, dass alle auf sie warten werden. Als das Paar zurückkommt, erklärt die Kunstvermittlerin, dass es nun per Aufzug in den ersten Stock gehe. Sie fragt, ob alle mit dem Aufzug fahren möchten. Eine Angehörige, Frau Weingärtner, sagt direkt: »Mein Mann kann nicht Aufzug fahren, da kriegt er Angst!« Frau Schneider erklärt ihr den Weg über die Treppe in die Ausstellung. Der Rest der Gruppe steht nun auf und folgt Frau Schneider zum Aufzug. Die Gruppe muss hier geteilt werden; die Kollegin Frau Huber fährt mit der Hälfte der Gruppe hoch und wartet oben auf die zweite Hälfte in Begleitung von Frau Schneider. Als diese oben ankommt, stehen die meisten Teilnehmenden im Raum verteilt, scheinen unsicher darüber zu sein, was sie nun tun sollen. Frau Schneider sagt mit lauter Stimme, dass alle ihr in den links angrenzenden Ausstellungsraum folgen sollen. Dort sind schon Stühle im Halbkreis um ein großes, abstraktes Kunstwerk aufgebaut.

Kommentar

Für das Ankommen, eventuelle Toilettenbesuche, das Aufsuchen des Ausstellungsraumes wird bei Führungen für Menschen mit Demenz deutlich mehr Zeit benötigt als bei anderen Gruppen (▶ Kap. 4.1). Die Zeit, die zur Besprechung der Werke dadurch zur Verfügung steht, wird dementsprechend geringer. Es ist wichtig, dass die Kunstvermittler*innen sich hierdurch nicht aus der Ruhe bringen lassen, da sich dies auf die Gruppe übertragen würde. Es ist sinnvoll, die zu besprechenden Inhalte zu reduzieren (Ganß, Kastner & Sinapius, 2016). Das beinhaltet auch, dass die Kunstvermittler*innen ihren eigenen Anspruch an die Führung und das, was sie bisher an Wissensvermittlung gewohnt sind, kritisch reflektieren müssen.

Die Gruppe verteilt sich auf die Stühle. Frau Schneider und ihre Kollegin Frau Huber achten darauf, dass diejenigen Teilnehmenden mit Einschränkungen der Seh- oder Hörfähigkeit möglichst vorne sitzen. Die Begleitpersonen sitzen jeweils neben den Teilnehmenden mit Demenz.

Das abstrakte Gemälde, oder: »Ich seh' da mehr so... Wolken. Und die Farben passen gut zur Strickjacke meiner Frau.«

Das erste besprochene Werk ist eine großformatige Malerei von Claude Monet. Das Bild hängt allein an einer großflächigen, weißen Wand. Auf einem sehr kleinen Schild neben dem Bild stehen Titel und Entstehungsjahr.

Die Kunstvermittlerin Frau Schneider lässt einige Sekunden verstreichen und fragt dann:
»Woran erinnert Sie das Bild?«
Frau Rose, eine Teilnehmerin mit Demenz, sagt direkt: »An Jahrmarkt!«
Frau Schneider: »Das ist interessant, manche sagen ›an eine Landschaft im Nebel.‹«
Frau Rose: »... also... ist es der Jahrmarkt?«
Frau Schneider »Nee, das ist erstmal gar nichts...«
Eine Betreuerin: »Ich hätte auch Wiese im Nebel oder so gesagt. Oder an meine Gardinen...«
Frau Schneider: »Der Jahrmarkt wäre vielleicht auch farbenfroher und wirbeliger.«
Frau Rose: »Ja, mit bunteren Farbklecksen vielleicht.«

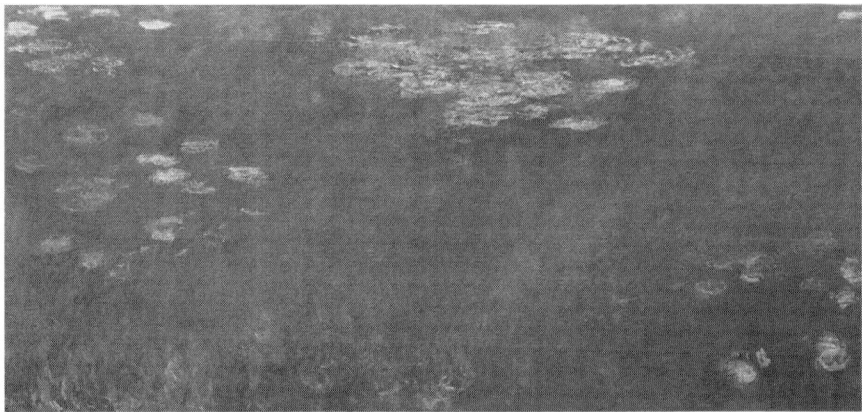

Abb. 5.1: Beispielbild – Claude Monet: Wasserlilien (Agapanthus), 201 x 425 cm, 1915–1926

Diese Äußerung von Frau Rose bleibt unkommentiert. Frau Schneider erzählt etwas zum Künstler und seiner Arbeitsweise, dass das Bild Wasserlilien zeige, eines von Monets Hauptmotiven, dass das aber nicht bedeute, dass wir uns nichts Eigenes dabei denken dürfen.

Sie fragt: »Sehen Sie in dem Bild überhaupt feste Linien?« Mehrere Teilnehmende schütteln den Kopf oder murmeln ein »Nein«. Frau Schneider schaut nun Herrn Karliczek, einen Teilnehmer mit Demenz, direkt an.
Herr Karliczek: »Nö, ich seh' da mehr so... Wolken. Und die Farben passen gut zur Strickjacke meiner Frau.« Er zeigt auf seine Frau und lacht, die meisten anderen Teilnehmenden lachen oder lächeln ebenfalls.
Frau Schneider: »Ja, das könnte gut passen.«

Die Kunstvermittlerin Frau Schneider geht nun auf die verwendeten Farben und die Arbeitsweise des Künstlers ein und gibt Auskunft über biografische Daten. Nachdem eine Begleiterin nach dem Wert des Bildes fragt, entwickelt sich ein Gespräch – hauptsächlich zwischen zwei Begleitenden und der Kunstvermittlerin – über die Preise auf dem Kunstmarkt.

Kommentar

In der Situation zeigt sich, dass die Kunstvermittlerin eine große Offenheit, auch für unerwartete Äußerungen haben sollte – so wie in Führungen für andere Besucher*innengruppen idealerweise auch. Es wäre in dieser Situation womöglich interessant gewesen, das Gespräch in Bezug auf die Erinnerungen der Teilnehmenden an eigene Jahrmarktbesuche weiter zu führen, oder aber näher darauf einzugehen, wie das Bild auf die Teilnehmenden wirkt: Was daran könnte an Jahrmarkt erinnern, was an Wiese und Wolken, die Farben oder die Formen? Beispielsweise könnte man anmerken, dass die verwischten Formen daran erinnern, wie die Umgebung aussieht, wenn sich ein Karussell schnell im Kreis dreht. Wirkt das Bild bewegt oder eher ruhig? Welche Geräusche und welche Stimmung verbinden die Teilnehmenden mit dem Bild? Allgemein geht es hier darum, eine offene, nicht wertende Gesprächsatmosphäre zu schaffen. Gerade abstrakte bzw. abstrahierte Kunstwerke können dazu anregen, sich auf das rein ästhetische Empfinden zu konzentrieren, oder aber kreativ miteinander zu überlegen, inwieweit das Ungegenständliche auf etwas real Existierendes verweisen, Stimmungen transportieren oder einfach *schön* oder *nicht schön* anzuschauen sein kann. Es ist jedoch wichtig, nicht den Eindruck zu vermitteln, es gäbe zu den gestellten Fragen eine richtige oder erwünschte Antwort, sondern die Haltung der Kunstvermittlerin/des Kunstvermittlers, alle Äußerungen wertschätzend zu behandeln, sollte deutlich werden. Es kann eine Herausforderung sein, diese Offenheit während der Führungen an die Teilnehmenden zu vermitteln, vor allem wenn die Kunstvermittler*innen Führungen für andere Besucher*innengruppen bisher vor allem eher wissensbasiert gestaltet haben. In der oben beschriebenen Gesprächssituation schwenkt die Kunstvermittlerin Frau Schneider recht schnell auf eher technische Aspekte des Kunstwerks und die Rahmendaten um. Auch wenn diese Informationen sicher auch für Teilnehmende mit Demenz interessant sein können, hätte es hier Potenzial gegeben, noch länger bei der Bildwirkung zu bleiben und die Betrachtenden anzuregen, das Bild noch intensiver auf sich wirken zu lassen. Auch die Übertragung, die Herr Karliczek vom Kunstwerk auf die Kleidung seiner Frau vornimmt, hätte Frau Schneider als willkommenen Impuls aufnehmen können, um beispielsweise der Auseinandersetzung der Teilnehmenden mit der eigenen physischen Präsenz auf humorvolle Weise Raum zu geben. Dass die Gruppe auf Herrn Karliczeks Kommentar mit Lachen reagiert zeigt an, dass hier eine Spannung aufgelöst wird, die die Freiheit (im Sinne des nicht Konformen) in der Kommunikation über die ausgestellte Kunst fördern könnte. In der geschilderten Situation entwickelt sich kein wirkliches Gespräch und die Auseinandersetzung mit dem Kunstwerk bleibt eher oberflächlich, da die Rückmeldungen der Teilnehmenden nicht aufgenommen und für die weitere Auseinandersetzung mit dem Werk genutzt werden.

Frau Schneider erklärt der Gruppe, dass es jetzt im nächsten Raum weitergehe. Eine Teilnehmerin mit Demenz, Frau Elskamp, möchte lieber sitzen bleiben. Ihr Sohn versucht sie zu überzeugen, mitzugehen. Die anderen Teilnehmenden folgen Frau Schneider währenddessen langsam in den angrenzenden Ausstellungsraum, die Begleitpersonen nehmen je zwei der Klappstühle mit. Frau Elskamp äußert sowohl verbal als auch durch ihre Körperhaltung deutlich, dass sie nicht mitkommen möchte: Sie sagt laut und etwas aggressiv, dass sie die ausgestellte Kunst nicht schön finde, dass sie sich früher nie Museumsbesuche leisten konnte und dass sie das alles hier nicht interessiere. Dabei verschränkt sie die Arme, zieht die Schultern hoch und schaut auf den Boden. Ihr Sohn, der neben ihr steht und versucht, sie zum Aufstehen zu bewegen, sagt: »Aber wir waren doch früher oft im Museum! Hast Du bloß alles vergessen.« Frau Huber, die die Kunstvermittlerin Frau Schneider bei der Organisation unterstützt, kommt hinzu und setzt sich zu Frau Elskamp. Sie bietet dem Sohn an, bei seiner Mutter zu bleiben, damit er sich den Rest der Führung ansehen könne. Frau Elskamp bleibt abwehrend und der Sohn geht nun ohne sie in den Nachbarraum. Frau Elskamp und Frau Huber bleiben erst einmal sitzen.

Vor dem nächsten Bild werden die Stühle nun wieder gruppiert, was eine Weile dauert und für einige Unruhe sorgt. Eine der Teilnehmenden mit Demenz (Frau Jones) fragt ihre Alltagsbetreuerin laut: »Ja Frau Schanz, was soll ich denn jetzt hier? Warum sind wir hier?« Die Betreuerin leitet sie zu einem Sitzplatz, setzt sich neben sie und erklärt mit ruhiger, leiser Stimme, dass sie in einem Museum seien, um sich gemeinsam Bilder anzuschauen. Der Rest der Gruppe setzt sich jetzt ebenfalls auf die Hocker vor dem Bild.

Das nächste Bild ist sehr bunt und lebhaft, es sind abstrahierte Blumenformen angedeutet. Es trägt den Titel *Tulpen*.

5 Praktische Einblicke

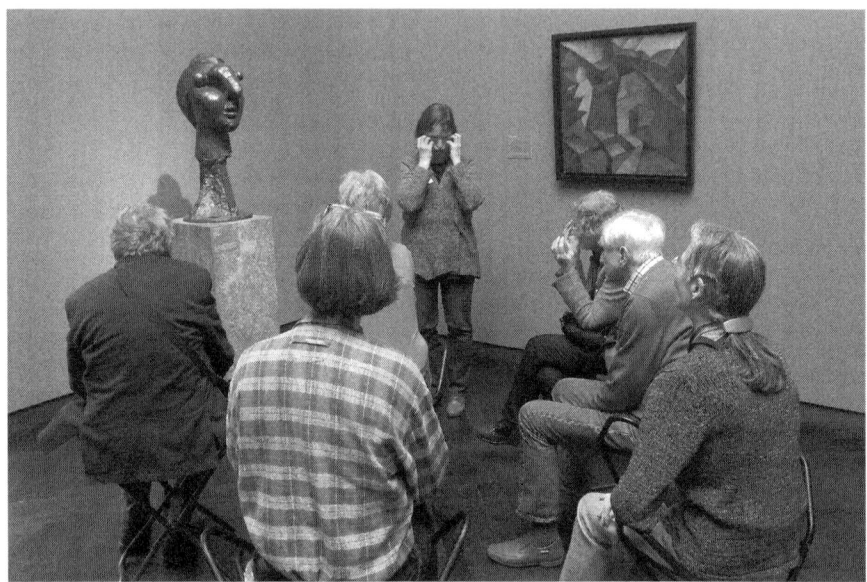

Abb. 5.2: Ausstellungsführung für Menschen mit Demenz im Rahmen des ARTEMIS-Projekts (▶ Kap. 5.2), Foto: Arthur Schall, Goethe-Universität Frankfurt

Das Tulpenbild, oder: »Wunderschön! Da kann man sich direkt reinlegen und direkt dort sterben.«

Frau Rose macht eine Geste mit der Hand, als sie das Bild sieht. Frau Schneider daraufhin: »Genau! So pff pff, einfach hingeworfen« und wiederholt Frau Roses Bewegung mit der Hand als würde sie Farbe von einem farbgetränkten Pinsel an eine Wand werfen. Sie sagt, dass das Bild aussehe wie schnell gemalt, dass das aber nicht so sei, sondern dass die Künstlerin sehr lange an den Bildern gearbeitet habe. Herr Karliczek: »Wie ein Gefühlsausdruck, da oben ging's ihr gut, unten schlechter.« Er deutet dabei von seinem Platz aus erst auf die obere Bildhälfte, dann auf den unteren Rand. Frau Schneider fragt daraufhin, an alle gewandt: »Welche Farbe würden Sie denn nehmen, wenn es Ihnen gut geht?« Einige der Angehörigen oder Betreuungspersonen fragen die Teilnehmenden mit Demenz neben ihnen, auch Frau Schneider fragt einzelne Teilnehmende direkt. Die meisten Anwesenden sagen »Rot«. Die Kunstvermittlerin Frau Schneider, wieder an alle gewandt: »Viele von Ihnen tragen ja heute Rot, also geht's Ihnen gut!« Herr Franz sagt leise: »Grün wär' auch noch okay.«

Herr Franz, der Herr, der mit seiner Frau als Erster im Museum angekommen war, geht plötzlich ganz nah an das Bild heran und scheint fasziniert von dem Bild. Er sagt: »Wunderschön! Da kann man sich direkt reinlegen und direkt dort sterben.« Herr Franz wirkte anfangs eher zurückhaltend. Seit Führungsbeginn scheint er aber lebhafter. Die Kunstvermittlerin Frau Schneider wirkt kurz verunsichert und schaut Frau Franz etwas fragend an. Dann sagt sie aufmunternd: »Na, das dauert ja hoffentlich noch etwas!« Darauf Herr Franz leise: »Jaja… hoffentlich…« Frau Schneider wendet sich von Herrn Franz, auf den sie einige Schritte zugekommen war, ab und geht nah zu Frau Jones, die am Rand der Gruppe sitzt. Währenddessen sagt sie zur Gruppe gewandt: »Wie könnte das Bild denn heißen?« und nach einer kurzen Pause zu Frau Jones: »Frau Jones, jetzt aber!«. Frau Jones schaut das Bild an, sagt aber nichts.

Kommentar

Frau Schneider versucht hier, auch ruhigere Teilnehmende einzubinden und anzuregen, sich zu äußern. In dieser Situation zeigt sich allerdings, wie schwierig das sein kann: Indem sie nach dem Titel fragt, gleicht die Frage eher einer Wissensabfrage und könnte bewirken, dass Frau Jones sich unter Druck gesetzt fühlt, das Richtige zu sagen. Auch das namentliche Ansprechen, verbunden damit, dass Frau Schneider nahe an sie herantritt, kann einerseits aktivierend wirken, birgt andererseits aber die Gefahr, dass Frau Jones die Aufmerksamkeit unangenehm ist und sie sich eher zurückzieht. In der vorhergehenden Situation, in der die begleitenden Personen die Teilnehmenden mit Demenz nach ihrer stimmungsbezogenen Farbwahl befragen, wird die Rolle und Position der begleitenden Personen anschaulich: Sie führen hier den Impuls der Kunstvermittlerin fort, gleichzeitig agieren sie als Mittler*innen zwischen dem Gruppengespräch und den einzelnen Personen. Dabei kann es eine Herausforderung an die Kunstvermittler*innen sein, die Führungen so zu gestalten, dass sich auch die Begleitpersonen, trotz ihrer zum großen Teil betreuenden Rolle, durch die Führungsinhalte angesprochen fühlen – auch im Sinne der Entlastung Angehöriger und der Ermöglichung einer »Auszeit« vom Betreuungsalltag. Darüber hinaus wird in den Äußerungen zur vermuteten Gefühlslage des Künstlers oder der Künstlerin das kreative Potenzial der Rezeption von Kunst deutlich; indem die Teilnehmerin mit Demenz die künstlerische Gestaltung in einen emotionalen Zustand transferiert (»… da oben ging's ihr gut, unten schlechter«) sowie die Körperbezogenheit indem die vermutete Malweise gestisch nachvollzogen wird. Das Rezipieren von Kunst geht also weit über die Deutung des Dargestellten hinaus und kann das Erleben und Äußerungen auf verschiedenen Sinnesebenen evozieren und zur Auseinandersetzung mit der eigenen Stimmung und Körperlichkeit anregen. Kunst kann demnach über seinen rein ästhetischen oder darstellerischen Gehalt hinaus unmittelbare Äußerung von Gefühlen sein, oder diese im Betrachtenden hervorrufen (in Bezug auf Kunsttherapie bei Demenz: z. B. Ganß, 2012, in Bezug auf Museumsobjekte als Zeichen/Metaphern: z. B. Parmentier, 2001). Andererseits besteht hier die Gefahr, dass diese Abstraktionsleistung – von dargestellten Farben im Bild auf die eigene Stimmung zu schließen – nicht mehr von allen Teilnehmenden verstanden werden kann. Hier ist also ein sehr sensibles Vorgehen der Kunstvermittlerin nötig, indem sie niemanden zu einer Äußerung drängt und ein Gefühl dafür entwickelt, wer sich einbringen und wer evtl. lieber nichts sagen möchte.

Frau Schneider reicht jetzt eine altmodische Badekappe mit Noppen herum. Sie sagt dazu, dass sie das Bild so an sommerliche Badeausflüge erinnere und fragt, ob es den anderen auch so gehe. Die Gruppe reagiert zunächst nicht auf diesen Impuls, die Teilnehmenden fassen die Kappe aber interessiert an und einige kommentieren, dass sie früher auch so eine hatten. Frau Schneider ermuntert sie, daran zu riechen und einige Teilnehmende und Begleitpersonen kommentieren, dass die Kappe sehr stark nach Gummi rieche. Frau Rose sagt: »Die Kappen für Männer waren glatt!« Daraufhin eine Begleiterin: »Die hatten Haifischflossen obendrauf!« Die Gruppe lacht.

Kommentar

Die meisten Teilnehmenden wirken fasziniert von dem starken Geruch der alten Badekappe. Die Ansprache verschiedener Sinne kann in den Museumsführungen neue Anregungen einbringen und Erinnerungen wecken. Dieser Impuls von Frau Schneider, der das emotionale Erleben direkt anspricht, scheint die Begleitpersonen und die Teilnehmenden mit Demenz gleichermaßen zu faszinieren.

Abschlussrunde

Frau Schneider schließt nun allmählich die Führung, indem sie der Gruppe erklärt, dass dies das letzte Bild für heute gewesen sei.[45] Sie erklärt, dass sie nun in das *Atelier* gehen, einen Raum, der für museumspädagogische Angebote genutzt wird, um noch ein bisschen zusammen zu sitzen, Kaffee zu trinken und sich über das Gesehene auszutauschen. Die Teilnehmenden stehen langsam auf und folgen ihr durch zwei aneinandergrenzende Ausstellungsräume und durch eine Glastür. Bei den dahinterliegenden Toiletten bleiben einige Gruppenmitglieder stehen und Frau Schneider erklärt den Begleitpersonen, wie sie nach dem Toilettengang zum Atelier gelangen. Im Atelier ist ein großer Tisch in der Mitte des Raumes mit Tassen, Gläsern, Wasser und Kaffee gedeckt. Frau Huber und Frau Elskamp sitzen bereits am Tisch und scheinen hier auf das Ende der Führung gewartet zu haben. Frau Elskamp hat eine Tasse Kaffee vor sich stehen und ihre zuvor abwehrende Haltung scheint sich gelegt zu haben. Als alle sitzen und mit Getränken versorgt wurden, sagt Frau Schneider ein paar verabschiedende Worte und erklärt, dass der offizielle Teil jetzt vorbei sei, sie selbst müsse in einigen Minuten zurück in ihr Büro, aber Frau Huber bleibe noch bei der Gruppe, sodass alle in Ruhe ihren Kaffee trinken und dann langsam aufbrechen können. Die Begleitpersonen und auch einige Teilnehmende mit Demenz bedanken sich bei Frau Schneider und fragen bereits nach dem nächsten Termin für so eine Führung. Nachdem Frau Schneider sich verabschiedet hat, gehen die ersten in Richtung Museumsausgang, andere bleiben noch sitzen und unterhalten sich. Frau Huber begleitet schließlich die letzten Personen zum Ausgang, holt ihnen ihre Jacken aus der Garderobe und verabschiedet sich von allen.

---

45 Das Fallbeispiel dient lediglich der Veranschaulichung – sowohl die Anzahl besprochener Werke als auch die darüber entstehenden Gespräche sind daher verkürzt dargestellt.

Kommentar

Das Kaffeetrinken am Anfang oder Ende der Führung ist Teil vieler Museumsangebote für Menschen mit Demenz. Es kann das Ankommen im Museum erleichtern (Ganß et al., 2016) oder aber als Abschluss eine Möglichkeit zum Austausch und Ausklang der Führung bieten.

Abschlussinterpretation

Aus den hier beschriebenen Situationen wird deutlich, dass es nicht sinnvoll ist, sich für die Führungen an allzu strikten Vorgehensweisen und »Regeln« zu orientieren. Wie auch bei Angeboten für Besucher*innengruppen ohne Demenzerkrankung ist dies abhängig von der Ausrichtung der Führung: Geht es im Kern um die Vermittlung von Wissen oder ist das Ziel, im Austausch miteinander die Wirkung und mögliche Interpretation von Kunstwerken zu erschließen? In Bezug auf Menschen mit Demenz sollte angestrebt werden, möglichst ergebnisoffen gemeinsam Kunst zu betrachten, die Äußerungen der Teilnehmenden wertschätzend und ohne Leistungsorientierung anzunehmen und möglichst für die Gruppe fruchtbar zu machen. So kann es gelingen, dass alle miteinander *Neuland* betreten und die Auseinandersetzung mit Kunst von den Teilnehmenden selbst getragen und gesteuert, womöglich auch humorvoll kommentiert wird. Dadurch wir auch das Wissensgefälle zwischen vermittelnder Person und Teilnehmenden irrelevant. Es erfordert eine ausgeprägte Spontaneität und Flexibilität der Kunstvermittler*innen, sich auf die Impulse der Teilnehmenden einzulassen und das Unbekannte zuzulassen.

Literatur

Ganß, M. (2012). Demenz-Kunst und Kunsttherapie. Künstlerisches Gestalten zwischen Genius und Defizit. Frankfurt am Main: Mabuse.
Ganß, M., Kastner, S. & Sinapius, P. (2016). *Kunstvermittlung für Menschen mit Demenz. Kernpunkte einer Didaktik.* Berlin, Hamburg: HPB University Press.
Neumeyer, K. & Haberstroh, J. (2011). Kommunikationstraining für Angehörige. In J. Haberstroh, J. Pantel (Hrsg.), *Demenz psychosozial behandeln. Psychosoziale Interventionen bei Demenz in Praxis und Forschung (S. 167–178).* Heidelberg: AKA.
Parmentier, M. (2001). Der Bildungswert der Dinge oder: Die Chancen des Museums. *Zeitschrift für Erziehungswissenschaft, 4,* 39–50.

5.2 ARTEMIS: Konzeption und Implementierung einer kunstbasierten Museumsintervention für Menschen mit Demenz und ihre betreuenden Angehörigen

Arthur Schall & Valentina A. Tesky

> Das inzwischen verstetigte ARTEMIS-Projekt, eine Kooperation der Goethe-Universität mit dem Städel Museum in Frankfurt am Main, ist ein niedrigschwelliges Kunstvermittlungsangebot für Menschen mit Demenz und ihre Angehörigen in Form thematischer Kunstführungen und anschließender kreativer Atelierarbeit. Die in Deutschland erstmalige umfassende wissenschaftliche Evaluation einer solchen kunstbasierten Museumsintervention im Rahmen einer randomisiert-kontrollierten Studie zeigte u. a. eine signifikante Steigerung des emotionalen Wohlbefindens aller Beteiligten sowie Verbesserungen der depressiven Symptomatik und der Lebensqualität.

Von der Idee in die Praxis

Die griechische Göttin des Waldes und der Natur, ebenso bekannt als Beschützerin der Frauen und Kinder, steht in Form eines Akronyms Patin für ein innovatives Projekt im Spannungsfeld von Forschung und Praxis: ARTEMIS (*ART Encounters: Museum Intervention Study*). Angeregt von den positiven Erfahrungen und ermutigenden Ergebnissen einer kleinen Begleitstudie im Rahmen des Kunstvermittlungsangebots *Meet me at MoMA* für Demenzpatient*innen im *Museum of Modern Art* in New York (Rosenberg, 2009) wurde am Arbeitsbereich Altersmedizin der Frankfurter Goethe-Universität die Idee geboren zu einem großangelegten Museumsprojekt dieser Art auch in der Rhein-Main-Region. Durch die erfolgreiche Kooperation mit dem international renommierten *Städel Museum* und dank der Förderung der *Familie Schambach-Stiftung* konnte schließlich von 2014 bis 2017 eine speziell entwickelte kunstbasierte Museumsintervention für Menschen mit Demenz und ihre betreuenden Angehörigen realisiert werden.[46] Das Besondere dabei war die im deutschsprachigen Raum erstmalige Einbettung eines derartigen Projekts in eine randomisiert-kontrollierte Studie zu psychosozialen Auswirkungen von interaktiver Begegnung und Beschäftigung mit Kunst im Kontext demenzieller Erkrankungen.

Zielgruppe von ARTEMIS waren häuslich betreute Menschen mit leichter bis mittelgradiger Demenz aus Frankfurt am Main und der umliegenden Rhein-Main-Region sowie deren betreuende und pflegende Angehörige. Die Teilnehmenden wurden über lokale Pressemedien rekrutiert und mussten lediglich ausreichende motorische Fähigkeiten für die kreative Atelierarbeit, jedoch keinerlei künstlerische

---

[46] Zu erwähnen sind an dieser Stelle noch weitere nationale Kunstmuseumskonzepte für Menschen mit Demenz, allen voran das in dieser Hinsicht äußerst aktive und netzwerkbildende Lehmbruck Museum in Duisburg (vgl. Ganß, Kastner & Sinapius, 2016).

Vorerfahrungen mitbringen. In enger Zusammenarbeit mit dem Bereich Bildung & Vermittlung des Städel Museums wurden zu Beginn qualifizierte Kunstvermittler*innen mit langjähriger Erfahrung in Gestaltung von Kunstführungen und kreativen Workshops ausgewählt. In interaktiven Schulungen wurde diesen Mitarbeiter*innen zunächst das nötige Basiswissen rund um demenzielle Erkrankungen, kreativtherapeutische Ansätze und die Besonderheiten der Kommunikation bei Demenz vermittelt. Als Grundlage diente hierbei das am Arbeitsbereich Altersmedizin entwickelte, evaluierte und über Jahre erfolgreich in der Praxis erprobte *TANDEM-Trainingsmanual* (Haberstroh & Pantel, 2011; Franzmann, Haberstroh & Pantel, 2014). Im nächsten Schritt wurden gemeinsam mit den geschulten Kunstvermittler*innen aus dem Konvolut an Gemälden der aktuellen Hängung und somit einem Zeitspektrum vom Spätmittelalter bis zur Gegenwart sechs jeweils einstündige thematische Kunstführungen konzipiert, die einmal wöchentlich in festgelegter Abfolge stattfinden sollten: *Frankfurt am Main, Familie und Kinder, Vielfalt der Stillleben, Das menschliche Gesicht und seine Emotionen, Die Farbe Blau* und *Abstraktion und Musik*. Neben inhaltlicher Relevanz waren die wichtigsten Kriterien für die Bildauswahl der Verzicht auf zu komplexe oder kleinteilige Kompositionen, eine geeignete Größe der Gemälde für die Betrachtung in einer Kleingruppe von acht bis zehn Personen sowie möglichst kurze Wege zwischen den einzelnen Kunstwerken. Darüber hinaus lag das Augenmerk auf Kunstwerken, die insbesondere biografische und emotionale Zugänge erlaubten, denn tatsächlich ging es bei den Kunstführungen weniger um Wissensvermittlung als vielmehr um Assoziationen und Emotionen der Teilnehmenden in wechselseitigem Austausch. Individuelle biografische Bezüge und durch die Beschäftigung mit den Bildern ausgelöste Erinnerungen spielten in diesem Zusammenhang eine besonders wichtige Rolle.

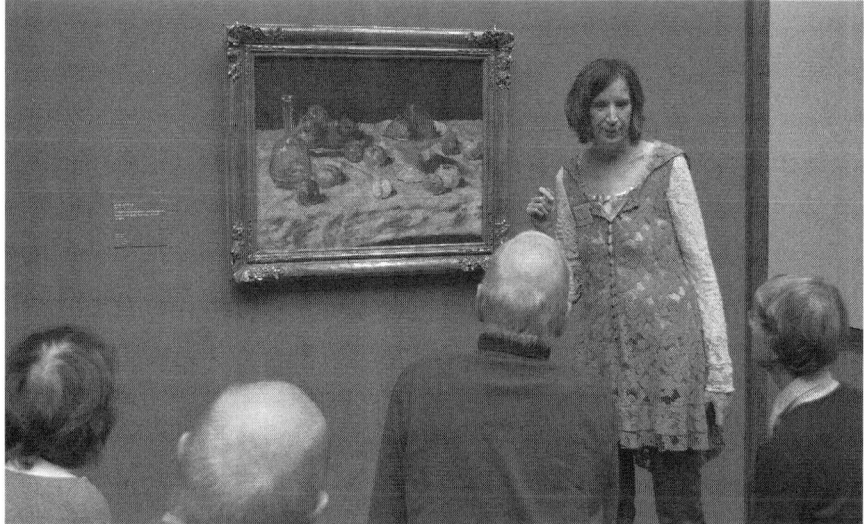

Abb. 5.3: Kunstführung zum Thema »Vielfalt der Stillleben« im Städel Museum, Foto: Arthur Schall, Goethe-Universität Frankfurt

Die Themen der sich in Anspruch und inhaltlicher Komplexität von Woche zu Woche leicht steigernden Kunstführungen wurden in den sich daran anschließenden etwa einstündigen Kreativ-Workshops in den Museumsateliers wieder aufgegriffen. Die Aufgabenstellungen wurden dyadisch, also von den Menschen mit Demenz und ihren begleitenden Angehörigen gemeinsam, bearbeitet. Dabei kamen unterschiedlichste Materialien zum Einsatz, die vor allem visuell und haptisch ansprechend sein sollten: Acrylfarben, Ölpastelle, Ton, aber auch Steinchen, Kronkorken und Schwämme. Des Weiteren lernten die Teilnehmenden einfache künstlerische Techniken wie Collage oder Tonarbeit kennen, um bestenfalls etwas für sich zu entdecken, was sie mit relativ geringem Aufwand ebenso zu Hause weiterführen könnten.

Tab. 5.2: ARTEMIS-Kunstführungen und Kreativaufgaben in chronologischer Reihenfolge

Themen der interaktiven Kunstführungen	Inhalte der praktischen Atelierarbeit
1. Frankfurt am Main	Collage aus Reproduktionen betrachteter Bilder sowie historischer und aktueller Fotografien von Frankfurt
2. Familie und Kinder	Darstellung der mit der eigenen Familie verbundenen Emotionen mit Acrylfarben
3. Vielfalt der Stillleben	Styrenedruck[1] eines Stilllebens mit individuell bedeutsamen Gegenständen
4. Das menschliche Gesicht und seine Emotionen	Modellierung eines Gesichts aus Ton mit mimisch erkennbaren Emotionen
5. Die Farbe Blau	Experimentalbild mit verschiedenen Blaupigmenten und Materialien, wie z. B. Schwämmen, Dekosteinen, Kordeln etc.
6. Abstraktion und Musik	Abstraktes Bild mit Wachmalstiften und Pastellkreiden zur Musik (*Die vier Jahreszeiten* von Antonio Vivaldi)

1 Styrenedruck ist ein ursprünglich aus Japan stammendes Hochdruckverfahren. Die dabei als Druckstock dienenden Styreneplatten (eine Art dünne Styroporplatte) lassen sich sehr einfach und schnell bearbeiten. Der besondere Reiz beim Drucken entsteht aus den vielfältigsten Möglichkeiten von Überlagerungen, Aussparungen und farblichen Kombinationen.

So wie jeder Museumsbesuch mit einer gemütlichen Begrüßungsrunde begann, fand am Ende stets eine gemeinsame Abschlussrunde statt, bei der jedes Paar die Möglichkeit hatte, das entstandene Werk den anderen kurz vorzustellen. Hierbei wurden die Kunstwerke wertschätzend diskutiert und entsprechend gewürdigt, was insbesondere bei den Menschen mit Demenz sichtlich zu mehr Selbstwirksamkeit und Vertrauen in die eigenen Ressourcen geführt hat. Beispielsweise hielten die Angehörigen folgende Beobachtungen fest:
»*Mein Mann ist durch die Projektarbeit immer sehr angeregt und erzählt anderen gern davon.*«
»*Verbessertes Selbstwertgefühl bei meiner Frau nach erfolgreicher Tonarbeit!*«

Die Praxis im wissenschaftlichen Fokus

Übergeordnete Projektziele von ARTEMIS waren neben einer wissenschaftlichen Untersuchung der Machbarkeit und Wirksamkeit dieses kunstbasierten Interventionsansatzes für Menschen mit Demenz und deren Begleitpersonen in einem öffentlichen Museum vor allem die Verbesserung von Stimmung, Lebensqualität und soziokultureller Teilhabe aller Beteiligten. Speziell ging es dabei um Forschungsfragen, beispielsweise inwieweit sich durch die Teilnahme an ARTEMIS das emotionale Wohlbefinden und die subjektiv eingeschätzte Lebensqualität von Menschen mit Demenz steigern ließen, oder ob es positive Auswirkungen auf bestimmte herausfordernde Verhaltensweisen (z. B. Agitation, Apathie oder Depression, ▶ Kap. 1 und ▶ Kap. 2) gäbe, die im Zusammenhang mit Demenz häufig auftreten. Auch die Frage, in welcher Art und Weise die oftmals stark durch die häusliche Betreuung und Pflege belasteten Angehörigen von ARTEMIS profitieren könnten, war Teil der wissenschaftlichen Evaluation.

Angesichts der damaligen ebenso wie der heutigen Studienlage zu kunst- und museumsbasierten Interventionen bei Demenz besteht ein deutlicher Bedarf an qualitativ hochwertigen Forschungsprojekten und adäquaten Studiendesigns in diesem Sektor (vgl. Tesky, Schall & Pantel, 2015; Schall et al., 2018). Ein sog. Mixed-Methods-Design, welches qualitative, quantitative und nach Möglichkeit sogar prozessuale Erhebungen einschließt, entspricht wohl am ehesten der Komplexität einer solchen psychosozialen Museumsintervention wie ARTEMIS, welche verschiedenste Wirkfaktoren miteinander vereinigt: Neben künstlerischer Verarbeitung von Gefühlen seien hier vor allem biografische Arbeit, sozial-kommunikative Aspekte und Aktivierung noch bestehender Ressourcen genannt (Menzen, 2016). Bei ARTEMIS fanden sowohl prä- und postinterventionell als auch situativ (bei jedem Museumsbesuch) umfassende Erhebungen mittels standardisierter Befragungen, Testverfahren und Beobachtungsinstrumenten statt. Zusätzlich wurde ein Drittel der Interessenten zu Beginn des Projekts per Zufall einer Wartekontrollgruppe zugeordnet, d. h. dass diese Teilnehmer*innen vor den Museumsterminen im Städel einige Male selbstständig andere Kunstmuseen oder Ausstellungen besuchen und dabei ebenfalls ihre Befindlichkeit anhand oben erwähnter Fragebögen einschätzen sollten. Diese Kontrollbedingung diente dem Vergleich mit den angeleiteten Kunstführungen und darauf bezogener Atelierarbeit im Rahmen von ARTEMIS.

Während der über zweijährigen Projektlaufzeit wurden 13 ARTEMIS-Gruppen (78 Kunstführungen mit anschließenden Atelier-Workshops) mit insgesamt 96 Teilnehmer*innen realisiert. Nach einigen erkrankungsbedingten Ausfällen konnten die vollständigen Datensätze von 44 Paaren in die Auswertung einbezogen werden. Die Teilnehmenden mit leichter bis mittelgradiger Demenz waren durchschnittlich 75 Jahre alt und in einem Altersspektrum zwischen 51 und 93 Jahren. Das mit fast 63 Jahren recht hohe durchschnittliche Alter der Begleitpersonen, von denen zwei Drittel weiblich waren, erklärt sich dadurch, dass es sich zumeist um Ehepartner oder selbst schon etwas betagtere Kinder der Menschen mit Demenz handelte.

Augenscheinliche Effekte der interaktiven Auseinandersetzung mit Kunstwerken und künstlerischer Betätigung ließen sich bereits unmittelbar bei jedem Museumsbesuch beobachten: Scheinbar verloren geglaubte Erinnerungen wurden bei einigen Menschen mit Demenz durch biografisch vertraute Bildinhalte, manchmal aber auch nur durch abstrakte Formen und Farben wieder lebendig (Schall & Tesky, 2016).[47] Verbesserungen im sog. herausfordernden Verhalten waren ebenfalls festzustellen: So konnten manche sehr agitierte Teilnehmer*innen sich über längere Zeit konzentriert künstlerisch betätigen, während eher zurückgezogene Personen bei den Bildbetrachtungen auflebten und begannen, mit den anderen zu kommunizieren.

Dass die interaktiven Museumsbesuche jedoch in erster Linie die Stimmung und das emotionale Wohlbefinden von den Menschen mit Demenz verbesserten, wurde von zahlreichen Angehörigen immer wieder in den Fragebögen berichtet:

»Meine Frau war ausgeglichener und weniger launisch.«
»Er [Ehemann] war mit sich zufrieden, ist ruhiger geworden und zeigte während der Malerei positive Emotionen und eine bessere Orientierung.«
»Meine Mutter hatte Freude und könnte jetzt wohl jede Woche so weitermachen.«

Diese Beobachtungen der Begleitpersonen werden durch die Studienergebnisse in Gänze bestätigt: So zeigten sich bei den Menschen mit Demenz aus der Interventionsgruppe signifikante Verbesserungen in der subjektiv eingeschätzten Lebensqualität. Des Weiteren ließ sich bei ihnen eine deutliche Reduktion der Apathie- und Depressionswerte nachweisen. In den situativen Erhebungen (direkt vor und nach jedem Museumsbesuch) gab es zwar auch in der Kontrollbedingung tendenzielle Verbesserungen im emotionalen Wohlbefinden, jedoch waren diese nur in der Interventionsgruppe tatsächlich statistisch signifikant (Schall et al., 2018). Aufseiten der begleitenden Angehörigen wurden als Interventionseffekte eine ebenfalls statistisch bedeutsame Steigerung des Wohlbefindens sowie eine entsprechende Verbesserung der depressiven Symptomatik festgestellt.

Dabei scheinen neben künstlerischen Wirkfaktoren insbesondere die gruppenbezogenen Gesichtspunkte eine nicht unerhebliche Rolle zu spielen, wenn es um entsprechende psychosoziale Effekte geht, wie die folgende Aussage einer betreuenden Tochter unterstreicht:

»Noch ein wichtiger Aspekt, der gegen Ende des Kurses deutlich wurde: Das Zusammensein in der ganzen Gruppe. Meine Mutter hat sogar explizit gesagt, dass sie sich auf die Gruppe freut.«

Solche Äußerungen sind bei Weitem kein Einzelfall und verdienen entsprechende Beachtung. Nur folgerichtig wäre es, in künftigen Untersuchungen ein gezieltes

---

47 Im Buchkapitel »Sich in der Kunst auf Augenhöhe begegnen… Menschen mit Demenz und ihre Angehörigen im Museum« von Schall & Tesky (2016) findet sich die ausführliche Schilderung einer kompletten Kunstführung samt Atelierarbeit.

Augenmerk auf die Bedeutung der Gruppe, formal wie sozialpsychologisch, und gruppendynamische Prozesse während der Intervention zu richten.

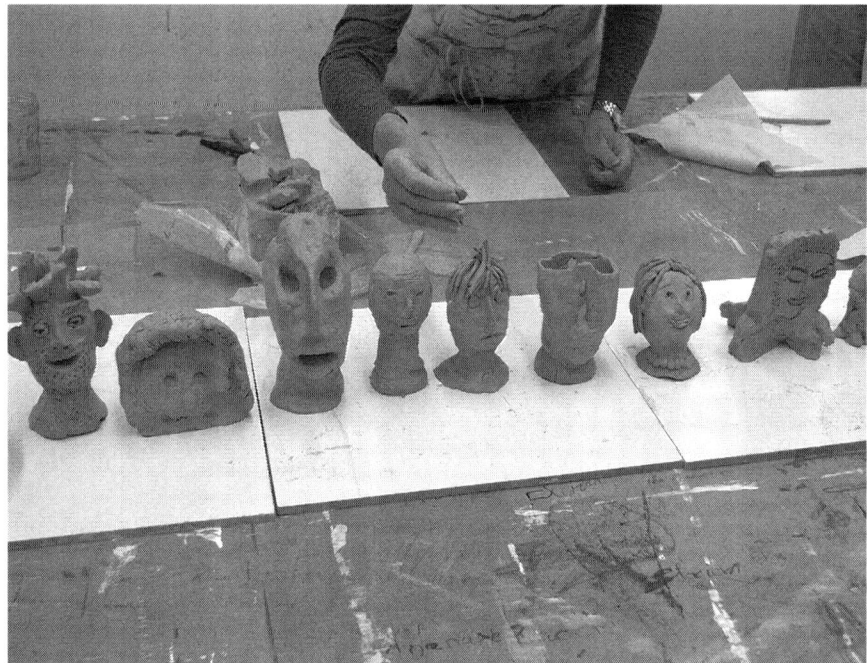

Abb. 5.4: Tonköpfe als Ergebnis der Auseinandersetzung mit dem menschlichen Gesicht, Foto: Arthur Schall, Goethe-Universität Frankfurt

Anhand von errechneten Effektstärken[48] ließen sich auch die unterschiedlichen thematischen Präferenzen der Teilnehmenden demonstrieren: So waren biografisch bzw. multisensorisch konzipierte Kunstthemen und Kreativaufgaben (*Frankfurt am Main, Familie und Kinder, Abstraktion und Musik*) besonders anregend und emotionsfördernd bei den Menschen mit Demenz, während die Angehörigen vor allem das künstlerische Experimentieren in für sie neuen Erfahrungsräumen bevorzugten (z. B. Erstellen von Experimentalbildern zum Thema *Die Farbe Blau*), was nachweisbar zu ihrer emotionalen Entlastung beitrug.

Abschlussevaluation und praktische Implikationen

Bei der finalen qualitativ-quantitativen Projektevaluation ging es u. a. um Fragen, was an ARTEMIS besonders gefallen hat, welche Kunstführungen im Speziellen oder auch welche der künstlerischen Techniken die Paare gern selbstständig wei-

---

48 Als Effektstärke wird die Größe eines statistischen Effekts bezeichnet, die als Indikator für die Bedeutsamkeit und praktische Relevanz von Untersuchungsergebnissen ein Maß für die Wirksamkeit einer Intervention darstellt.

terführen würden. Dabei zeigte sich, dass die Ergebnisse der Gesamtevaluation bezüglich der Präferenzen bei der Art der kreativen Arbeit sich nahezu vollständig mit den Einzelevaluationen decken: So schnitten emotional anregende künstlerische Techniken (Modellieren mit Ton und Malen zur Musik), die von den meisten in dieser Form zum ersten Mal ausprobiert wurden, mit je 25 % der Stimmen am besten ab, dicht gefolgt vom Styrenedruck und den blauen Experimentalbildern. Bei den Kunstführungen lag das am stärksten biografische Thema *Frankfurt am Main* an erster Stelle (42,9 %), die Themen *Abstraktion und Musik* und *Die Farbe Blau* landeten mit 21,4 % bzw. 17,9 % auf den Plätzen zwei und drei.[49]

Am häufigsten betonten die Paare in der Abschlussevaluation, dass die Projektteilnahme ihnen sehr viel Freude bereitet habe und eine willkommene Abwechslung vom pflegedominierten Alltag sei; des Weiteren, dass sie Gelegenheit hatten, neue Erfahrungen zu machen, und Anstöße zu gemeinsamen soziokulturellen Aktivitäten bekommen hätten:

»ARTEMIS hat uns die Augen für die Kunst geöffnet und Anregungen für weitere Museumsbesuche gegeben.«
»Ein gemeinschaftliches Erlebnis mit einem Ergebnis, das nichts mit der herkömmlichen Alltagsbewältigung zu tun hat.«

Besonders eindrucksvoll war außerdem der vielfache Wunsch nach einer Fortführung und Ausweitung dieses Museumsangebots.

»Es wäre schön, wenn es noch mehr Führungen gäbe, sogar wenn es Eintrittsgebühren kosten würde.«

Was die häusliche Weiterführung der künstlerischen Betätigung angeht, so konnten sich die Beteiligten vor allem das Malen mit Acrylfarben, die Tonarbeit sowie das Erstellen von Collagen besonders gut vorstellen. Tatsächlich haben sich manche Paare in der Folgezeit beispielsweise eine Staffelei und Farben für die heimische Malerei oder Ton zum gemeinsamen Modellieren angeschafft. Einige setzten diese Pläne sogar schon mitten im Projekt in die Tat um, wie eine Angehörige berichtet:

»Mein Mann hat angefangen, Bilder zu Hause zu malen! Wir hatten es früher probiert, aber er wollte nicht. Jetzt hat er sich durch die Studie inspirieren lassen und ein Gemälde mit Acrylfarben fertiggemalt.«

Nahezu einstimmig (96,4 %) haben die Teilnehmer*innen das Projekt insgesamt mit »sehr gut« bewertet und würden ARTEMIS anderen Betroffenen uneingeschränkt (100 %) weiterempfehlen.

Angesichts der bemerkenswerten Kunstwerke, die in den kreativen Workshops entstanden sind, wurde von vielen Beteiligten die Idee geäußert, sie auch der breiteren Öffentlichkeit zugänglich zu machen. Und so fand 2016 im Frankfurter Rat-

---

49 Bei diesen Fragen waren auch Mehrfachnennungen möglich.

haus für Senioren die Ausstellung *Wenn Kunst Brücken baut* statt, in der 50 ausgewählte Kunstwerke aus dem ARTEMIS-Projekt präsentiert wurden. Die durch den Frankfurter Oberbürgermeister Peter Feldmann, den Schirmherrn des Projekts, feierlich eröffnete Vernissage war Auftakt der Aktionswochen *Älterwerden in Frankfurt*.

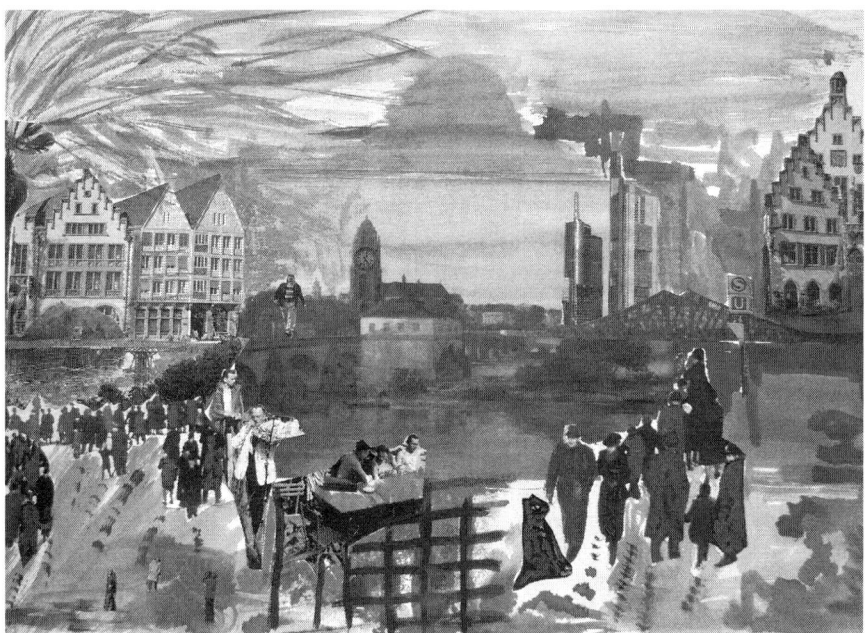

Abb. 5.5: Eine biografische Collage zum Thema »Frankfurt am Main«, Foto: Arthur Schall, Goethe-Universität Frankfurt

Von der Implementierung zu neuen Ideen

Die zentralen Befunde aus ARTEMIS demonstrieren zum einen die Machbarkeit und Wirksamkeit eines kunstbasierten Interventionsansatzes für Menschen mit Demenz in einem öffentlichen Museum, zum anderen liefern sie empirische Belege für therapeutisch relevante Effekte von professionell angeleiteter Auseinandersetzung mit Kunst, die für die Stimmung, das Wohlbefinden und die Lebensqualität der Betroffenen und ihrer betreuenden Angehörigen von zentraler Bedeutung sind. Hieraus ergibt sich die Notwendigkeit einer konsequenten Weitererforschung von Wirkfaktoren und therapeutischen Anwendungsmöglichkeiten von Kunst im Kontext einer ressourcenorientierten Demenztherapie.

Kunstführungen und kreatives Arbeiten im Museum scheinen einen geschützten und wertschätzenden Rahmen für gemeinsame positive Momente und gegenseitige Anerkennung zu bieten. Während der Atelierarbeit, die abseits demenzieller Defizite an vorhandene Ressourcen wie emotionalen Ausdruck und nonverbale Kommunikation anknüpft, können sich die Beteiligten tatsächlich wieder »auf Augenhöhe begegnen«, wie eine Angehörige es einmal formuliert hat. Das kreative Gestalten dient sogar zur Entlastung pflegender Angehöriger, da aufgestaute Gefühle künstlerisch verarbeitet werden können, ohne sie in Worte fassen zu müssen.

Durch seinen innovativen Charakter rief das Projekt von Anfang an ein großes überregionales Medienecho hervor. Unter anderem wurden von 3sat Kulturzeit und ARTE Journal Fernsehbeiträge über ARTEMIS ausgestrahlt, ebenso erschienen zahlreiche Artikel in Zeitungen und Fachmagazinen, wodurch die Bedeutsamkeit dieser Thematik einer breiteren Öffentlichkeit aufgezeigt werden konnte. Des Weiteren entstanden bereits während der Projektlaufzeit sowie im Anschluss daran wichtige Vernetzungen und ein fruchtbarer kooperativer Austausch mit einer Reihe nationaler und internationaler Museen, die von den Erfahrungen des Projekts profitieren konnten, um eigene Programme für Menschen mit Demenz zu etablieren, zu optimieren oder wissenschaftlich zu begleiten.

Nach der erfolgreichen Projektdurchführung wurde das ARTEMIS-Konzept ab 2018 in das breit gefächerte Kunstvermittlungsprogramm des Städel Museums aufgenommen und verstetigt. In regelmäßigen Abständen werden nun Museumsführungen mit anschließender Atelierarbeit für Menschen mit Demenz und ihre Begleitpersonen angeboten, an denen bis zu sechs Paare pro Termin kostenfrei teilnehmen können. Ein nächster Schritt könnte die Entwicklung von digitalen bzw. webbasierten ARTEMIS-Anwendungen zur Nutzung nicht nur im Museum, sondern auch im häuslichen Umfeld oder in einer Pflegeeinrichtung sein, um insbesondere nicht mehr mobile oder auf andere Weise stark eingeschränkte Interessent*innen besser zu erreichen.

Literatur

Ganß, M., Kastner, S. & Sinapius, P. (2016). *Kunstvermittlung für Menschen mit Demenz – Kernpunkte einer Didaktik*. Hamburg, Potsdam, Berlin: HPB University Press.

Haberstroh, J. & Pantel, J. (2011). *Kommunikation bei Demenz: TANDEM Trainingsmanual*. Heidelberg: Springer Medizin.

Franzmann, J., Haberstroh, J. & Pantel, J. (2016). Train the trainer in dementia care: a program to foster communication skills in nursing home staff caring for people with dementia. *Zeitschrift für Gerontologie und Geriatrie, 49(3)*, 209–215.

Menzen, K.-H. (2016). *Grundlagen der Kunsttherapie*. München: Ernst Reinhardt.

Rosenberg, F. (2009). The MoMA Alzheimer's project: programming and resources for making art accessible to people with Alzheimer's disease and their caregivers. *Arts Health, 1(1)*, 93–97.

Schall, A. & Tesky, V. A. (2016). Sich in der Kunst auf Augenhöhe begegnen ... Menschen mit Demenz und ihre Angehörigen im Museum. In I. Kollak (Hrsg.), *Menschen mit Demenz durch Kunst und Kreativität aktivieren. Eine Anleitung für Pflege- und Betreuungspersonen* (S. 57–66). Berlin: Springer.

Schall, A., Tesky, V. A., Adams, A.-K. & Pantel, J. (2018). Art museum-based intervention to promote emotional well-being and improve quality of life in people with dementia: The ARTEMIS project. *Dementia, 17(6)*, 728–743.

Tesky, V. A., Schall, A. & Pantel, J. (2015). Kunsttherapeutische Ansätze bei Menschen mit Demenz: Übersicht zum aktuellen Forschungsstand und Ausblick. *Musik-, Tanz- und Kunsttherapie, 26*, 79–87.

5.3 Impulse zur Selbstevaluation

Ann-Katrin Adams

Die im Folgenden dargestellten Vorschläge für die Planung und Gestaltung von Museumsführungen für Menschen mit Demenz basieren sowohl auf Erfahrungen aus der Museumspraxis[50] als auch auf Fachliteratur zur Kommunikation mit Menschen mit Demenz und zu psychosozialen Interventionen.

Die in diesem Buch vorgestellten, bereits in die Museumspraxis implementierten Angebote zeigen exemplarisch auf, dass die Gestaltung der Programme an das jeweilige Museum angepasst werden muss.

Was möglich und sinnvoll umzusetzen ist, hängt in hohem Maße von den Gegebenheiten vor Ort ab: der personellen und finanziellen Ausstattung, dem Sammlungs- bzw. Ausstellungsschwerpunkt des Hauses, den räumlichen Möglichkeiten, der besuchenden Gruppe sowie ggf. von den Kooperationspartner*innen. Auch ist Sensibilität und Flexibilität bezüglich der Dynamik der Gruppe und der Bedürfnisse der Besucher*innen relevanter als das Einhalten eines festen Konzepts. Als Orientierung kann aber gelten, dass stets sowohl Dimensionen der objektiven Gestaltung zur Förderung der Zugänglichkeit der Werke, der Orientierung, oder Barrierefreiheit in den Blick genommen werden sollten (s. u. räumliche Umsetzung) als auch erlebensbezogene Anknüpfungen an womöglich biografisch verankerte Erinnerungen und Museumserfahrungen (s. u. inhaltliche Gestaltung).

Die hier aufgeführten Hinweise stellen daher lediglich Anregungen dar, die Organisator*innen von Museumsangeboten für Menschen mit Demenz dahingehend unterstützen können, dass sie einen Überblick über die verschiedenen Bausteine der Vorbereitung und Planung, der Durchführung sowie der Nachbereitung geben. Sie erleichtern die Reflektion der Programme im Anschluss an ihre Durchführung, ebenso sind sie als Anregungen zur Weiterentwicklung und Ideenfindung nutzbar. Auch zur Darstellung der Angebote, beispielsweise im Haus oder auch gegenüber potenziellen Fördergebern, geben die folgenden Hinweise eine Orientierung.

Sie umfassen jeweils die Instrumente bzw. konkreten Schritte zur Angebotsplanung und -gestaltung sowie Anmerkungen, worauf bei diesen Schritten insbesondere zu achten ist.

Öffentlichkeitsarbeit

Vorhandene Netzwerke nutzen:

- E-Mailverteiler
- Kooperationspartner*innen im sozialen Bereich

---

50 Unter anderem aus Interviewmaterial, das im Rahmen einer laufenden Dissertation entstanden ist.

- lokale Alzheimer Gesellschaft/Beratungsstellen
- ...

Medien:

- Flyer
- Homepage

Worauf es zu achten gilt: Kenntnisse über mögliche Bedürfnisse und Interessen der potenziell Teilnehmenden in die Kommunikation des Angebotes einfließen lassen: Im Flyer bzw. in der Mail sehr bildlich und nachvollziehbar beschreiben, was die Teilnehmenden erwartet, um eventuelle Ängste und Vorbehalte abzubauen sowie die Bedenken abzubauen, das Angebot könnte für die Teilnehmer*innen mit Demenz unpassend sein, z. B. wenn Museumsbesuche nicht biographisch verankert sind (Zembala, 2015).

Kommunikation im Haus

- Mitarbeiter*innen der Besucherbetreuung diesbezüglich informieren und sensibilisieren
- Ggf. Vorwissen zu Demenz in Form von Kurzschulungen vermitteln (z. B. soziale Träger dafür anfragen)
- Abstimmung mit restlichem Programm im Haus; Programme nicht zu »Stoßzeiten« stattfinden lassen

Worauf es zu achten gilt: Alle Ebenen des Hauses einbeziehen – das bedeutet, neben der Bekanntmachung des Programms, diejenigen Mitarbeiter*innen mit Kontakt zu den Besucher*innen in die Angebotsplanung einzubeziehen und auf den Besuch vorzubereiten.

Planung der räumlichen Umsetzung

- Räume suchen, die barrierefrei erreichbar sind, Toiletten in der Nähe, Sitzmöglichkeiten (Ganß, Kastner & Sinapius, 2016)
- Ggf. Ausstattung des Ateliers, Verpflegung, didaktisches Material

Worauf es zu achten gilt: Da davon ausgegangen werden muss, dass einige Teilnehmende ggf. eine Gehbehinderung haben und dass Bewegungen der Gruppe zwischen den Räumen bzw. Bildern mehr Zeit benötigen als bei anderen Gruppen (▶ Kap. 5.1) ist es wichtig, räumliche und bauliche Barrieren zu minimieren und die Laufwege kurz zu halten. Sitzgelegenheiten müssen vorhanden sein. Ein geeigneter Raum für kreative Arbeiten und/oder die Abschluss- oder Willkommensrunde sollte entsprechend vorbereitet werden.

Inhaltliche Gestaltung der Führungen

- Kunstvermittler*innen ggf. entsprechend schulen
- Kunstwerke auswählen, die gut sichtbar sind, eher großformatig und mit eher starken Kontrasten
- Hängung beachten; davor müssen Stühle gestellt werden können
- Möglichst mehrere Sinne ansprechen; z. B. über passende Gerüche, Objekte zum Anfassen, Musik…
- Besprechung von etwa drei bis vier Bildern in einen Zeitrahmen der Führung von ca. 60 bis 90 Min. inkl. Kaffeetrinken/Abschlussrunde

Worauf es zu achten gilt: Kunst kann als Stimulator für die Auseinandersetzung mit lebensweltlichen Themen oder als freies Assoziationsfeld aufgrund der rein ästhetischen Qualitäten der Werke eingesetzt werden.

Bei Angeboten für Menschen mit Demenz in Industrie-/Stadtmuseen oder kulturgeschichtlichen Museen wird meist ein Zugang gewählt, der an Ausschnitte der Biografie der Menschen anknüpft.

In der Vermittlung ist es sinnvoll, weiter zurückliegende Lebensphasen der Teilnehmenden anzusprechen, die im Langzeitgedächtnis verankert und oft weniger von Gedächtnisverlusten betroffen sind (vgl. Ganß et al., 2016).

Impulse zur Reflexion der Programmgestaltung

Inwieweit wurden folgende Aspekte in der Vermittlung berücksichtigt?

- Die Kunstvermittler*innen hatten eine offene Haltung bzgl. der Erwartungen an die Gruppe.
- Die Art der Vermittlung war passend und hat den Bedürfnissen der Besucher*innengruppe entsprochen (insoweit dies anhand der Reaktionen und Aussagen der Besuchenden beurteilbar ist).
- Äußerungen der Teilnehmer*innen mit Demenz wurden wertschätzend angenommen und in das Gespräch eingebunden.
- Für die Wirkung der Kunstwerke wurde genügend Zeit und Raum gelassen.
- Wenn Angehörige bei der Führung anwesend waren, wurden diese eingebunden, gleichzeitig standen die Teilnehmenden mit Demenz klar im Mittelpunkt.
- Feedback aller Besucher*innen wurde wertschätzend angenommen und ernst genommen.

Wie hat sich das Geschehen in der Gruppe entwickelt?

- Wie hat sich die Stimmung entwickelt?
- Wie haben welche Werke gewirkt/was hat funktioniert und was nicht?
- Wie hat sich die Kunstvermittlerin/der Kunstvermittler in der Führungssituation gefühlt, an welcher Stelle braucht es ggf. noch personelle oder fachliche Unterstützung?

Literatur

Ganß, M., Kastner, S. & Sinapius, P. (2016). *Kunstvermittlung für Menschen mit Demenz – Kernpunkte einer Didaktik.* Hamburg, Potsdam, Berlin: HPB University Press.

Zembala, A. (2015). *Museumsbesuch – ein Leitfaden für Sozialpädagogen. Museumspädagogische Angebote für Kinder, Jugendliche und Familien am Beispiel von NRW-Museen.* München: kopaed.

6 Exkurse in die Praxis

6.1 Museumsführungen für Menschen mit Demenz in kulturhistorischen Museen. Erfahrungen aus dem LVR-Industriemuseum Gesenkschmiede Hendrichs

Dagmar Thiemler

> Ein Museum, das Inklusion ernst nimmt, hat auch die Aufgabe, Erlebnisräume für Menschen mit Demenz zu öffnen. Ob es ein einzelnes museales Objekt ist, ein authentischer, historischer Ort (z. B. eine alte Fabrik) oder eine Begegnung mit Menschen jenseits der Alltagsroutinen – all diese verschiedenen Ebenen vermögen es, Erinnerungsfenster zu öffnen und die Teilhabe von Menschen mit Demenz zu fördern. Wenn das gelingt, kann die Kommunikation, getragen von gegenseitigem Respekt, zu einem erfüllenden Austausch für alle Beteiligten führen, und sei es nur für den Moment.

Das LVR-Industriemuseum zeigt an sieben Schauplätzen die Geschichte bedeutender rheinischer Industrien. In der *Papiermühle Alte Dombach* in Bergisch Gladbach, der *Textilfabrik Cromford* in Ratingen, dem *Kraftwerk Ermen & Engels* in Engelskirchen, der *Tuchfabrik Müller* in Euskirchen, der *Gesenkschmiede Hendrichs* in Solingen oder in der *Zinkfabrik Altenberg* und der *St. Antony Hütte* in Oberhausen geht es um Metallgewinnung und -verarbeitung, Papierherstellung, Textilproduktion, Elektrizität und Energiegewinnung. Alle Museen sind in industriehistorisch bedeutsamen, denkmalgeschützten Fabrikanlagen untergebracht. Die Gebäude dienen dabei nicht als bloße repräsentative Hüllen für beliebige industriehistorische Sammlungen und Ausstellungspräsentationen, sondern ihre Authentizität ist Ausgangspunkt, um einen lebendigen und unmittelbaren Zugang zur Industriegeschichte in lokalen und regionalen Kontexten zu vermitteln. Sonderausstellungen zur Industrie-, Sozial-, Kultur-, Regional-, Wirtschafts-, Technik- und Umweltgeschichte, die immer auch aktuelle gesellschaftsrelevante Fragen aufgreifen, ergänzen die Dauerausstellungen.

Das Museum versteht sich – gemäß dem Leitbild seines Trägers, dem Landschaftsverband Rheinland (LVR) – als Teil des inklusiven Sozialraums und als Ort der Begegnung und Kommunikation. Es ist dem LVR-Industriemuseum wichtig, mit seinen Angeboten und seinem museumspädagogischen Programm gesellschaftliche und kulturelle Teilhabe für alle Menschen zu ermöglichen. Der Gedanke der Inklusion wird im LVR-Industriemuseum großgeschrieben. Angesichts einer immer älter werdenden Gesellschaft zählt die große und sehr heterogene Gruppe der Besucher*innen 60plus, die von junggebliebenen Alten bis hin zu hochaltrigen Menschen reicht, zu den wichtigsten Zielgruppen des Museums. Menschen mit Demenz sind hier ausdrücklich eingeschlossen. Mit seinen spezifischen Themen der Arbeits- und Lebenswelt bietet das Industriemuseum zahlreiche Anknüpfungspunkte an die Erfahrungswelt dieser Menschen.

Erste Erfahrungen im LVR Industriemuseum Solingen/Organisatorische Grundmuster

Um die Zielgruppe der Menschen mit Demenz als Museumsbesucher zu erreichen, ist in der Regel keine direkte Ansprache möglich. Es geht darum, Angehörige bzw. Pflegekräfte in institutionellen Einrichtungen, seien es Wohnzentren oder Einrichtungen der ambulanten Tagespflege, zu erreichen und diese über die Angebote des Museums zu informieren.

Das LVR-Industriemuseum Gesenkschmiede Hendrichs startete 2012 mit einem Angebot, das zunächst in Zusammenarbeit mit einer Solinger Pflegeeinrichtung entwickelt wurde. Dabei bildete sich ein organisatorisches Grundmuster heraus, das bis heute Bestand hat. Der Museumsbesuch muss sich in die Abläufe der Einrichtung integrieren lassen. Das heißt: Die Besuche finden in der Regel zwischen 14.00 Uhr und 17.00 Uhr an einem Werktag statt, nach dem Mittagessen und einer kleinen Ruhepause sowie vor dem Abendessen. Für die Einrichtung gilt es, Fahrmöglichkeiten – in der Regel Busse mit Fahrer*innen – zu organisieren und ausreichend Betreuer*innen freizustellen. Je nach Gruppengröße unterstützen ehrenamtliche Helfer*innen, auch das muss eingeplant werden. Die Betreuungskräfte versuchen, bei der Zusammenstellung der Besuchsgruppen die Tagesform der Menschen genauso zu berücksichtigen wie den biografischen Hintergrund, soweit er denn bekannt ist, damit der Museumsbesuch als positiv oder einfach als schöne Zeit erlebt werden kann.

Im Museum muss der Ausstellungsbereich mit Rollstühlen oder Rollatoren zugänglich sein. Die Programme sollten nicht länger als 45 Minuten dauern. Mehr überfordert viele Teilnehmer*innen, was sich bemerkbar macht, indem die Teilnehmenden unruhig oder müde werden. Ein Kaffeetrinken im Anschluss hat sich als wichtiges Element in der Programmgestaltung etabliert: Zum einen entspricht die Kaffeepause dem gewohnten Tagesablauf in der Pflegeeinrichtung, zum anderen schafft dies die Möglichkeit, nach dem Rundgang in entspannter Atmosphäre noch in den persönlichen Austausch miteinander zu gehen. Wir haben gute Erfahrungen damit gemacht, die Einrichtungen zu bitten, den Kuchen mitzubringen. Geschirr, Kaffee, Getränke und natürlich den Raum stellt das Museum bereit.

Des Weiteren zeigt die Erfahrung unterschiedliche Beliebtheit oder Passungen der jeweiligen Angebote für Frauen und Männer mit Demenz (Beispiele 1 und 2).

Programmbeispiel 1: Waschhaus Weegerhof

Einen recht direkten, alltagspraktischen Zugang bietet das *Waschhaus Weegerhof*. Das 1928 gebaute Gebäude in der Trägerschaft der Solinger Baugenossenschaft Spar- und Bauverein Solingen eG (SBV) steht unter Denkmalschutz. Das Inventar blieb nahezu unverändert erhalten und macht damit die Weegerhofer Anlage zu dem heute wohl einzigen Waschhaus (jener Zeit) in Deutschland mit erhaltener Originalausstattung.

Im Waschsaal stehen die großen, urtümlich wirkenden Waschmaschinen, die voluminösen Schleudern und die Waschkojen mit den Waschmulden zum Einweichen oder für die Handwäsche an ihren angestammten Plätzen. Der Trockenraum enthält ausziehbare, von Dampfspiralen durchzogene Kulissenschränke zum Trocknen der Wäsche. Und im Mangelraum mit den mächtigen Dampfmangeln meint man, den Geruch nach knisternd sauberer Mangelwäsche noch immer zu riechen. Darüber hinaus lädt die vom LVR Industriemuseum konzipierte Museumsausstellung ein, zahlreiche Aspekte der Geschichte des Waschens zu entdecken.

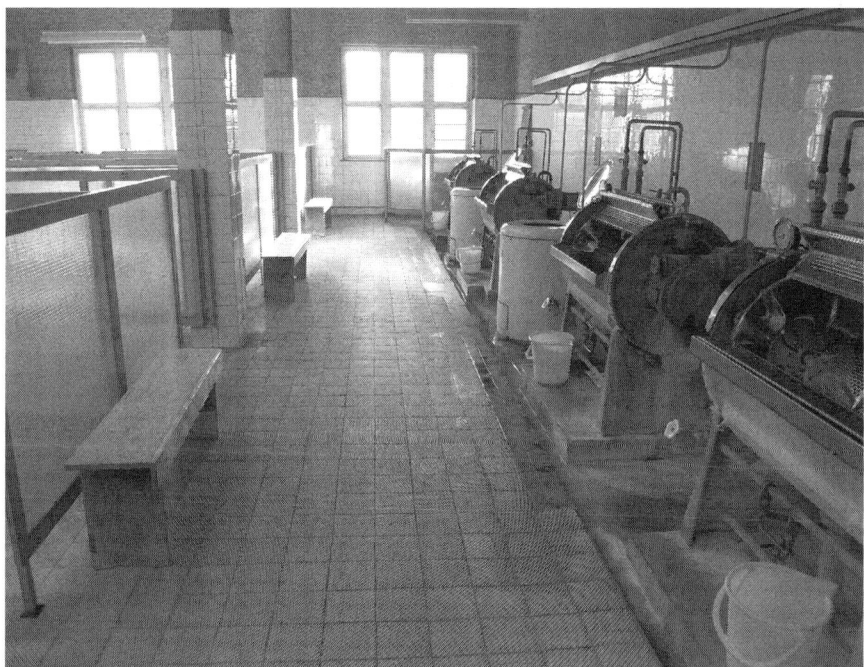

Abb. 6.1: Das Waschhaus, Foto: LVR Industriemuseum, Jürgen Hoffmann

Das kleine Museum macht es seinen Besucher*innen nicht allzu schwer: Die Atmosphäre im Waschhaus nimmt schnell gefangen und zu der hier erzählten Alltagsgeschichte sind Anknüpfungspunkte aus der eigenen Biografie leicht zu finden. Waschen kennt schließlich jede*r. Gerade auch bei Menschen mit Demenz vermögen die ausgestellten Alltagsgegenstände – das Waschbrett, der hölzerne Waschlöffel mit dem Aufdruck Persil, der Wäschestampfer, die alte Waschmittelverpackung –

Erinnerungen und auch Erzählungen auszulösen. Wir haben beobachtet, dass durchaus mehrere Erinnerungsebenen angesprochen werden können. Da ist zum einen die eigene Erfahrung der mühseligen Wascharbeit in jungen Jahren. Wenn ein Gespräch entsteht, schildern manche Menschen sehr präzise die Abläufe der Arbeit oder berichten über spezielle Verfahren. Der Stolz auf dieses Expertenwissen und auf die geleistete Arbeit wirkt dann sehr belebend. Zum anderen führen die alten Waschgeräte zurück in die Kindheit, wo dann die Waschtage mit der Mutter erinnert werden können. Manchmal erzählen Frauen uns auch, dass sie selbst im Waschhaus Weegerhof gewaschen haben, erinnern also den konkreten Ort.

Wenn zum Abschluss des Besuches das Lied von den fleißigen Waschfrauen (Zeigt her Eure Füße, zeigt her Eure Schuh) angestimmt wird, singen die alten Damen – in der Mehrzahl besuchen Frauen das Waschhaus – dieses alte Kinder-Bewegungslied erstaunlich textsicher mit. Auch die Bewegungen, die dieses Lied impliziert, wie etwa das Füße Herzeigen, werden – soweit es körperlich möglich ist – ausgeführt. Es ist dann sehr schön, mitzuerleben, wie viel Freude diese Aktion den Besucher*innen bereitet. Dieses Beispiel zeigt einmal mehr, wie sehr Musik zur Aktivierung von Menschen mit Demenz beitragen kann.

Programmbeispiel 2: Fabrik Gesenkschmiede Hendrichs

Während in der Regel Frauengruppen das Waschhaus besuchen, wird die Dauerausstellung im LVR-Industriemuseum Gesenkschmiede Hendrichs eher als Ziel für Männergruppen gewählt.

1886 gegründet hat sich das alte Fabrikensemble mit den Gebäuden aus roten Backsteinen, den typischen schrägen Sheddächern und den hohen Schornsteinen auf den ersten Blick kaum verändert. Alle Maschinen, die Werkzeuge, der Umkleideraum, der Waschraum, das Maschinenhaus oder das Kontor, alles ist noch vorhanden. Und auch im Museum werden die Fallhämmer, Pressen und andere Maschinen, die den Herstellungsprozess einer Schere zeigen, vorgeführt.

Die Besucher*innen erleben eine sehr dichte industrielle Arbeitsatmosphäre, zu der gerade auch der Lärm der Maschinen, wenn etwa der Fallhammer schlägt, das Feuer, die Hitze, wenn der Stahl geschmiedet wird, oder auch die Gerüche nach Maschinenöl oder verbranntem Stahl beitragen. All das ist dazu angetan, Erinnerungen an das eigene Arbeitsleben, an eigene Fertigkeiten, eigene Erfahrungen und Erlebnisse wachzurufen. Werkzeuge wie etwa der Schraubstock und die Feile werden nicht abstrakt und isoliert gezeigt, sondern im Gebrauchszusammenhang an der Werkbank präsentiert. Sie können auch in die Hand genommen bzw. angefasst werden. Das *Begreifen* vermag Inseln der Erinnerung aufzuschließen und Expertenwissen aus dem eigenen Berufsleben zum Vorschein zu bringen. Das hat immer mal wieder zu lebhaften Gesprächen sowohl miteinander wie auch mit den Museumsmitarbeiter*innen, die in Arbeitskleidung als kompetente Gesprächspartner*innen wahrgenommen wurden, geführt. Da spielt es dann eine eher zu vernachlässigende Rolle, ob die eigene Berufserfahrung auch in der Schneidwarenindustrie zu verorten war oder eben generell in einem fabrikindustriellen Arbeitsbereich.

6.1 Museumsführungen für Menschen mit Demenz

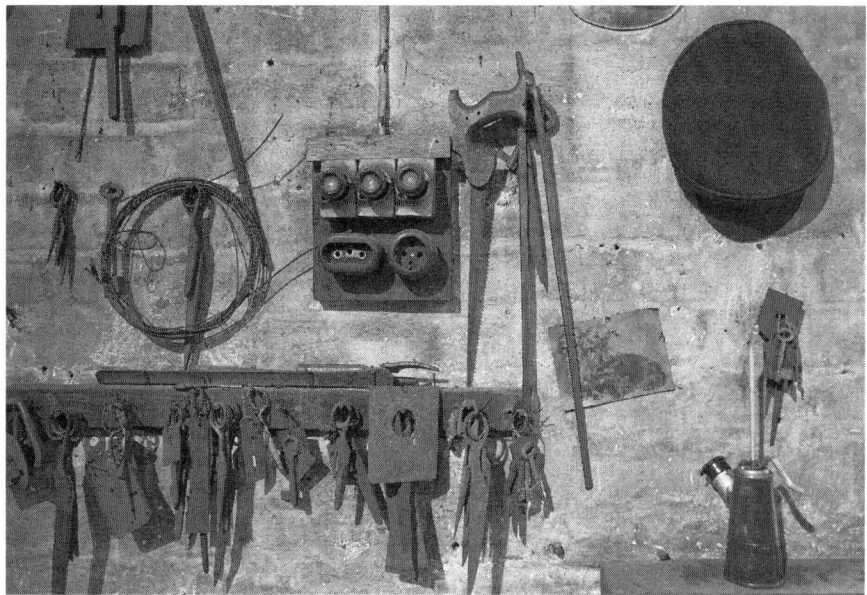

Abb. 6.2: Werkzeuge in der Gesenkschmiede Hendrichs, Foto: LVR Industriemuseum, Miriam Schmalen

Programmbeispiel 3: Sonderausstellung: Früher war schöner?

In den Jahren 2014 und 2015 zeigte das LVR-Industriemuseum Solingen die Sonderausstellung *Früher war schöner? Solinger Alltagsgeschichten.* Die Objekte waren zu Themeninseln geordnet, die an Räume wie die Küche, das Wohnzimmer oder ein Spielzimmer anknüpften. Gezeigt wurden alltägliche, oft schon in Vergessenheit geratene Gegenstände wie etwa ein Schneebesen aus Weide, das Kaffeelot, ein Bohnerbesen, eine Kohlenschütte für den Heizofen, eine Zinkbadewanne, ein altes Schaukelpferd und vieles mehr. Die ausgestellten Objekte erinnerten an Tätigkeiten im Haushalt, an Lebensgewohnheiten wie etwa die Körperpflege, die Kommunikation oder gar das Rauchen. Spielen oder Straßenleben waren weitere Bereiche, die in der Ausstellung aufgegriffen wurden. Fotos, die Alltagssituationen zeigen, ergänzten die Objekte. Der assoziative Ansatz mit vielen Exponaten, wenig Text und aussagekräftigen Fotos kam bei den Besucher*innen gut an.

Diese Ausstellung war Anlass für uns, alle Alteneinrichtungen in Solingen und Umgebung anzuschreiben und zu einem Besuch mit anschließendem Kaffeetrinken ins Museum einzuladen. Wir sind auf sehr erfreuliche Resonanz gestoßen. Zu den Besucher*innengruppen zählten auch eine Reihe von Menschen mit demenziellen Veränderungen.

Museen sammeln Dinge, die aufgrund ihrer Bedeutung ausgewählt und ausgestellt werden. So war etwa das ausgestellte Kaffeelot nicht mehr länger nur ein Messbecher für den alltäglichen Gebrauch, sondern stand dort als Zeichen für komplexere Zusammenhänge, quasi als Chiffre für eine ganz andere sozioökonomische Konstellation. Es warf Fragen auf nach Zeiten, als Kaffee sehr teuer war und nur sehr sparsam verwandt wurde; als teurer Bohnenkaffee von dem Gros der Bevölkerung nur sonntags oder zu Festtagen getrunken wurde und der tägliche Genuss dieses Getränks auf die Unterschiede von Arm und Reich verwies. Genau diese Zeichenhaftigkeit können solche Alltagsgegenstände aus vergangenen Jahrzehnten auch für Menschen mit Demenz haben. Ich erinnere mich an ein intensives Gespräch, das ein Herrenhut auslöste, der in der Ausstellung gezeigt wurde. Ein Herr wies darauf hin, dass er den ersten Hut bekommen hatte, als er in die Lehre kam. Eine Dame ergänzte, dass es bei ihrem Bruder genauso gewesen sei. Für mich war damals völlig neu, dass der erste Hut für die Jungen den Eintritt in die Erwachsenenwelt markierte. Die Geste des Hutziehens für eine schöne Frau wurde von den Herren ebenso erinnert, wie auch die Damen von dem schmeichelhaften Kompliment erzählten, das mit der Gebärde des Hutziehens ausgedrückt wurde. Ich habe bei diesem lebhaften Austausch nicht nur etwas dazu gelernt, sondern empfand es als ausgesprochenen Glücksmoment, wie sich hier Erinnerungsfenster auftaten und Freude in der Kommunikation und Begegnung spürbar wurden.

Unsere Initiative, auf die Altenheime und Pflegeeinrichtungen zuzugehen, hatte sich nachhaltig ausgewirkt. Seither werden wir als Haus wahrgenommen, das offen ist für alle Senior*innen, so dass die Einrichtungen auch durchaus von sich aus auf uns zukommen.

Programmbeispiel 4: Sonderausstellung: Die Welt im Kleinen. Baukästen aus der Sammlung Griebel

Diese Ausstellung zeigte Holz-, Stein oder Kunststoffbaukästen vor allem aber die faszinierenden Metallbaukästen namhafter Hersteller wie Märklin, Trix, Stabil oder Meccano. Technische Ikonen wie etwa die legendäre Schweizer Bergbahn (die Krokodil E-Lok) oder der Eiffelturm in einer Größe von fast zwei Metern waren ebenso zu sehen wie viel andere Modelle. Lokomotiven, Kräne, Autos, Motorräder aus Blech waren ehedem sehr beliebte und oft heiß begehrte Spielzeuge.

Auch für diese Ausstellung haben wir den Senioreneinrichtungen ein Besuchsprogramm angeboten. Eine Begebenheit hat den bleibenden Eindruck hinterlassen, dass Erinnerung und Teilhabe auch vor allem über die Hände funktionieren kann. Zum Programm gehörte nach dem Besuch der Ausstellung die Möglichkeit, mit verschiedenen Baukastenelementen zu bauen. Manche Besucher*innen ließen sich gerne darauf ein, andere gar nicht. Ein Besucher, der bis dahin eher zurückhaltend bis teilnahmslos wirkte, baute auf einmal mit sichtlich Spaß einfache Modelle, aber auch Konstruktionen, die auf viel technisches Verständnis schließen ließen. Man hatte fast den Eindruck, dass die Hände allein ihren Weg fanden und nur durch körperliche Einschränkungen (Arthrose o. ä.) gehindert waren, noch komplizierte Strukturen anzufertigen.

Fazit

Menschen mit Demenz können im Industriemuseum auf verschiedenen Ebenen angesprochen werden. Da ist zum einen eine atmosphärisch dichte Umgebung, die Erinnerungsfenster öffnen und Teilhabe möglich machen kann. Es können auch einzelne Objekte sein, die an die Biografie eines Menschen anknüpfen und zu Erzählungen anregen. Oder es ist die Motorik, das Anfassen, das Tun, das Fähigkeiten hervorblitzen lässt. Das Museum ist nicht nur ein Ort der Begegnung mit Objekten, sondern auch mit Menschen. Und auch die Kommunikation mit Menschen mit Demenz ist keine Einbahnstraße.

6.2 Mobile Angebote für Menschen mit Demenz im Westfälischen Landesmuseum für Industriekultur

Anja Hoffmann

Einführung

> Das Westfälische Landesmuseum für Industriekultur setzt auf mobile Angebote mit biografischer Erinnerungsarbeit für Menschen mit Demenz. Damit reagiert es auf die klar formulierten Bedürfnisse von Senior*inneneinrichtungen und bietet ein hohes Maß an kultureller Teilhabe bis ins hohe Alter. Wer diese Form der Outreach-Vermittlung im Museum etablieren will, sollte im Vorfeld zunächst die Nachfrage der potenziellen Interessensgruppe klären, Auftrag, Stellenwert im pädagogischen Konzept und Ressourcen mit Museumsträger und -leitung abstimmen und nicht zuletzt die enge Kooperation mit den Einrichtungen suchen.

»›Mein Mann hat das schon damals immer von der Zeche mitgebracht‹ fängt Lotte Trapp an zu erzählen, als sie das Stück Kohle in den Händen hält. Die alte Dame saß ein paar Minuten zuvor noch geradezu lakonisch in ihrem Rollstuhl, und sagte kaum ein Wort. Aber jetzt blüht sie auf, erzählt munter von ihrem Alltag aus Kindertagen und als junge Frau.« (Huth, 2011)

Lotte Trapp nimmt wie die anderen fünf Senior*innen am Tisch regelmäßig am mobilen Vermittlungsprogramm *Kohle weckt Erinnerung* im Wilhelm-Kauermann-Seniorenzentrum der Arbeiterwohlfahrt (AWO) in Castrop-Rauxel teil.

Seit 2008 arbeitet das *Westfälische Landesmuseum für Industriekultur* des Landschaftsverbandes Westfalen-Lippe (LWL) konsequent und kontinuierlich an der Umsetzung einer Seniorenstrategie als Teil einer Antwort auf den demografischen Wandel. Die Idee, alle acht Standorte des dezentralen Westfälischen Landesmuseums für Industriekultur demografiegerecht zu gestalten, mündete 2010 in einem Konzept, das Angebote für Menschen mit eingeschränkter Mobilität und für Menschen mit Demenz sowohl vor Ort in den LWL-Industriemuseen als auch mobil in Senior*inneneinrichtungen vorsieht (Industriemuseum/Vermittlung/Senioren, 2019).

In der Praxis haben sich vor allem die regelmäßigen mobilen Vermittlungsangebote für Menschen mit Demenz in Senior*inneneinrichtungen durchgesetzt. Die Statistik zeigt, dass zwischen 2011 und 2018 84 % der gebuchten Senior*innenangebote im LWL-Industriemuseum mobile Programme für Menschen mit Demenz waren. Rund 9 916 Teilnehmende mit mittlerer und schwerer Demenz, zum Teil auch in geschützten, demenzsensiblen Bereichen verzeichnet die Statistik. Viele Altenpflegeeinrichtungen buchen die Programme im 14-Tage-Takt. Der Einzugsbereich umfasst durchschnittlich 22 Senior*inneneinrichtungen in 19 Ruhrgebietsgemeinden im Umkreis von maximal 80 km rund um die LWL-Industriemuseen *Zeche Nachtigall* in Witten und *Henrichshütte* in Hattingen als Ankerpunkte (Nolte, 2012–2018; ▶ Abb. 6.3).

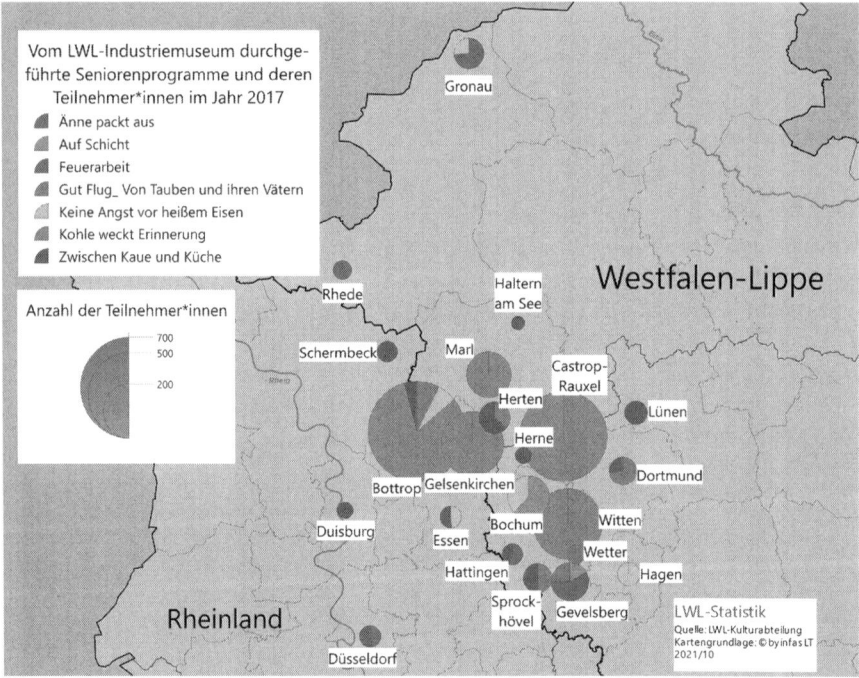

Abb. 6.3: Vom LWL-Industriemuseum durchgeführte Seniorenprogramme und deren Teilnehmende im Jahr 2017. *Kohle weckt Erinnerung* und *Keine Angst vor heißem Eisen* sind mobile Angebote für Menschen mit Demenz, Grafik: LWL

Das vorliegende Kapitel skizziert die Kriterien, die der Entscheidung für ein Outreach-Konzept für Menschen mit Demenz im LWL-Industriemuseum zugrunde lagen. Es plädiert für Bedarfsanalysen im Vorfeld. Das können Besucher*innenbefragungen im Museum wie auch Interviews und Gespräche mit Multiplikator*innen aus Senior*inneneinrichtungen sein. Zudem ist vorab auch ein klar formulierter Auftrag seitens Museumsträger und -direktion notwendig. Nur so ist es möglich, auf der Basis eines Museumsleitbildes und Bildungskonzeptes, Rahmenbedingungen und Ressourcen für mobile Vermittlungsangebote für Menschen mit Demenz bereitzustellen und diese ggf. als profilgebendes Merkmal für das Museum aufzubauen. Das Kapitel stellt zudem Formate und Methoden als Erfolgskriterien für qualitätsvolle mobile Angebote für Menschen mit Demenz vor.

Bedarfsanalyse als Entscheidungsgrundlage

Das Westfälische Landesmuseum für Industriekultur ist ein Verbund aus acht Museen in der Trägerschaft des Landschaftsverbandes Westfalen-Lippe (LWL). Es wurde 1979 mit dem Auftrag gegründet, das Leben und Arbeiten im Industriezeitalter am Beispiel seiner authentischen Orte und der betreffenden Branchen in der Region aufzuzeigen. Die Gründung erfolgte als Reaktion auf einen sich beschleunigenden Strukturwandel und das Verschwinden der Industrien und war Teil einer Bewältigungsstrategie für die Nachkriegsgeneration (Gründungsauftrag LWL-Industriemuseum, 1979). Dementsprechend spiegelt die Besucherstatistik des LWL-Industriemuseums bereits seit knapp 15 Jahren einen zunehmenden Anteil von Gästen aus besagter Nachkriegsgeneration wider. Sie haben das Ende des Zweiten Weltkrieges, Wiederaufbau, Wirtschaftswunder und -krisen sowie Strukturwandel erlebt. Besucher*innenbefragungen in den Jahren 2003 und 2013 bestätigten, dass der demografische Wandel unübersehbar im Westfälischen Landesmuseum für Industriekultur angekommen ist. Die Gruppe der Älteren (ab 60 Jahren) hatte sich in den zehn Jahren von 15 auf 30 % verdoppelt. 26,2 % aller Gäste waren 2013 im Rentenalter. Damit lag der Zuwachs in der Gruppe der älteren Besucher*innen im LWL-Industriemuseum erheblich höher als der für Nordrhein-Westfalen ermittelte Durchschnitt (Paatsch & Afeb, 2013).

Im Verbund der acht Industriemuseen des Landschaftsverbandes Westfalen-Lippe reagierten die Kulturvermittler*innen auf diesen Zuwachs an Gästen über 60 Jahren zunächst mit Vermittlungsformaten wie *Erzählcafés* und *Senioren führen Senioren*. Angesichts der stetig alternden Gesellschaft stellte sich allerdings die Frage, inwieweit das LWL-Industriemuseum dieser Entwicklung mit einer Senior*innenstrategie aktiv und vorausplanend begegnen müsste. Grundlage einer Entscheidung für eine Senior*innenstrategie und deren Ausrichtung war eine Bedarfsanalyse, um die heterogene Zielgruppe der Senioren*innen näher einzugrenzen sowie Potenziale für die Gewinnung neuer Besucher*innen und deren Bedürfnisse zu ermitteln.

2008 erarbeitete Verena Scheer in ihrer Forschungsarbeit zur *Entwicklung eines Marketingkonzeptes für die Zielgruppe 60plus im LWL-Industriemuseum* (Scheer, 2008) eine erste Handlungsempfehlung für das Westfälische Landesmuseum für Industriekultur in seiner dezentralen Struktur. Die Ergebnisse ihrer Befragung potenzieller Besucher*innengruppen und Multiplikator*innen zeigte eindeutig ein sehr starkes Interesse von Senior*innenzentren und Altenpflegeeinrichtungen an den Kernthemen des LWL-Industriemuseums. Leben und Arbeiten im Industriezeitalter knüpfen gut an die biografischen Erinnerungen der Bewohner*innen bzw. Tagesgäste der Alteneinrichtungen an und lassen sich methodisch gut mit objektzentriertem Erzählen umsetzen. Die authentischen Objekte stehen gleichermaßen für historische Ereignisse wie persönliche Schicksale. Sie wecken Erinnerungen und laden ein, Geschichte(n) auszutauschen. Allerdings schätzten die befragten Einrichtungsleiter*innen und Mitarbeiter*innen der Sozialen Dienste in vielen Gesprächen den Museumsbesuch vor Ort als schwierig ein. Aus logistischen und finanziellen Gründen waren aus ihrer Sicht maximal einmal im Jahr Besuche vor Ort im Museum vorstellbar. Zudem hielten sie Museumsbesuche auch nur für Bewohner*innen mit einer leichten Demenz für möglich. Spätere Testbesuche bestätigten diese Einschätzungen. Für viele Bewohner*innen mit Demenz war bereits die Busfahrt aufregend. Bei der Ankunft im Museum zeigte sich eine starke Unruhe oder auch Erschöpfung, sodass für die Museumsführung keine Konzentration mehr aufgebracht werden konnte. Die authentischen Industrieanlagen waren mit Schienen, Kopfsteinpflaster, Treppenanlagen und Schotterwegen auf dem Freigelände vielerorts nicht ausreichend barrierefrei. Trotz starker Reduzierung der Inhalte führte die museumspädagogische Methodenvielfalt zu einer Reizüberflutung: Kognitive wie sinnliche Ansprache, Geräusche, Gerüche, haptische Erfahrungen, Vorführungen, Spiel mit Licht und Farbe an einem fremden Ort überforderten die Gäste.

In einem Feedbackgespräch regten die beteiligten Vertreter*innen der Senior*inneneinrichtungen an, für Menschen mit Demenz nach dem Vorbild des Museumskoffers ein mobiles Angebot zu schaffen. Dabei reichten die Einsatzwünsche von Veranstaltungen für Tagesgäste mit einer leichten Demenz bis zu regelmäßig wiederkehrenden Modulen für mittel bis schwer demenziell erkrankte Menschen in demenzsensiblen Räumen der Einrichtungen. Dort würde Geborgenheit, Orientierung und Sicherheit vermittelt und somit Aktivität und Teilhabe gefördert.

Diese starke Nachfrage der Senior*inneneinrichtungen in Verbindung mit konkreten Kooperations- bzw. Schulungsangeboten für Museumsmitarbeiter*innen sowie nicht zuletzt auch der Reiz des Experimentellen gaben den Ausschlag, die Idee der mobilen Angebote an die Museumsdirektion heranzutragen.

Der Direktorale Auftrag: Erinnerungskultur für die Erlebnisgeneration bis ins hohe Alter

Wer die Begriffe Museum und Demenz googelt, bekommt mittlerweile mehr als sieben Millionen Ergebnistreffer angezeigt (Zugriff am 11.10.2021). Viele Museen haben in den letzten Jahren ihre Angebote für Menschen mit Demenz ausgeweitet. Im Sinne von Inklusion und Diversität folgen Museen den gesellschafts- und kulturpolitischen Anforderungen, für möglichst viele Menschen die kulturelle Teilhabe im Museum möglich zu machen – bis ins hohe Alter und auch, wenn motorische oder geistige Einschränkungen vorliegen (Deutscher Museumsbund, 2013). Wegweisende Forschungsprojekte wie im *Lehmbruck Museum Duisburg* (Ganß, Kastner & Sinapius, 2016) und im *Städel Museum Frankfurt* (Stuckatz, 2017) machen deutlich, dass Kunstbetrachtung im Museum die Sinne anregen und soziale sowie kulturelle

Teilhabe fördern kann. Nicht zuletzt sind Museumsangebote für Menschen mit Demenz auch immer öffentlichkeits- und pressewirksam.

Allerdings bindet die Entwicklung und Implementierung von Angeboten für Menschen mit Demenz auch Ressourcen: Die notwendigen Kompetenzen für die Ausarbeitung der Programme müssen häufig zunächst erworben oder eingekauft werden, Konzepte geschrieben, ggf. Kooperationen gepflegt und Testläufe sowie Personalschulungen durchgeführt werden. Nicht zuletzt müssen die Programme beworben werden. Demgegenüber stehen dann oft nur wenige Buchungen im Jahr und geringe Teilnehmendenzahlen, die als Kennzahlen vielerorts in Museen seitens Träger noch die Einordnung als Erfolg oder Misserfolg bestimmen. Insofern ist neben der Ermittlung des Bedarfs vor allem auch ein klarer Auftrag durch die Museumsdirektion und den Museumsträger erforderlich, der es ermöglicht, mit den entsprechenden Ressourcen mittel- bis langfristig Angebotslinien auf- und auszubauen. Das Leitbild des Westfälischen Landesmuseums für Industriekultur stützte den Ausbau von Angeboten für ältere Menschen: »Den demografischen Wandel begreifen wir als Herausforderung, indem wir unsere Infrastruktur und unser Angebotsspektrum stärker auch den Bedürfnissen älterer Menschen anpassen.« (LWL-Industriemuseum, 2019)

Nichtsdestotrotz wurde die Idee von mobilen Angeboten für Menschen mit Demenz zunächst kritisch im Kolleg*innenkreis diskutiert. Gehört die Arbeit mit demenziell erkrankten Menschen generell zum Kerngeschäft eines Museums? Ist Erinnerungs- und Biografiearbeit für diese Zielgruppe nicht besser bei Sozial- bzw. Heilpädagog*innen und Therapeut*innen statt Kunst- und Kulturvermittler*innen angesiedelt? Ist ein Outreach-Angebot eher unter Marketing als unter Vermittlung zu fassen? Ist eine rein objektorientierte Vermittlung ohne den so markanten authentischen Ort für uns als Industriemuseum tragbar? Ist das Format Museumskoffer für Menschen mit Demenz nachhaltig?

Allerdings versteht sich das LWL-Industriemuseum seit der Gründung explizit als kollektives Gedächtnis der Region und arbeitet konsequent mit den Erinnerungen und Geschichten der Menschen, die das Industriezeitalter seit Generationen geprägt haben. Im Sinne einer konsequenten Besucher*innenorientierung ist es gerade deshalb den Menschen, die die Geschichte der Museumsstandorte mitgestaltet haben, verpflichtet. Aus dieser Verpflichtung heraus, mit dem Selbstverständnis als Ort des Experimentierens und vor dem Hintergrund des demografischen Wandels fiel die Entscheidung zugunsten einer aufsuchenden Vermittlung für Menschen mit Demenz in Senior*inneneinrichtungen. Nicht zuletzt gab 2009 der Landschaftsverband Westfalen-Lippe mit seiner Initiative *Richtung Inklusion* einen entscheidenden Impuls (LWL, 2019). Damit wurden die Weichen für rund zehn Jahre Entwicklungsarbeit für mobile Angebote für Menschen mit Demenz gelegt und mit Ressourcen hinterlegt.

Qualifizierung im Umgang mit Menschen mit Demenz

Das Sammeln von Erinnerungen anhand von Objekten und in Form von Interviews ist für Museumskurator*innen und -referent*innen im LWL-Industriemuseum Alltag. Die Industriedenkmäler und Exponate zum Sprechen und den Dialog mit den Museumsbesucher*innen in Gang zu bringen, gehört zum Handwerkszeug der Vermittler*innen: »Museen sind [...] Orte der Kommunikation, in deren Zentrum die vielfältigen Beziehungen zwischen Menschen und Exponaten stehen. Museumspädagogik beziehungsweise Vermittlungsarbeit stellt gleichsam die Brücke zwischen ihnen her. [...] Besucherorientierung ist das erklärte Leitziel der Museumsarbeit geworden« (Graf, 2000, S. 21–29.). Aber wie funktioniert das außerhalb des für uns so wichtigen authentischen Ortes, der für das kollektive Gedächtnis einer Region steht, mit Menschen, deren Fähigkeiten und Erinnerungen schrittweise verloren gehen?

Heutzutage bieten Zertifizierungskurse, Masterstudiengänge und Fortbildungsseminare, beispielsweise an der FH Münster oder über Kubia, sowie zahlreichen Fachdozierende Qualifizierungen für die Kulturarbeit mit Menschen mit Demenz im neuen Arbeitsfeld Kulturgeragogik (Kulturgeragogik, 2019; ▶ Kap. 4.2).

In Vorbereitung des ersten mobilen Angebots für Menschen mit Demenz – also noch vor der Konzeptionsphase – übernahm 2010 die Einweisung und Schulung der freiberuflichen Vermittler*innen einer der ersten Kooperationspartner des LWL-Industriemuseums aus den Reihen der Senior*inneneinrichtungen: das Altenpflegezentrum am Schwesternpark / Feierabendhäuser der Diakonie Ruhr in Witten. In Anlehnung an die Qualifizierung des eigenen Pflegepersonals bzw. der Qualifizierung für Menschen nach § 45 SGB XI erhalten die teilnehmenden Kulturvermittler*innen in der Regel einen Überblick über die Funktionen des Gehirns, um demenzbedingtes Verhalten und die Auswirkungen der Erkrankung auf die Persönlichkeit im Hinblick auf soziale und emotionale Fähigkeiten der Betroffenen einordnen zu können. Sie erlernen verbale und nonverbale Zugangswege, um die gewohnten museumspädagogischen Methoden wie biografische Erinnerungsarbeit, haptisches und sensorisches Erfahren von Objekten und Kommunikationsformen anzupassen. Zudem entsteht ein Bewusstsein für die Priorisierung von Gedächtnisaktivierung statt Wissensvermittlung, für die Entschleunigung des eigenen Agierens, der konsequenten Reduktion der Inhalte auf wenige wesentliche Punkte und Objekte und die Flexibilität in der Interaktion mit den Betroffenen. Nicht zuletzt müssen den Vermittler*innen Grenzen bzw. unabdingbare Rahmenbedingungen für die Programmgestaltung deutlich werden. Gelingt die Aktivierung der Erinnerungen, können diese auch emotional aufrührend und schmerzhaft sein. In diesem Fall brauchen die Museumspädagog*innen Unterstützung durch die den Teilnehmenden vertrauten Betreuer*innen des Wohnheims, die beruhigend eingreifen (Linke & Nolte, 2012).

Grundprinzipien der Gestaltung von mobilen Angeboten

Das kollektive Gedächtnis als inhaltliche Basis

Das mobile Angebot für Menschen mit Demenz des LWL-Industriemuseums arbeitet mit dem kollektiven Gedächtnis der Menschen im Ruhrgebiet. Die Programme verteilen sich – in Anlehnung an die Museumsstandorte Zeche Nachtigall in Witten und Henrichshütte Hattingen – auf zwei große Themenschwerpunkte: *Kohle weckt Erinnerung* und *Keine Angst vor heißem Eisen* stehen für die zwei ruhrgebietstypischen Branchen Steinkohlebergbau und Eisen- und Stahlindustrie, die das Industriezeitalter entscheidend geprägt haben. Die beiden Themenschwerpunkte untergliedern sich in jeweils vier Einzelthemen in Form eigenständiger Module. Sie orientieren sich einerseits am Arbeitsalltag, aber auch an Alltagsthemen und Lebenswelten rund um Essen und Trinken und handwerkliches Arbeiten im weitesten Sinne. Alle acht Programme dauern maximal eine Stunde und sind für fünf bis zehn Teilnehmende konzipiert.

Biografische Bezüge als Auswahlkriterium für die Zusammensetzung der Teilnehmenden

Die mobilen Programme für Menschen mit Demenz im LWL-Industriemuseum richten sich vornehmlich an Frauen und Männer, die an mittlerer bis schwerer Demenz erkrankt sind. Sie sind als Begleitung der Arbeit in den Altenpflegeeinrichtungen gedacht. Sie richten sich an feste Gruppen, mit den stets selben Bewohner*innen. Das Personal der Alteneinrichtung wählt in der Regel im Vorfeld gezielt die Teilnehmenden anhand ihres biografischen Hintergrunds passend zu den Programmthemen aus: Bergbau, Zechensiedlung, Arbeiten in der Eisen-, Stahlindustrie oder die Arbeit im Haushalt. Als wichtige weitere Auswahlkriterien für die Teilnehmenden nennen die Mitarbeiter*innen aus den Senior*innenzentren: Aufnahmefähigkeit, Wohlbefinden und geringe Wanderungstendenz. Bei der Durchführung muss die Einrichtung den Museumspädagog*innen mindestens eine Kraft aus der Pflege oder Alltagsbetreuung zur Seite stellen.

Objektzentrierte Biografie- und Erinnerungsarbeit mit allen Sinnen

Die Vermittler*innen bringen Kisten, Eimer oder einen Koffer voller Erinnerungsstücke mit, die zur Reise in die Vergangenheit der Lebenswelt der Senior*innen einladen. Bei der Auswahl der Objekte sind drei Kriterien entscheidend: Sie sollten *be-greifbar* sein, verschiedene Sinne ansprechen und typisch für das Thema sein (Demenz, 2015). Beim Gespräch in der Gruppe bekommt jeder die Möglichkeit, die mitgebrachten Objekte in die Hand zu nehmen und selbst zu berichten: Mit allen Sinnen erleben die Teilnehmenden die mitgebrachten Exponate vom einfachen Stück Kohle über die schwere Keilhaue bis zum Duft der Bergmannsseife. Interaktiv werden Sinne angesprochen, Erinnerungen geweckt und neue Erfahrungen gemacht. Im Idealfall erinnern sich die Bewohner*innen an eigene Erlebnisse und unterhalten sich darüber. Zum einen werden die Erinnerungs-Impulse über das Berühren von Objekten, das aktive Tun, ausgelöst, aber auch die Geruchs- und Geschmackssinne, welche altersbedingt abnehmen, können Erinnerungen wiederbringen. Erfahrungen und Erinnerung, die sie in der Zeit vor der Erkrankung gemacht haben, bleiben im Langzeitgedächtnis und werden durch die Interaktion mit Objekten, durch Geschichten und sinnliche Erfahrungen wachgerufen (Linke & Nolte, 2012).

Das Prinzip der Wiederholung

Im Hinblick auf Menschen mit einer Demenz im fortgeschritteneren Stadium sind die beiden großen Programme in jeweils vier Einzelmodule mit eigenen Themen aufgebaut. Die geschulten Museumspädagog*innen kommen regelmäßig bis zu alle 14 Tage in die Einrichtungen. Die verschiedenen Themen werden abwechselnd zu jedem Treffen mit den passenden Objekten präsentiert. Diese regelmäßigen Termine sind wichtig, um Kontinuität im Programm aufzubauen. Die Kontinuität schafft durch immer wiederkehrende vertraute Situationen Geborgen- und Sicherheit und fördert Aktivitäten und Teilhabe am Programm. Wichtig ist auch das gewohnte Umfeld, Wochentag, Uhrzeit, bis hin zum Einsatz derselben Museumspädagog*innen und derselben Zusammensetzung in den Gruppen, um den Teilnehmenden möglichst viel Sicherheit und Struktur zu geben. Die Museumspädagog*innen werden zu Erzähler*innen, ggf. auch Schauspieler*innen und Moderator*innen. Sie sind Expert*innen für die Bergbau- und Stahlgeschichte und die Objekte, die sie zeigen (Linke & Nolte, 2012).

Living history & Authentizität

Das Bergbauprogramm *Kohle weckt Erinnerung* setzt Methoden der *living history* ein. Ziel ist es, mit dieser Form der personellen Vermittlung Geschichte lebendig und authentisch darzustellen (Duisberg, 2008). Erinnerungen werden durch bekannte Rollen, wie die des Bergmanns, stimuliert. So kommen die Vermittler*innen in Arbeitskleidung zum Termin: blaues Hemd mit weißen Streifen, cremefarbene Hose mit Dreckflecken, weißer Helm und das Gesicht und die Hände mit Kohlenstaub geschwärzt oder Steigeruniform. Zudem sind Vermittler*innen und Objekte in eine authentische Rahmengeschichte eingebettet. Der Steiger kommt gerade direkt von der Schicht. Er hat seine Wetterlampe, Abbauhammer und Kohlenbrocken dabei und berichtet aus seinem Arbeitsalltag oder hat kaputtes Werkzeug mit, das in der Schmiede gerichtet werden muss. Mal bringt er Kuchen vom Geburtstag des Kumpels Klaus mit, mal sein Essen aus dem Henkelmann.

Als weiteres Medium der Erinnerungs-Vermittlung werden Gedichte und Lieder verwendet, die den Teilnehmenden aus Zeiten vor der Erkrankung bekannt sind und die gemeinsam wiedergegeben werden. Passenderweise wird im Verlauf des Programmes *Kohle weckt Erinnerung* das Steigerlied gesungen. Greifen die Komponenten ineinander, finden sich die Teilnehmenden darin wieder und knüpfen mit

6.2 Mobile Angebote für Menschen mit Demenz

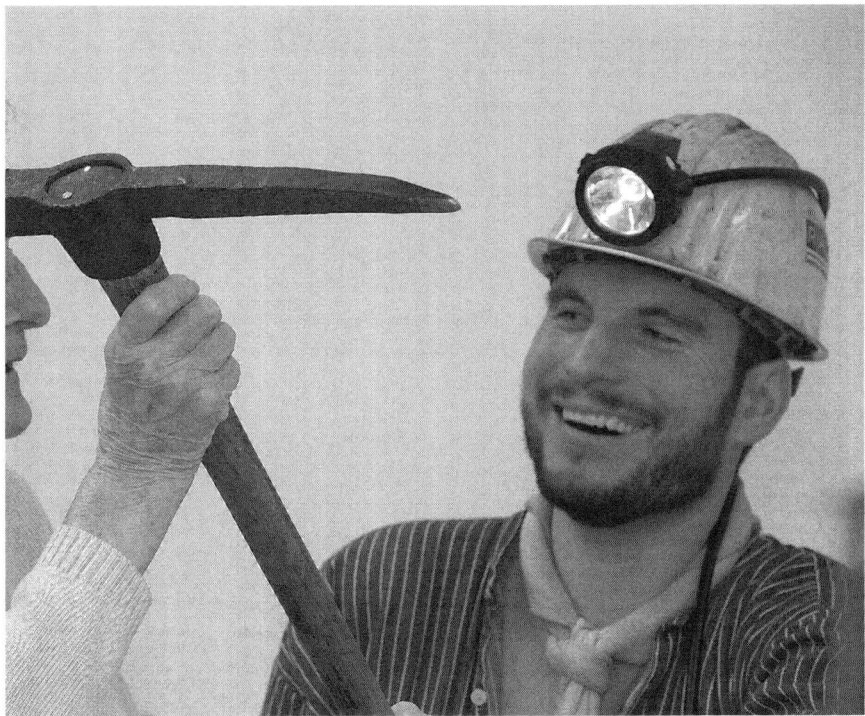

Abb. 6.4: Börje Nolte zu Besuch in einer Pflegeeinrichtung mit dem Programm *Kohle weckt Erinnerung*. Foto: Jürgen Appelhans/LWL-Industriemuseum

ihren eigenen Geschichten an die präsentierten Erzählungen an (Linke & Nolte, 2012).

Besonders eindrucksvoll zeigt sich dies immer wieder im Programm *Gut Flug! Von Tauben und ihren Vätern*. Wenn der Museumspädagoge Börje Nolte mit dem Steiger und Taubenzüchter Peter Dithmeyer zu Beginn die Grubenlampe anzündet, beginnen meist einige Frauen und Männer sofort leise zu singen: »Glück auf, Glück auf, der Steiger kommt…« Damit ist ein wichtiger Grundstein für den Aufbau des Programms gelegt. Die Teilnehmenden erinnern sich. Der Star dieses Angebots ist allerdings *Domsalla* – eine Brieftaube. Häufig können die Teilnehmenden den Vogel einordnen, denn früher züchteten viele entweder selbst Brieftauben oder hatten Verwandte, Bekannte, Freunde, die diesem früher weit verbreiteten Hobby nachgingen. Fast immer löst die Begegnung zwischen Mensch und Tier starke Emotionen aus: Freude, Ergriffenheit oder auch Wehmut.

Ob beim Besuch der AWO-Senior*inneneinrichtung *Schattige Buche* in Bottrop oder im *Altenzentrum am Schwesternpark* in Witten – die Szenarien ähneln sich: Eine der Frauen streichelt die Taube und berichtet: »Wir hatten früher im Garten Hühner und Gänse. Wir hatten jeden Morgen ein frisches Ei.« Ihre 84-jährige Tischnachbarin erinnert sich an ihre Kindheit in Pommern: »Mein Großvater hatte auch Tauben«. Manchmal, erzählt sie, habe sie auch Taubeneier gegessen, roh mit etwas Zucker.

Einer der Männer kann infolge der Demenzerkrankung nicht mehr sprechen, aber als ehemaliger Taubenzüchter hält er die Taube fachmännisch in der Hand (Wölk, 2014). Und anderen ist am Gesichtsausdruck anzusehen, wie sie die Berührung des warmen, weichen Gefieders genießen (Römhild, 2013).

Wirkung, Nachhaltigkeit & Ausbaupotenziale

Welche Themen jeweils angenommen werden und wie einzelne Termine verlaufen, hängt in der Regel stark von der Tagesform der Teilnehmenden ab. Die Erfahrung zeigt, dass überwiegend schöne Erinnerungen hervorgerufen werden. Die beteiligten Senior*inneneinrichtungen berichten, dass das Angebot des Museums die Teilnehmenden positiv anspricht und sie auch über den Besuch hinaus ausgeglichener oder auch aktiver und aufgeweckter sind.

Das Prinzip von Nachfrage- und Bedarfsermittlung setzt sich seit 2010 in Form von jährlichen Feedbackgesprächen und Evaluationen mit den Mitarbeiter*innen von Senior*innen- und Tagespflegeeinrichtungen fort, um die Programme inhaltlich und methodisch weiterzuentwickeln. Rund ein Drittel der Senior*innen-, Alten-, Wohn- und Pflegezentren nimmt den Termin für das jährliche gemeinsame Feedbackgespräch wahr. Daraus ergibt sich eine kontinuierliche Nachsteuerung der Senior*innenstrategie. Die Ergebnisse der jährlichen Evaluation der Programme werden durch das Büro des Landesdirektors des Landschaftsverbandes Westfalen-Lippe jährlich abgefragt und als Infografiken auf den Seiten des Trägers öffentlich präsentiert (LWL, 2018).

So erfolgreich die mobilen Programme laufen, zeichnen sich nach neun Jahren Laufzeit aber auch Wünsche nach neuen Formaten ab. 2017 konzipierte das LWL-Industriemuseum daher für Senior*innen in Alteneinrichtungen mit und ohne Demenz die Wanderausstellung *Ganz schön viel Maloche! Erinnerungen an die Arbeit.* Die Ausstellung beleuchtet die verschiedenen Perspektiven auf die Arbeitswelt seit den 1950er Jahren und setzte die Erfahrungen aus den Programmen mit handlungsorientierten und Tast-, Hör- und Mitmachstationen um. Die Ausstellung wanderte 2018/2019 durch zehn Altenpflegeeinrichtungen in Nordrhein-Westfalen (Hoffmann, 2019).

Nicht zuletzt müssen künftig für die kommenden Generationen jenseits von Kohle, Eisen und Stahl neue Themen, Fragen und Materialien entwickelt werden, die Strukturwandel und Diversität in unserer Gesellschaft abbilden.

Literatur

Duisberg, H. (Hrsg.) (2008). *Living History in Freilichtmuseen. Neue Wege der Geschichtsvermittlung.* Schriften des Freilichtmuseums Kiekeberg. Bd. 59. Ehestorf: Förderverein d. Freilichtmuseums am Kiekeberg (Verlag).
Ganß, M., Kastner, S. & Sinapius, P. (2016). *Kunstvermittlung für Menschen mit Demenz. Kernpunkte einer Didaktik.* Transformation. Bd. 2. Hrsg. von Hannes Jahn. Hamburg: HPB.
Graf, B. (2000). Besucherorientierung als Leitziel der Museumsarbeit in der Bundesrepublik Deutschland. In *Geöffnet! Das Museum für den Besucher. Tagungsbericht des 10. Bayerischen Museumstags* (S. 21–29). München.

Gründungsauftrag für das LWL-Industriemuseum 1979 (2019). In C. Spänhoff, V. Steinborn & D. Zache (Hrsg.), *In Bewegung. 40 Jahre LWL-Industriemuseum* (S. 93). Essen: Klartext.
Hoffmann, A. (2018). Ganz schön viel Maloche. *Standbein Spielbein. Museumspädagogik aktuell 110,* 28–31.
Huth, D. (2011). Mit Kohle Erinnerungen wecken. *Westfälische Allgemeine Zeitung (WAZ),* 6. August 2011.
Industriemuseum/Vermittlung/Senioren (2019). Zugriff am 19. 12. 2019 unter www.lwl.org/industriemuseum/vermittlung/senioren.
Kulturgeragogik (2019). Zugriff am 19. 12. 2019 unter www.kulturgeragogik.de.
Landschaftsverband Westphalen-Lippe – LWL (2017): Statistik/Infografiken/Kulturdezernat (2017). Zugriff am 19. 12. 2019 unter www.intranet.itz.lwl.org/de/LWL/Anbieter/Statistik/infografiken/nach-dezernaten/kulturdezernat/#anker-645947.
Landschaftsverband Westphalen-Lippe – LWL (2018): LWL-Statistik 2018. Zugriff am 21. 08. 2020 unter www.intranet.itz.lwl.org/002-download/Infografiken/Kultur/2018_12_k_02.pdf.
Landschaftsverband Westphalen-Lippe – LWL (2019): Richtung Inklusion. Zugriff am 19. 12. 2019 unter www.lwl.org/de/LWL/Der_LWL/Richtung-Inklusion.
LWL-Industriemuseum (2019). Leitbild LWL-Industriemuseum. Zugriff am 19. 12. 2019 unter www.lwl-industriemuseum.de/de/unser-museum/leitbild/.
Linke, J. & Nolte, B. (2012). Industriegeschichte und Erinnerungen. Kulturelle Teilhabe bis ins hohe Alter im LWL-Industriemuseum. *Standbein Spielbein. Museumspädagogik aktuell 92,* 36–39.
Nolte, B. (2011–2018). Unveröffentlichte Statistik zu gebuchten mobilen Seniorenangeboten im LWL-Industriemuseum.
Paatsch, U./Arbeitsgruppe für empirische Bildungsforschung e.V. (AfeB) (2013). Das Besucherprofil des Westfälischen Landesmuseums für Industriekultur. Die Ergebnisse der an den acht Standorten des Westfälischen Landesmuseums für Industriekultur durchgeführte Besucher Befragung 2013. Teil 2: Gutachten (S. 29). Unveröffentlicht.
Römhild, G. (2014). Tauben zum Anfassen wecken Erinnerungen. In *DER WESTEN* 10. 02. 2014. Zugriff am 10. 02. 2014 unter www.derwesten.de/staedte/witten/tauben-zum-anfassen-weckem-erinnerungen-id8978545.html.
Scheer, V. (2008). *Entwicklung eines Marketingkonzepts für die Zielgruppe 60plus für das LWL-Industriemuseum.* Fachhochschule Osnabrück. University of applied sciences. Fakultät Wirtschafts- und Sozialwissenschaften. Bachelor-Programm.
Stuckatz, P. (2017). *Kunst und Demenz. Besuch beim Vermittlungsangebot ARTEMIS 14. 06. 2017.* Zugriff am 21. 08. 2020 unter www.blog.staedelmuseum.de/kunst-und-demenz-vermittlungsangebot-artemis.
Wölk, A. (2014). Brieftauben wecken Erinnerungen bei Demenzpatienten in Bottrop. In *DERWESTEN* 14. 04. 2014. Zugriff am 14. 04. 2014 unter www.derwesten.de/staedte/bottrop/nreiftauben-wecken-erinnerungen-bei-demenzpatienten-in-bozttrop-id9236775.html.

6.3 Das Onvergetelijk-Programm – Museumsführungen für Menschen mit Demenz in den Niederlanden, wissenschaftlich begleitet

Anouk Heesbeen-de Vos, Stefanie Metsemakers, Rose-Marie Dröes, Iris Hendriks, Franka Meiland & Daniel Neugebauer

»In unserer Gesellschaft gibt es noch nicht genügend Wissen und Verständnis über das Verhalten von Menschen mit Demenz, wenn sie sich nicht verstanden fühlen. Sobald sich das Sicherheitsgefühl verringert, bleiben diese Menschen oft daheim. Es drohen soziale Isolation, Einsamkeit und Depression, sowohl bei der an Demenz erkrankten Person als auch bei Angehörigen. Onvergetelijk leistet einen wichtigen Beitrag zur Lebensqualität von Menschen mit Demenz und ihren Angehörigen. Durch solche Programme erhält diese Gruppe die Möglichkeit, sich in einer sicheren und stimulierenden Umgebung wieder mit Menschen zu unterhalten.« Lisette Dickhoff, Mitarbeiterin eines Demenz-Hilfezentrums in Venlo

Unvergesslich inklusiv – ein niederländisches Modell

Kulturelle Angebote für Menschen mit Demenz sind keine Medizin. Es ist aber vielfach beobachtet worden, dass Museumsbesuche auf Menschen mit Alzheimer und anderen Formen von Demenz positive Effekte haben. Immer mehr Museen investieren deshalb in Infrastrukturen, die Besuche trotz Demenz ermöglichen oder zumindest erleichtern. Kulturangebote für Menschen mit Demenz kritisieren in der Regel nicht die Konventionen von Institutionen oder den Kunst-Kanon allgemein. Es entsteht jedoch durch solche Programme und durch die Verbindung von Kulturinstitutionen mit Medizin, Pflege, Wirtschaft und Medien eine veränderte gesellschaftliche Wahrnehmung des Potenzials von Museen. Nach Erfahrung von Vermittler*innen, die in Museen Angebote für Menschen mit Demenz durchführen, ist der Impact auf Mikro-, Meso- und Makroniveau evident (Ganß et al., 2016). Ein Team des medizinischen Zentrums der *Vrije Universiteit Amsterdam* (heute: *Amsterdam UMC*) begleitete die Implementierung eines Programms für demenziell erkrankte Menschen in niederländischen Museen, um die allgemeinen Annahmen und Beobachtungen zur Wirksamkeit wissenschaftlich zu belegen und die gesammelten Daten auszuwerten. Der folgende Text stellt Aspekte dieser wissenschaftlichen Studien Reflexionen und Beobachtungen aus der kulturellen Praxis gegenüber. Die Qualität des Programms wird auf diese Weise evident und lebendig. Die wissenschaftliche Evaluation erfolgte in den Studien, auf die der Text hinweist. Einen ähnlichen Ansatz in der Erforschung der Wirksamkeit von Museumsangeboten für Menschen mit Demenz wählte das Projekt ARTEMIS (▶ Kap. 5.2).

Das Programm *Onvergetelijk*, zu Deutsch »Unvergesslich«, das ab 2013 zunächst in Eindhoven (▶ Kap. 3.2) und Amsterdam (Stedelijk Museum) entwickelt und erprobt und schließlich ab 2014 in alle Provinzen des Landes verbreitet wurde, ist eine besondere Erfolgsgeschichte. Dieser Erfolg basiert zum großen Teil auf dem nichtkommerziellen Teilen von Wissen. Das *Stedelijk Museum* Amsterdam war ab 2012 in Kontakt mit dem MoMA in New York, dessen Projekt *Meet me at MoMA*[51] seit 2007 Vermittlungsmethoden an Menschen mit Demenz professionalisierte. Das Programm *Meet Me at MoMA* verfügte schließlich über finanzielle Ressourcen, die dem Team erlaubten, seine Erkenntnisse in verschiedene Länder weiterzuvermitteln (zu den Geldgeber*innen gehören *Stavros Niarchos Foundation (SNF)*, *The Werner and Elaine Dannheisser Fund for Older Adults* und *The Taft Foundation*, dazu kommen noch knapp 10 weitere, kleinere Stiftungen). Als erstes Museum in Deutschland arbeitete das *Lehmbruck Museum* in Duisburg seit ungefähr 2007 an ähnlichen Strategien und passenden Führungen für Menschen mit Demenz (▶ Kap. 4.1). Es verbreitete und teilte das erworbene Wissen vielfach in Deutschland, und schließlich erreichte es auch Eindhoven. Das Leitungspersonal der Vermittlungsabteilungen im Van Abbemuseum in Eindhoven und im Stedelijk Museum Amsterdam konnten die Direktor*innen der Institutionen überzeugen, die deutschen und amerikanischen Erfahrungen zu bündeln, um ein Konzept für die Niederlande zu entwickeln. Nachdem die Evaluationen der Testphasen in Eindhoven und Amsterdam sehr positiv ausgefallen waren, konnten Mittel akquiriert werden, um das neue *Onvergetelijk*-Programm landesweit zu verbreiten (beteiligt waren *Fonds Sluyterman en Van Loo*, *BankGiro Loterij* und der *VSB Fonds*). Innerhalb weniger Jahre war das Programm für beinahe alle Menschen in den Niederlanden verfügbar und ist es bis heute. Zu seiner Akzeptanz haben die Forschungsergebnisse der Vrije Universiteit Amsterdam nicht unwesentlich beigetragen (Hendriks et al., 2019). Darin wurden die Auswirkungen des Programms auf das Wohlbefinden der Teilnehmenden (Mikroniveau), auf inklusive Entwicklungen in Museen (Mesoniveau) und auf den gesellschaftlichen Diskurs (Makroniveau) untersucht. Auf allen drei Ebenen wurden positive Effekte festgestellt.[52]

Essenziell sind, so lauten die Erfahrungen in New York und vielen anderen Ländern, eine ruhige Umgebung, informiertes Sicherheitspersonal, exzellent geschulte Museumsführer*innen und eine Affinität der Mitarbeiter*innen zu demenziell erkrankten Menschen, verbunden mit Neugier, Moderationskompetenz und Geduld (Meet Me at Moma, 2009). Sitzmöglichkeiten, die mitgenommen werden können, sind wichtig. Dadurch reduziert sich auch die Anzahl der zu betrachtenden Werke. Klassischerweise dauert eine Führung 90 Minuten. Das beinhaltet den Rundgang, in einigen Fällen das Kaffeetrinken zu Beginn, um einander kennenzulernen, sowie die Kreativaktion, die dem Rundgang angeschlossen werden kann. Je nach Infrastruktur des Museums, Sicherheitsauflagen und Möglichkeiten müssen diese Elemente angepasst werden. Der Kernteil, also die Kunstbetrachtung, folgt dialogischen Führungskonzepten (z. B. Lielich-Wolf, 2017), bei denen Ja/Nein-Fragen und damit Frustrationen zu vermeiden sind. Es kann hilfreich sein, Visual

---

51 Mehr Informationen zum Projekt unter www.moma.org/visit/accessibility/meetme/.
52 Trainingsvideos, verwandte Studien, Argumentationshilfen und mehr sind gebündelt auf der Website http://www.onvergetelijkmuseum.nl einzusehen, jedoch bisher nur auf Niederländisch.

Thinking Strategies[53] (Yenawine, 2013) als Methode im Repertoire zu haben, um Kunstgespräche in Gang zu bringen, die nicht auf Wissenstransfer oder -aufbau zielen. Wertschätzung und Respekt sind Leitlinien im Gespräch (Yenawine, 2013). Alle Teilnehmenden werden gleich behandelt, wodurch sich idealerweise im Laufe des Programms der Unterschied zwischen Menschen mit Demenz und Betreuer*innen nivelliert. Begleitende und Begleitete werden gleichermaßen angesprochen. Das Programm ist dann erfolgreich, wenn eine Stimmung entsteht, in der das gesamte, mühevoll aufgebaute Setting im Museum vergessen wird und das gemeinsame Sprechen und Assoziieren über Kunstwerke im Zentrum steht.

Die Studie der VU Amsterdam: Was wurde untersucht und wie wurde die Studie durchgeführt?

Die oben erwähnten Effekte und die positive Bewertung durch die Teilnehmenden des mit *Onvergetelijk* vergleichbaren Programms *Meet me at MoMA* versprachen viel Gutes. Um zu erforschen, wie ein solches Museumsangebot in den Niederlanden erfolgreich implementiert werden kann, begleiteten Forscher*innen des Instituts für Psychiatrie des medizinischen Zentrums der Vrije Universiteit Amsterdam die Verankerung und das Training des Programms in zehn verschiedenen Museen in den Niederlanden[54]. Sie untersuchten, welche Faktoren die Implementierung förderten oder behinderten, gingen der Frage nach, wie das Programm von den Menschen mit Demenz, ihren Angehörigen, Museumspersonal und ehrenamtlichen Mitarbeiter*innen erfahren und bewertet wurde und welchen Einfluss das *Onvergetelijk*-Programm auf die Kulturinstitutionen hatte. Zur Beantwortung der Forschungsfragen wurden verschiedene Methoden angewendet. Um die Stimmung der Teilnehmenden einzuschätzen, wurden sie gebeten, kurz vor und kurz nach der Tour ein Smiley-Gesicht für die Fünf-Punkte-Bewertungsskala anzukreuzen. Alle Teilnehmenden (Menschen mit Demenz und Betreuer*innen) erhielten im Anschluss an die Tour einen Fragebogen, auf dem sie angeben konnten, wie sie die Führung erlebt hatten.

Während der Führung wurden diejenigen Programm-Teilnehmenden, die zur Teilnahme an der Studie bereit waren, durch die Forschenden, die als »Zaungäste« auftraten, beobachtet. Diese fokussierten dabei zum Beispiel auf die Interaktion zwischen der Person mit Demenz und dem*r Begleiter*in, dem*r Kunstvermittler*in und den anderen Teilnehmenden, aber auch auf ihre Aufmerksamkeit, ihr Engagement bei einzelnen Kunstwerken und ihre Reaktion auf diese. Museumsmitarbeiter*innen und ehrenamtliche Mitarbeiter*innen füllten, bevor *Onvergetelijk* in ihrem Museum implementiert wurde, einen Fragebogen aus, in dem erhoben wurde, welche Einstellung sie bezüglich Menschen mit Demenz haben. Drei bis vier

---

53 Weitere Information zu Visual Thinking Strategies unter https://vtshome.org.
54 Neben Stedelijk Amsterdam und Van Abbemuseum Einhoven nun auch Centraal Museum, Utrecht, CODA Museum, Apeldoorn, Drents Museum, Assen, Limburgs Museum, Venlo, Mauritshuis, Den Haag, Museum Boijmans Van Beuningen, Rotterdam ‚Museum Dr8888, Drachten ‚Natura Docent Wonderryck Twente, Denekamp ‚Singer Laren, Laren, Zeeuws Museum, Middelburg.

Monate nach der Implementierung wurden sie gebeten, den gleichen Fragebogen noch einmal auszufüllen. Abschließend wurden Interviews mit denjenigen Akteur*innen geführt, die an der Implementierung beteiligt waren, also die Kunstvermittler*innen, die *Onvergetelijk*-Programmkoordinator*innen der Museen sowie die Mitarbeiter*innen der betreffenden Pflegeeinrichtungen oder privaten Pflegedienste. Über sie wurden die fördernden und hemmenden Faktoren der Programm-Implementierung auf der Ebene der Ausführung, der Organisation und der Gesellschaft erfasst sowie die Bedeutung von *Onvergetelijk* für das Museum als Organisation.[55]

Museen als Begleiter gesellschaftlicher Entwicklung

Der Entwicklung und Verbreitung des *Onvergetelijk*-Programms ging eine Selbverständigung des Museums voraus. Fragen wie: Welchen Platz in der Gesellschaft nimmt das Museum ein? Was hat es für das Leben von Menschen zu bieten? Kurz, was ist sein Zweck? Museumsmitarbeiter*innen, Künstler*innen, Entscheidungsträger*innen, Historiker*innen, Philosoph*innen, Soziolog*innen etc. werden hierauf unterschiedliche Antworten geben, aus der Perspektive jeder Fachdisziplin lässt sich ein Argument für die Sinnhaftigkeit von Museen finden. Daraus sollte sich eigentlich ganz selbstverständlich ergeben, dass Museen für jede*n zugänglich sein müssten. Aber ein barrierefreies Museum, in dem sich auch Menschen mit körperlichen oder geistigen Behinderungen willkommen fühlen, war um 2013 in den Niederlanden eher Vision als Realität, auch im Vergleich zu Ländern wie den Vereinigten Staaten und Deutschland. Die Diskussion über Inklusion war noch nicht entfacht. Erst 2016, mit der Ratfizierung der UN-Behindertenrechtskonvention, wurde ein nationaler Plan erstellt und das Thema Teil der öffentlichen Debatten (▶ Kap. 1.3 u. ▶ Kap. 3.3).

Ein weiterer Aspekt ist für das *Onvergetelijk*-Programm von Belang: Nicht alle Menschen bekommen im Leben eine Demenz, aber fast jede*r kommt in irgendeiner Form damit in Berührung. Da das Krankheitsbild sich stark auf die Persönlichkeit auswirken kann und es noch kein Heilmittel gibt (Bundesministerium für Gesundheit, 2020), muss die Frage gestellt werden, was getan werden kann, um die Lebensqualität der Betroffenen und Angehörigen so gut es geht aufrechtzuerhalten. Für das *Stedelijk Museum* Amsterdam und das *Van Abbemuseum* in Eindhoven war klar, dass sie hier eine wichtige gesellschaftliche Funktion erfüllen konnten und wollten. Es sollten Rahmenbedingungen für Museumsbesuche geschaffen werden, die neue, positive Erfahrungen und Entdeckungen zwischen Menschen befördern, die zuvor auf das Verhältnis Patient*in und Pflegeperson reduziert schienen. Es sollte ermöglicht werden, als Paar, Freund*innen oder Eltern und Kinder in Kunst zu schwelgen, und zwar auf Augenhöhe.

Mit diesem Programm wurde eine überfällige Debatte in der niederländischen Museumslandschaft angestoßen: Das Presseecho war enorm und durchzog alle

---

55 Der vollständige Projektbericht ist als Download auf http://www.onvergetelijkmuseum.nl zu finden (auf Niederländisch).

Medien. Auch die niederländische *Museumvereniging*, das Äquivalent zum Deutschen Museumsbund, setzte das Thema danach nachhaltig auf ihre Agenda. Wie inklusiv, barrierefrei und relevant soll das niederländische Museum der Zukunft für ein diverses Publikum sein? Die Diskussion ist inzwischen vielerorts in die Missionen, Strategien und vor allem die Ethik von Museen überführt. Es gibt sogar den *Code Culturele Diversiteit & Inclusie*[56], an dessen Ausrichtung die Vergabe von Fördermitteln vielfach gebunden ist. International betrachtet zeigt beispielsweise die neue Museumsdefinition des *International Council of Museums* (ICOM), dass es sich hierbei nicht lediglich um ein modisches Programm handelt, sondern strukturelle Veränderungen an der DNA von Museen in Gang gebracht sind. Bei der Pariser Jahrestagung am 21. und 22. Juli 2019 hat das *Komittee Museum Definition, Prospects and Potentials* (MDPP), das Executive Board von ICOM, Inklusion im ersten Satz einer alternativen Museumsdefinition verankert:

> »Museums are democratising, inclusive and polyphonic spaces for critical dialogue about the pasts and the futures. Acknowledging and addressing the conflicts and challenges of the present, they hold artefacts and specimens in trust for society, safeguard diverse memories for future generations and guarantee equal rights and equal access to heritage for all people. Museums are not for profit. They are participatory and transparent, and work in active partnership with and for diverse communities to collect, preserve, research, interpret, exhibit, and enhance understandings of the world, aiming to contribute to human dignity and social justice, global equality and planetary wellbeing.« (ICOM, 2019, o. S.)

Die Studie: Wer waren die Teilnehmenden der *Onvergetelijk*-Führungen und wie beurteilten sie das Programm?

Nicht nur zu Hause lebende Menschen mit Demenz und ihre pflegenden Angehörigen nahmen an den *Onvergetelijk*-Führungen teil, auch Gruppen aus Pflegeeinrichtungen in Begleitung von Betreuungskräften oder Ehrenamtlichen. 117 Menschen mit Demenz und 128 Begleiter*innen waren bereit, an der Studie teilzunehmen. Etwa die Hälfte der Teilnehmenden mit Demenz war weiblich, bei den Gruppen aus Einrichtungen lag der Anteil etwas höher. Das durchschnittliche Alter der Menschen mit Demenz betrug 82 Jahre, von ihnen hatte etwa die Hälfte die Diagnose Alzheimer.

Ihre Begleiter*innen waren im Durchschnitt jünger: pflegende Angehörige 67 Jahre, ehrenamtliche und Berufsbetreuer*innen 56 Jahre. Die pflegenden Angehörigen waren zu ca. zwei Dritteln weiblich, bei den ehrenamtlichen und professionellen Betreuer*innen lag der Anteil noch etwas höher. Die pflegenden Angehörigen waren vor allem Ehepartner*innen, aber auch Kinder oder Freund*innen. Sowohl die Menschen mit Demenz als auch ihre Begleiter*innen hatten einen relativ hohen Bildungsstand. Nahezu alle Teilnehmenden hatten bereits früher ein Museum besucht.

---

56 https://codedi.nl/

Die Teilnehmenden kamen zumeist bereits in guter Stimmung in das Museum (Selbsteinschätzung auf einer Smily-Face-Skala). Sie verließen es nach Ende der Führung jedoch in noch besserer Verfassung. Diese positive Wirkung von *Onvergetelijk* auf die Teilnehmenden spiegelt sich auch in den später zu Hause ausgefüllten Fragebögen: Die meisten Teilnehmenden fanden die Führung laut Bewertungsbogen sehr gut und gaben an, den Museumsbesuch im Nachhinein noch besprochen zu haben. Obwohl *Onvergetelijk* ursprünglich für Menschen mit leichter Demenz gedacht war, wurde das Angebot auch von Menschen mit mittlerer sowie fortgeschrittener Demenz, die in Pflegeeinrichtungen wohnen, positiv beurteilt.

Nahezu alle der Befragten, sowohl Menschen mit Demenz als auch ihre Begleiter*innen, würden gerne noch einmal an einer *Onvergetelijk*-Führung teilnehmen. Sie beurteilten die Führung durchschnittlich mit dem Wert 8 auf einer Skala von 1–10, wobei 10 die bestmögliche Punktzahl ist. Vor allem die soziale Interaktion während der Führung und das Engagement und die Freundlichkeit der Kunstvermittler*innen und der Gastgeber*innen wurden positiv hervorgehoben. Menschen mit Demenz bewerteten außerdem die Kunstbetrachtung und das Museumsgebäude positiv. Mehrere Begleiter*innen nannten die Reaktion ihrer Angehörigen das Schönste an der Führung; beispielsweise zu sehen, wie sehr sie die Führung genossen haben. Einige Begleiter*innen waren überrascht über die Reaktionen ihrer Angehörigen, ihr Engagement und ihre Aufmerksamkeit während der Führungen, ihren Enthusiasmus oder ihre Spontaneität. Ein Teil der Begleiter*innen gab an, während der Führung eine andere Art des Kontaktes zu ihren Angehörigen erlebt zu haben: Sie hatten mehr Augenkontakt oder sprachen im Nachhinein über die Führung, die sie gemeinsam erlebt hatten. Die meisten demenziell erkrankten Menschen bemerkten nach Ende der Führung keine Veränderung an sich selbst. Einige fühlten sich fröhlicher, andere gaben an, erschöpfter zu sein. Auch ihre Begleiter*innen sahen abgesehen von einer Verbesserung der Stimmung und etwas Erschöpfung nach der Führung kaum Veränderungen bei ihren Angehörigen. Frühere Begegnungen mit Kunst oder Museen schienen keine Voraussetzung für die positive Reaktion auf die Führungen zu sein. Menschen mit und ohne Erfahrungen in der Kunstbetrachtung beurteilten die Führungen gleichermaßen positiv.

Komplexes Arbeitsfeld

Die Diversität innerhalb einer Teilnehmendengruppe bei *Onvergetelijk* kann sehr groß sein. Für Museumsführer*innen ist es generell wichtig, sich auf verschiedene Niveaus von Wahrnehmung, Sprache, Geschmack und Vorbildung einzustellen. Als Gastgeber*in des *Onvergetelijk*-Führungsformats kommen noch die Unterschiede zwischen demenziell erkrankten und nicht erkrankten Personen hinzu, die verschiedenen Stadien der Erkrankung sowie die unterschiedlichen Energielevel. Einige Teilnehmende lebten im Laufe des Programms auf, andere kostete der Umgang mit dem besonderen Umfeld sehr viel Kraft. Die *Onvergetelijk*-Methode ist aus diesem Grunde auch ein Modell, das vor allem die Flexibilität des Personals trainiert. Neben der Schaffung einer sicheren Umgebung für alle, der angemessenen, nicht überfordernden Werkauswahl, dem alle Sinne einbeziehenden Vermittlungsansatz und der adäquaten Gesprächsführung ist es wichtig, sich souverän zwischen all diesen Aspekten bewegen zu können, und den *perfekten Plan* situativ weiterzuentwickeln. Hierfür ist Training, Neugier, Erfahrung und auch Mut nötig. Wichtig war ein spartenübergreifendes Denken: Aspekte der Pflege sowie medizinische Bedürfnisse mussten mit Erfahrungen aus dialogischen museumspädagogischen oder -geragogischen Konzepten kombiniert werden.

Die Studie: Haben unterschiedliche Kunststile unterschiedliche Effekte?

Abstrakte Werke oder Installationen, auch Städtedarstellungen riefen mehr soziale Interaktion hervor als Kunstwerke, in denen vor allem Natur zu sehen war, also etwa Landschaften und Tiere. Auch wurde eher auf Objekte reagiert, die nicht im engeren Sinne als Kunst gelten, zum Beispiel Keramiken, Kleidung und Tierpräparate. Menschen mit leichter bis mittlerer Demenz reagierten im Allgemeinen spontaner und hatten mehr Interaktion mit anderen als Menschen mit fortgeschrittener Demenz. Es war für die Reaktionen auf die Kunstwerke unerheblich, zu welchem Zeitpunkt der Führung sie besprochen wurden.

Beobachtungen in verschiedenen Museumstypen

Die *Onvergetelijk*-Methodik wurde in Museen unterschiedlichster Art implementiert: Museen für alte Kunst, Museen für zeitgenössische und moderne Kunst, Museen, die sich primär auf Geschichte und Kulturerbe richten sowie naturhistorische Museen. Auf die Sammlungen all dieser Museen war die Methodik anwendbar. Natürlich verliefen Gespräche über ein Gemälde von Rembrandt van Rijn anders als die Betrachtung einer ausgestopften Uferschnepfe, dennoch stellte sich stets eine vergleichbare Atmosphäre ein: wertvoller Austausch untereinander über das museale Objekt sowie die Assoziationen, die dadurch geweckt wurden. Beispielhaft dafür ist eine Beobachtung aus dem Museum *Singer Laren*, wo eine Mutter und ihre Tochter gemeinsam ein Gemälde betrachteten, das ein Mädchen unter einem Apfelbaum zeigte. Die Mutter erinnerte sich auf einmal, dass sie früher mit ihrer Tochter oft unter einem ähnlichen Baum gesessen hatte – beide hatten sich darüber seit Jahren nicht unterhalten. Die Ergriffenheit in den Gesichtern der Frauen war tief und echt und zeigte deutlich die Wichtigkeit eines solchen Programms.

Die Studie: Welche Effekte hatte das Programm auf Mitarbeiter*innen, ehrenamtliche Helfer*innen und auf die Museen?

Etwa die Hälfte der 256 Museumsmitarbeiter*innen und Ehrenamtlichen, die an der Studie teilnahmen, war in der Durchführung der *Onvergetelijk*-Führungen geschult. Auffallend war, dass sowohl diejenigen, die geschult waren, als auch diejenigen ohne

Schulung einige Monate nachdem das Programm in ihrem Museum begonnen hatte, ein positiveres Bild von Menschen mit Demenz hatten. Sie verfügten über mehr Wissen, sahen die Menschen mit Demenz stärker in ihrer Individualität und standen ihnen mit der gleichen Wertschätzung gegenüber wie allen anderen Menschen auch. Diese positive Veränderung war bei den geschulten Mitarbeiter*innen deutlicher als bei den ungeschulten. Die geschulten Mitarbeiter*innen und die ehrenamtlichen Mitarbeiter*innen waren darüber hinaus auch optimistischer bezüglich der Möglichkeiten und Zukunft von Menschen mit Demenz. Eine Reihe von Museen plant, nach dem Vorbild des *Onvergetelijk*-Programms auch für andere Zielgruppen mit besonderen Bedürfnissen Programme zu schaffen, beispielsweise für Menschen mit Sehbeeinträchtigungen oder Menschen mit Down-Syndrom. *Onvergetelijk* hat den Museen nicht nur gezeigt, wie wichtig es ist, Programme für Menschen mit Behinderungen anzubieten, sondern hat auch die Relevanz von interaktiven Führungen deutlich gemacht. *Onvergetelijk*-Vermittler*innen verwenden die Methode auch bei Führungen für andere Zielgruppen. Einige Museen machten die Erfahrung, dass die Implementierung von *Onvergetlijk*-Methoden einen Beitrag zur allgemeinen Entwicklung der Führungen geleistet hat, die internen Beziehungen im Museum verbessert und damit zur Professionalisierung des Museums beigetragen hat. Nicht zuletzt hat *Onvergetelijk* die Zusammenarbeit und den Wissensaustausch mit anderen Museen und Organisationen gefördert.

Persönliche und fachliche Voraussetzungen

Die fachlichen und menschlichen Qualitäten der *Onvergetlijk*-Museumsführer*innen sind die wichtigste Voraussetzung, damit das Programm seine volle Kraft entfalten kann. Evokative Fragen zu stellen, aufrichtige Neugier auf die Antworten, mit allen Sinnen wahrnehmen zu können und sich flexibel auf jedwede Situation einstellen zu können, um so einen Raum für jede*n Teilnehmende*n auf jeweils eigenem Niveau zu schaffen, sind essenzielle Fähigkeiten. Profunde Kenntnisse über die Sammlung, mit der die Vermittler*innen arbeiten, sind sicher wichtig, ebenso jedoch das Aufgeben von hergebrachten Deutungsmustern. Das Bild einer gemeinsamen Entdeckungsreise ist hier hilfreich. Von der Idee, das eigene Wissen an andere Menschen zu vermitteln, sollte Abstand genommen werden. Das Personal muss in der Lage sein, sich persönlich von den zum Teil unerwarteten Assoziationen inspirieren zu lassen und so wieder neue, ungeplante Verbindungen zu anderen Sammlungsobjekten herzustellen. Da die Persönlichkeit neben der Fachkenntnis ein wichtiger Faktor für das Gelingen ist, kann nicht jede Person, die Führungen gibt, automatisch die *Onvergetelijk*-Methode anwenden. Oft zeigt sich dies in den Trainingsmodulen und erfordert dementsprechend ein offenes Gespräch mit dem*der Ausbilder*in, um abzuwägen, ob weitere Schulungen helfen können oder ob es besser ist, sich anderen Vermittlungsmethoden zu widmen. Das aufrichtige »im Moment sein« wird von den Teilnehmenden erspürt, über dessen Fehlen lässt sich während der Führung kaum hinwegtäuschen. Eine sorgfältige Vorauswahl des Personals ist also unabdingbar, um das Programm gelingen zu lassen.

Die Studie des medizinischen Zentrums der Vrije Universiteit Amsterdam: Fazit

Diese Studie gibt Einblick in die Bedingungen für eine erfolgreiche Implementierung des *Onvergetelijk*-Programms und die Wirkung, die das Programm auf Menschen mit Demenz, ihre Angehörigen und professionell Pflegende sowie auf die Einstellung der involvierten Museumsmitarbeiter*innen und ehrenamtlichen Mitarbeiter*innen hat. Das Programm wird von den Teilnehmenden positiv aufgenommen und beurteilt. Die soziale Interaktion während der Museumsführungen spielt eine wichtige Rolle. Zu wissen, welche Art von Kunst die stärksten Reaktionen hervorruft, kann bei der Optimierung der Kunstprogramme für Menschen mit Demenz helfen. Die Einsicht in die Faktoren, die die Implementierung fördern oder behindern, kann andere Museen darin unterstützen, eine effektive Strategie zu entwickeln, um vergleichbare Programme zu implementieren. Die breite Veröffentlichung des Wissens (Onvergetelijk, o. J.), die Entwicklung ähnlicher Programme und die weitere Verbreitung von *Onvergetelijk* kann zu einem besseren Verständnis von Menschen mit Demenz beitragen. Damit kann die gesellschaftliche und soziale Position von Menschen mit Demenz gestärkt und ihre Lebensqualität und die ihrer pflegenden Angehörigen verbessert werden.

Literatur

Bundesministerium für Gesundheit (2020). *Online-Ratgeber Demenz – Diagnose Demenz: Krankheitsbild und Verlauf.* Zugriff am 29.08.2020 unter https://www.bundesgesundheitsministerium.de/themen/pflege/online-ratgeber-demenz/krankheitsbild-und-verlauf.html.

Ganß, M., Kastner, S. & Sinapius, P. (2016). *Kunstvermittlung für Menschen mit Demenz. Kernpunkte einer Didaktik.* Berlin, Potsdam, Hamburg: HPB University Press.

Hendriks, I., Meiland, F. J. M., Gerritsen, D. L. & Dröes, R.-M. (2019). *Evaluation of the »Unforgettable« art programme by people with Demetia and their caregivers.* Zugriff am 29.08.2020 unter www.cambridge.org/core/journals/ageing-and-society/article/evaluation-of-the-unforgettable-art-programme-by-people-with-dementia-and-their-caregivers/4E46DFE9E64BD507FC4934216BE9900A.

ICOM (International Council of Museums) (2019). *ICOM announces the alternative museum definition that will be subjet to a vote.* Zugriff am 29.08.2020 unter https://icom.museum/en/news/icom-announces-the-alternative-museum-definition-that-will-be-subject-to-a-vote/.

Lielich-Wolf, A.-K. (2017). Multi-voices – Die Chance des Dialogs: Ein Handbuch zur dialogischen Kunst- und Kulturvermittlung. Norderstedt: Books on Demand.

MoMA (2009). *Meet Me: The MoMA Alzheimer's project: Making art accessible to people with dementia.* Zugriff am 29.08.2020 unter www.moma.org/visit/accessibility/meetme/resources/#download.

Onvergetelijk (o. J.). *Onderzoek.* Zugriff am 29.08.2020 unter www.onvergetelijkmuseum.nl/onderzoek/.

Yenawine, P. (2013). Visual thinking strategies: using art to deepen learning across school disciplines. Cambridge, MA: Harvard Education Press.

Stichwortverzeichnis

A

abstrakte Kunst 160

B

Barrieren, barrierefrei 35, 38, 40f., 81, 88
Biografie 34, 155, 159, 163, 169
biografisch 56, 58, 158, 166, 169

D

Demenz
- Alzheimer 24–28, 69, 72, 80, 98, 102, 135, 154, 174, 178
- Diagnose 94, 99, 135, 178
- Krankheitsbild 23, 41, 108, 130f., 177
- Prävalenz 25
- Risikofaktoren 25
- Stadien 24, 28, 55, 73, 179
- Symptome 23f., 26–28, 39, 53, 57, 73

Demenznetzwerk 49, 119f., 122, 124
demografischer Wandel 38, 113

E

Ehrenamt, ehrenamtlich 51, 80, 176, 178, 181f.
erfolgreiches Altern 20f.
Erinnerungskoffer 124f., 169
Evaluation 74, 117, 147, 172, 174
Exponat 34, 99–101, 168f.

G

Gerontologie 19, 30–32, 35, 106, 116

I

Industriekultur 34, 163, 165, 167
Industriemuseum 165, 168f.

Inklusion 19–22, 29, 43, 46, 77, 83, 85, 87–89, 91–93, 95, 101, 103, 105f., 158, 166f., 177f.
Intervention
- Ergotherapie 27, 54f., 57
- Kognitive Verfahren 54f.
- kreativtherapeutische 27, 58f., 145
- Kunsttherapie 59, 141
- multisensorische Stimulation 55, 61
- Musiktherapie 27, 53, 55, 58f., 63
- nicht-pharmakologische 52
- psychosoziale 27, 52–55, 64f., 68, 74, 148
- Realitätsorientierung 54, 56f.
- TANDEM-Training 145

K

Kooperationspartner 26, 130f., 153, 168
Kulturelle Bildung 77, 105f., 113
künstlerisch 34, 39f., 43f., 58, 70, 102, 107f., 148–150
Kunstvermittlung 43, 69f., 79, 81, 94–96, 103f., 107f.

L

Lebensqualität 19–21, 25, 27–29, 36, 47, 52f., 58, 60, 62, 64f., 68, 73, 129, 147f., 151, 177, 182
Leichte Sprache 89, 93
Lokale Allianzen 39, 47–49, 70, 95

M

Marketing 96f., 167
Mobilitätseinschränkungen 32, 89

N

Nationale Demenzstrategie 29, 39, 47–49, 65
niedrigschwellig 51

O

Objekt 34, 42f., 155, 161, 163, 166, 168–170, 180
Öffentlichkeitsarbeit 88, 96, 122f., 125, 153
Ökogerontologie 36
Outreach-Programm 69, 72, 85, 164

P

Partizipation 19, 40, 43
Pflege
- Betreuung 27, 29, 53, 61, 118–121, 126f., 135, 147
- Entlastungsbetrag 128
- Pflegebedarf 20f.
- pflegerische Versorgung 25, 29, 47, 51, 59, 92, 119
- Pflegeversicherung 47, 126–129

Q

Qualifizierung 71, 95, 105f., 109f., 117, 168

R

Ressourcen 21, 26, 32, 35, 58, 84f., 88, 92f., 109, 118f., 121, 125, 146f., 151, 165, 167, 175

S

S3-Leitlinie »Demenzen« 53
Sammlung 70, 88, 101, 162, 181
Sinneseinschränkungen 41, 131
SOC-Modell 32
Special Guests 80, 82, 85

T

Teilhabe
- kulturelle 36, 38–40, 43, 48, 58, 113, 119f., 158, 166f.
- soziale 47
TimeSlips 71

U

UN-Behindertenrechtskonvention 19, 39, 46, 74, 87f., 91, 177

W

Weiterbildung 81, 106f., 110, 117
Werkauswahl 101, 179
Wohlbefinden 21, 29, 35f., 51–53, 58–60, 62f., 65, 68, 70, 73, 131, 147f., 151, 169, 175